中医学ってなんだろう

❶人間のしくみ

小金井 信宏・著

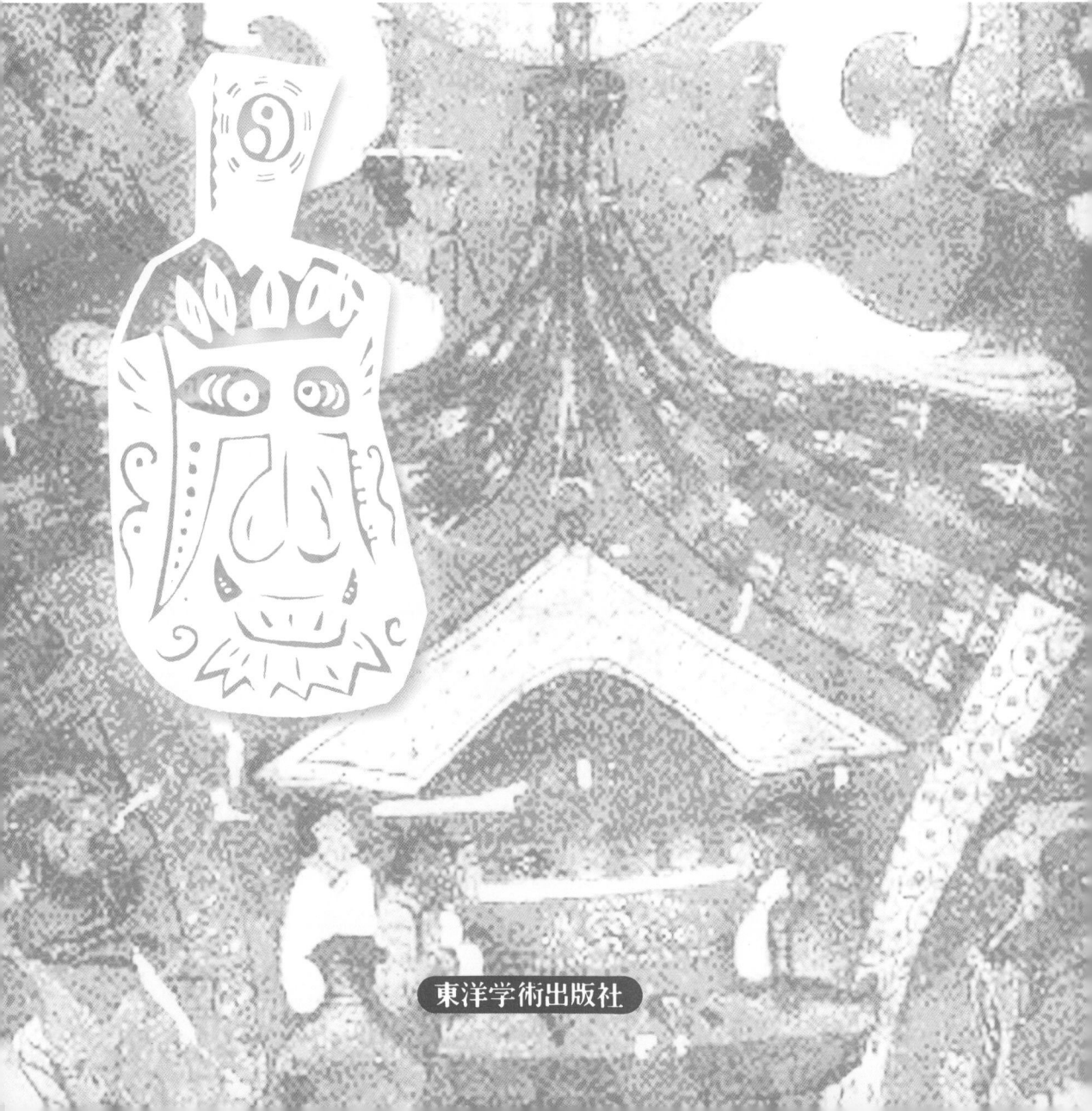

東洋学術出版社

まえがき

現代の日本人が中医を学ぶとき，大きな問題が２つあります。
それは……

> ①中医学は，大昔の人が作ったものである
> 　　　　─→　だから「時代の壁」を越えなくてはならない。
> ②中医学は，中国の人が作ったものである
> 　　　　─→　だから「文化の壁」を越えなくてはならない。

という問題です。
　この２つの壁を意識せずに進むと，ものの見事に「ずっとまじめに勉強しているのに，いつまでたっても分からない」という状態に突入します。
　実際，そういう人は少なくありません。

　この「壁」の問題については，第１巻・第１章の冒頭でも取りあげています。
　そして第１章にとどまらず，この叢書を読んでくださる皆さんが，なるべくスムーズに２つの壁を越えられるよう，全体に渡ってハシゴをかけつづけました。
　それが私の仕事であり，本書の価値だと思うからです。

　入門書というものは，本来，その領域を極めた大先生が書くものです。
　私はもちろん，大先生ではありません。でも私は「中医学という，広く深い世界のガイド」としては，それなりに有能なガイドの一人であると思っています。
　ですから「少しでも登りやすいハシゴ」を「できるだけたくさん掛ける」ために，能力の限り，努力したつもりです。
　それでもまだ，わかりにくい所はたくさんあるでしょう。将来中医を学び始める皆さんの後輩たちのためにも，ご意見・ご批判をいただければ幸いです。

　そして，いま日本人が中医を学ぶ時，もう１つ別の壁もあります。
　それは「中医を学ぶ人の多くが，医師や薬剤師である」，つまり「すでに西洋医学的な認識が固まっている」という問題です。これも一種の「文化の壁」ですね。

　この「文化の壁」を越えるために，お伝えしたいことはただ１つ，「自分のモノサシを他人(ひと)に当てないでほしい」ということだけです。
　中医学は異文化です。そして異文化と付きあうときに，これ以上，大切なことはないと思い

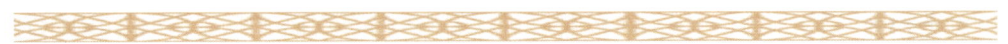

ます。
　たとえば外国人と付きあうときも，または異性と付きあうときも，この一点が守られていなければ，なかなか上手くいかないのではないでしょうか。

　それは，中医学との付き合いも同じです。
　「自分の常識とちがう。なんだこりゃ。中医ってヘンだぞ」ではなく，「相手の語法や感覚を，ありのまま理解しよう」という気持ちで，付きあってみてください。

2007 年 7 月 20 日
小金井　信宏

目　次

まえがき ………………………………………………………………………… i
　　コラム❶　"中医基礎理論"は"中医初歩理論"ではない！ ………………… xv

第1篇：中医学を学ぶまえに

第1章　まず「時代の壁」を越える（中医学を学ぶ準備） ……………… 3

1．モノサシを持ちかえる ……………………………………………………… 4
　　1. 定義にこだわりすぎない ………………………………………………… 4
　　2. 中医学は「学説の集まり」である ……………………………………… 4
　　3. 中医学は単なる医学ではない …………………………………………… 4
　　4. 中医学は「こころ」と「からだ」を分けない ………………………… 5

2．中医学の方法を知る ………………………………………………………… 6
　　1. 中医学の「用語」………………………………………………………… 6
　　2. 中医学の「語り方」……………………………………………………… 6
　　3. 中医学の「捉え方」……………………………………………………… 6
　　4. 中医学の「理(ことわり)」……………………………………………… 7
　　　　Q&A❶　「いま中医学を学ぶことに，どんな意味があるの？」……… 8

第2章　古代人の「世界観・感覚」を知る（中医学の背景） …………… 10

1．陰陽学説 ……………………………………………………………………… 11

❶ ── 世界観としての陰陽学説 …………………………………………… 11
　　1. 陰陽という感覚（モノサシ）…………………………………………… 11
　　2. 陰陽で世界をみる ……………………………………………………… 11
　　3. 陰と陽の関係 …………………………………………………………… 12
　　4. 陰陽の分け方 …………………………………………………………… 13
　　5. 陰陽の具体的な例 ……………………………………………………… 14

❷ ── 中医学の中の陰陽学説 ……………………………………………… 15
　　1. 体のしくみ ……………………………………………………………… 15

iii

2. 体の働き	16
3. 病気になる理由	17
4. 少し複雑な病気	17
5. 診断法（弁証法）	19
6. 治療原則	20
7. 薬の性質・作用	21

Q&A❷ 「中医学はどうして古い本ばっかり見ているの？」
「まるで『古いほどいい』みたい」 24

2．五行学説 25

❶ ── 世界観としての五行学説 25

1. 世界は5つのモノから出来ている	25
2. 「木・火・土・金・水」というイメージ	26
3. 五行で世界をみる	26
4. モノサシのほころび	27
5. 五行学説の価値	28
6. 五行の関係	29
7. 五行の関係のまとめ	31
8. 五行のバランスの崩れ方	35

❷ ── 中医学の中の五行学説 38

1. 人間のしくみ	38
2. 人間とまわりの世界	40
3. 健康とは	42
4. 病気の伝わり方（進行の仕方）	44
5. 診断法（弁証法）	48
6. 治療原則	49
7. 薬の分類	55
8. 針灸	56

コラム❷ 「モノサシは，＜使うもの＞そして＜感じるもの＞」 57

3．精気学説と精気神学説 59

❶ ── 精気学説 59

1. 精気とは	59
2. モノの生まれ方	60
3. 世界の成り立ち	60
4. 世界のしくみ	61

❷ ── 精気神学説 62

1. 精気学説と精気神学説	62

2. 精気神とは……………………………………………… 62
　　3. 人間のしくみ…………………………………………… 64
　　4. 精気神学説の価値……………………………………… 65
　　　Q&A ③　「中医学って学説がたくさんあるけど，あれは何？」……… 67

4．運気学説……………………………………………………………… 69

❶ ── 世界観としての運気学説………………………………… 69

　　1. 運気学説の基本………………………………………… 69
　　2. 五運とは………………………………………………… 70
　　3. 六気とは………………………………………………… 73
　　4. 五運と六気……………………………………………… 78

❷ ── 中医学の中の運気学説…………………………………… 79

　　1. 主な目的………………………………………………… 79
　　2. 養生の知恵として……………………………………… 79
　　3. 医学として─①バイオリズムの発見………………… 81
　　4. 医学として─②五運六気と五臓六腑………………… 83
　　5. 運気学説のいま………………………………………… 84
　　　コラム ③　「暦と中医学」……………………………………… 88

第2篇：中医学のキホンを知る

第1章　生命とは（人間の誕生と死）……………………… 93

1．人間の生まれ方と精（精気神学説の続き）………………… 94

　　1. 人間も，陰陽（男女）の交わりを通して生まれる…… 94
　　2. 神の生まれ方…………………………………………… 94
　　3. 生命の中の精…………………………………………… 95

2．生命と死……………………………………………………… 97

　　1. 生命とは………………………………………………… 97
　　2. 生命のプロセス………………………………………… 100
　　3. 死とは…………………………………………………… 100

3．大切な視点のまとめ………………………………………… 101

　　1. 人間は自然界の一部（天人合一・天人相応）………… 101
　　2. 人間は「こころ＋からだ」（形神統一）……………… 101
　　　Q&A ④　「中医学は，人間の精神活動を，どう捉えていたの？」……… 103

v

第2章　人間のしくみ ……… 105

1．経絡学説 ……… 107

❶ ── 経絡学説とは ……… 107
1. 経絡学説の意義 ……… 107
2. 経絡学説の本質 ……… 107
3.「現代の中医教育の問題点」と経絡学説 ……… 108

❷ ── 経絡とは ……… 109
1. 経と絡 ……… 109
2. 経絡の分類 ……… 110
3. 経絡の働き ……… 112
　　［参考］　内服薬の作用について
4. 経絡の気（経気）……… 113

❸ ── 十二正経について ……… 114
1. 十二正経（十二経脈）とは ……… 114
2. 1本1本の経の働き ……… 114
3. 通り方と分類 ……… 114
4. 名前の呼び方 ……… 118
5. 表裏の関係 ……… 118
6. 気血の量の違い ……… 119
7. 十二経と中薬（漢方薬）の関係 ……… 120

❹ ── 十二正経と関係する気血の流れ ……… 121
1. 根結 ……… 121
2. 標本 ……… 122
3. 根結と標本の比較 ……… 124
4. 気街 ……… 124

❺ ── 奇経八脈について ……… 126
1. 奇経八脈とは ……… 126
2. 奇経の働き ……… 126
3. 1本1本の経の働き ……… 127
4. 八脈交会穴 ……… 129

❻ ── 十二経・絡と経穴（ツボ）……… 130
1. 手太陰肺（経・絡・経穴）……… 131
2. 手陽明大腸（経・絡・経穴）……… 132
3. 足陽明胃（経・絡・経穴）……… 133
4. 足太陰脾（経・絡・経穴）……… 134
5. 手少陰心（経・絡・経穴）……… 135

  6. 手太陽小腸（経・絡・経穴） ･････････････････････････････････ 136
  7. 足太陽膀胱（経・絡・経穴） ･････････････････････････････････ 137
  8. 足少陰腎（経・絡・経穴） ･･･････････････････････････････････ 139
  9. 手厥陰心包（経・絡・経穴） ･････････････････････････････････ 140
  10. 手少陽三焦（経・絡・経穴） ････････････････････････････････ 141
  11. 足少陽胆（経・絡・経穴） ･･････････････････････････････････ 142
  12. 足厥陰肝（経・絡・経穴） ･･････････････････････････････････ 143

7 ── 奇経と経穴（ツボ） ･･････････････････････････････････････ 145
  1. 督脈 ･･･ 145
  2. 任脈 ･･･ 147
  3. 衝脈 ･･･ 148
  4. 帯脈 ･･･ 149
  5. 陰蹻脈・陽蹻脈 ･･･ 150
  6. 陰維脈・陽維脈 ･･･ 151

8 ── 経別・絡脈・経筋・皮部 ･･････････････････････････････････ 152
  1. 経別 ･･･ 152
    (1) 経別とは　　(2) 経別の通り方　　(3) 経別の作用
  2. 絡脈 ･･･ 155
    (1) 絡脈とは　　(2) 絡脈の通り方　　(3) 絡脈の作用
  3. 経筋 ･･･ 156
    (1) 経筋の働き　(2) 経絡と経筋の違い　(3) 経筋とは
    (4) 経筋の分類　(5) 経筋の病気　　　　(6) 経筋治療の特徴
    (7) 十二経筋の通り方
  4. 皮部 ･･･ 165
    (1) 皮部とは　　(2) 皮部の働きと応用
    コラム❹　「ツボの不思議」 ･･････････････････････････････ 168

2．蔵象学説 ･･ 170

1 ── 蔵象学説とは ･･ 170
  1. 背景 ･･･ 170
  2. 蔵象とは ･･･ 170
  3. 蔵象のしくみ ･･･ 171
  4. 蔵象学説の範囲 ･･･ 171

2 ── 臓腑とは ･･ 171
  1. 臓と腑の比較 ･･･ 171
    臓と腑の共通点／臓と腑の違い
  2. 臓と腑の関係 ･･･ 174

3 ── 五臓 ･･ 174

		1. 五臓とは………………………………………………………………………… 174
		2. 五臓と五行……………………………………………………………………… 175
		3. 五臓と感情……………………………………………………………………… 175
	Ⅰ　心……………………………………………………………………………………… 176
		1.「心の働き」と蔵象………………………………………………………………… 176
			(1) 血や脈を受け持つ（心主血脈）
			(2) 神を受け持つ（心蔵神・心主神志）
		2.「心の性質」と蔵象………………………………………………………………… 180
			(1) 陽の中の太陽（陽中之太陽）
			(2) 体の表面（皮膚）と関係している（心部於表）
		3.「五行で心とつながるもの」と蔵象 …………………………………………… 181
			(1) 心は「喜び」と関係が深い（心在志為喜）
			(2) 心は汗と関係が深い（心在液為汗）
			(3) 心は脈と関係が深い（心在体合脈），心の状態は顔に現れる（其華在面）
			(4) 心は舌と関係が深い（心開竅於舌）

	付：心包………………………………………………………………………………… 184
		1. 名前について…………………………………………………………………… 184
		2. 心包とは………………………………………………………………………… 184
		3. 心包の働き……………………………………………………………………… 185
		4. 経絡との関係…………………………………………………………………… 185

	Ⅱ　肺……………………………………………………………………………………… 185
		1.「肺の働き」の基本 ……………………………………………………………… 186
		2.「肺の働き」と蔵象………………………………………………………………… 187
			(1) 気の生成と関係する
			(2) 清気を受け持つ
			(3) 宣発（気を上へ，外へ動かす）
			(4) 粛降（気を下へ，内へ動かす）
			(5) 宣発と粛降
				［参考］ 肺朝百脈の「朝」について
			(6) 肺は，いろいろ支えている（肺主治節）
		3.「五行で肺とつながるもの」と蔵象 …………………………………………… 193
			(1) 肺は「憂い」や「悲しみ」と関係が深い（肺在志為憂（悲））
			(2) 肺は涕と関係が深い（肺在液為涕）
			(3) 肺は皮毛と関係が深い（肺主皮毛）（肺在体合皮毛）
				［参考］「肺主皮毛」と「肺合皮毛」について
			(4) 肺は鼻と関係が深い（肺開竅於鼻），肺は声を受け持つ（肺主声）

	Ⅲ　脾……………………………………………………………………………………… 197
		1.「脾の働き」と蔵象………………………………………………………………… 197
			(1) 運化（運搬と消化・吸収）を受け持つ（脾主運化）
			(2) 気血を生み出すもと（気血生化之源）

　　　　(3) 気を上昇させる（脾気主昇）
　　　　(4) 血が，脈の外に出ないようにする（脾主統血）
　　2.「五行で脾とつながるもの」と蔵象 ……………………………………………… 201
　　　　(1) 脾は「思い」と関係が深い（脾在志為思）
　　　　(2) 脾は涎と関係が深い（脾在液為涎）
　　　　(3) 脾は肌肉（筋肉）と関係が深い（脾在体合肌肉），脾は四肢を受け持つ（脾主四肢）
　　　　(4) 脾は口と関係が深い（脾開竅於口），脾の状態は唇にあらわれる（其華在唇）

Ⅳ 肝 ……………………………………………………………………………………………… 204
　　1.「肝の働き」と蔵象 ………………………………………………………………… 204
　　　　(1) 疏泄を受け持つ（肝主疏泄）
　　　　(2) 血の貯蔵や，血流の調節を受け持つ（肝蔵血）
　　　　(3) 肺は皮毛と関係が深い（肺主皮毛）「肺在体合皮毛」
　　　　　　［参考］「疏泄」「血を貯蔵する」「血流を調節する」── 肝の3つの働きの関係
　　　　(4) 魂がしまわれている（肝蔵魂）
　　2.「肝の性質」のまとめ ……………………………………………………………… 212
　　　　(1) 体は陰，働きは陽（肝体陰而用陽）
　　　　(2) 肝気は始動・活性化という特性を通じて，体の様々な働きを支えている（肝生於左）
　　3.「五行で肝とつながるもの」と蔵象 ……………………………………………… 214
　　　　(1) 肝は「怒り」と関係が深い（肝在志為怒）
　　　　(2) 肝は泪（なみだ）と関係が深い（肝在液為泪）
　　　　(3) 肝は筋と関係が深い（肝在体合筋），肝の状態は爪にあらわれる（其華在爪）
　　　　(4) 肝は目と関係が深い（肝開竅於目）
　　　　　　［参考］　目と五臓六腑

Ⅴ 腎 ……………………………………………………………………………………………… 217
　　1.「腎の働き」と蔵象 ………………………………………………………………… 217
　　　　(1) 精（精気）を貯蔵する（腎蔵精）
　　　　(2) 水（水液）を受け持つ（腎主水）「腎主水液」
　　　　(3) 納気（吸い込んだ気をおさめる）を受け持つ（腎主納気）
　　2.「腎の性質」と蔵象 ………………………………………………………………… 223
　　　　腎には「しまいこむ」働きがある（封蔵之本）
　　3.「五行で腎とつながるもの」と蔵象 ……………………………………………… 224
　　　　(1) 腎は「恐れ」と関係が深い（腎在志為恐）
　　　　(2) 腎は唾と関係が深い（腎在液為唾）
　　　　(3) 腎は骨と関係が深い（腎在体為骨），腎の状態は髪に現れる（其華在髪）
　　　　(4) 腎は耳と関係が深い（腎開竅於耳）
　　　　(5) 腎は二陰と関係が深い（腎開竅於二陰）

付：命門 ………………………………………………………………………………………… 228
　　1. 命門とは ……………………………………………………………………………… 228
　　　　(1) 命門とは，右の腎である
　　　　(2) 命門とは，腎の間にある「エネルギー場」である
　　　　(3) 命門とは，左右の腎である

　　　　(4) 命門とは，左右の腎の間にある
　　　　(5) 命門とは，心包絡である
　　　　(6) 命門とは，胚子から生まれた血絡の根（全ての血絡・経脈の元）である
　　2. 命門の働き……………………………………………………………………229
　　　　(1) 命門は，生命の原動力として，原気（元気）を全身に発信する
　　　　(2) 命門は精や神を貯蔵し，生殖活動と深く関わる
　　　　(3) 命門は水と火（陰と陽）が集まる場所なので，腎陰・腎陽の働きがある
　　　　(4) 命門には真火が内包されている。命門は体中の陽気の根本である

4 ── 六腑……………………………………………………………………230
　1. 六腑とは……………………………………………………………………230
　2. 七衝門について……………………………………………………………230
　　　　［参考］「七衝門という視点」の重要性 ── 腸管の整体観念

Ⅰ 胆…………………………………………………………………………232
　1. 胆の働き……………………………………………………………………232
　　　　(1) 胆汁の貯蔵と排泄（分泌）
　　　　(2) 決断を受け持つ（胆主決断）

Ⅱ 胃…………………………………………………………………………234
　1. 胃の働き……………………………………………………………………234
　　　　(1) 食べ物は，まず胃におさまる（＝胃は水穀の受納を受け持つ　胃主受納）
　　　　(2) 食べ物を消化する（＝胃は水穀の腐熟を受け持つ　胃主腐熟水穀）
　　　　(3) 胃の気は下降し，濁ったものを下へ運ぶ（＝胃は降濁を受け持つ　胃主降濁）
　2.「胃の性質」のまとめ………………………………………………………236
　　　　(1) 胃気は，きちんと下降しなければならない（＝胃は降をもって和となす　胃以降為和）
　3. 胃気の重要性………………………………………………………………237
　　　　(1) 胃は五臓六腑の海（胃為五臓六腑之海）
　　　　(2) 多方面にわたる胃気の重要性

Ⅲ 小腸………………………………………………………………………238
　1. 小腸の働き…………………………………………………………………238
　　　　(1) 胃で消化されてドロドロになった飲食物を受け入れ，さらに消化する
　　　　　　（＝小腸は受盛と化物を受け持つ　小腸主受盛・化物）
　　　　(2) ドロドロの消化物を「清いもの」と「濁ったもの」に分ける
　　　　　　（＝小腸は泌別清濁を受け持つ　小腸主泌別清濁）
　　　　　　　　　　　　　　ひつべつ
　　　　［参考］　小腸と水分と大小便

Ⅳ 大腸………………………………………………………………………240
　1. 大腸の働き…………………………………………………………………240
　　　　(1) 消化・吸収された残りカスの通り道となる（伝道）
　　　　(2) 残りかすからさらに水分を吸収し，大便を作り出す（変化）
　2. 大腸の働きを支えるもの…………………………………………………240
　　　　(1) 肺の粛降　　　(2) 胃の降濁　　　(3) 腎の気化

Ⅴ 膀胱………………………………………………………………………241

1. 広義の膀胱 ··· 241
　　　　　(1) 広義の膀胱とは　　(2) 広義の膀胱の働き
　　　2. 狭義の膀胱 ··· 242
　　　　　(1) 狭義の膀胱とは　　(2) 狭義の膀胱の働き
　Ⅵ　三焦 ··· 242
　　　1. 三焦とは ·· 242
　　　　　　［参考］『黄帝内経』が紹介している三焦
　　　2.「水道としての三焦」の働き ··· 243
　　　　　　［参考］　三焦の不調が考えられる症状
　　　3. 上焦・中焦・下焦の総称としての三焦 ··· 244
　　　　　(1) 三焦の分け方　　(2) それぞれの働き
　　　4. その他 ·· 245

5 ── 奇恒の腑（府） ··· 246
　　　1. 奇恒の腑とは ·· 246
　　　　　(1) 奇恒とは
　　　　　(2) なぜ奇恒の腑というのか（後世のこじつけ）
　Ⅰ　脳 ·· 247
　　　1. 中医学と脳 ·· 247
　　　2. 中国の教科書の問題点 ── 脳と神（意識） ·· 247
　　　3. 中医学が捉えた脳（19世紀，唐容川の考え） ·· 248
　　　　　(1) 神（知覚）の生まれ方　　(2) 脳の成り立ちと働き
　　　　　(3) 脳と経絡のつながり
　　　4. 中医学が捉えた脳（20世紀，張錫純の考え） ·· 249
　　　　　(1) 心と脳と神　　(2) 意識（思い）の生まれ方
　　　5. まとめ ·· 249
　Ⅱ　髄 ·· 250
　　　1. 髄とは ·· 250
　　　2. 髄の働き（精微物質の1つとしての髄） ·· 250
　　　　　(1) 脳髄を満たす　　(2) 骨を滋養する　　(3) 血を生む
　Ⅲ　骨 ·· 251
　　　1. 骨の働き ··· 251
　　　　　(1) 体を支える（骨為幹）　　(2) 運動を支える
　Ⅳ　脈 ·· 251
　　　1. 脈とは ·· 251
　　　2. 脈の働き ··· 251
　　　　　(1) 気血を通す道となる　　(2) 体の情報を伝える
　Ⅴ　女子胞（子宮） ··· 252
　　　1. 別名のいろいろ ··· 252
　　　2. 女子胞の働き ·· 252
　　　　　(1) 月経を受け持つ　　(2) 妊娠を受け持つ

6 ── 臓と臓の関係 ……………………………………………………………… 253
  1. 心と肺 …………………………………………………………………… 253
      (1) 血と気　　(2) 宗気を通じた関係
  2. 心と脾 …………………………………………………………………… 255
      (1) 血の生成　(2) 血の運行　(3) まとめ
  3. 心と肝 …………………………………………………………………… 256
      (1) 血の運行や貯蔵　　(2) 神（意識・精神）への影響
  4. 心と腎 …………………………………………………………………… 257
      (1) 心腎相交（水火既済）　(2) 腎陰・腎陽の心への影響
      (3) 精と血　　　　　　　　(4) 神と腎精
  5. 肺と脾 …………………………………………………………………… 260
      (1) 宗気の生成　(2) 気の運行　(3) 水液の代謝　(4) まとめ
  6. 肺と肝 …………………………………………………………………… 261
      (1) 気の昇降　(2) 気と血の運行
  7. 肺と腎 …………………………………………………………………… 262
      (1) 呼吸　(2) 水液の代謝　(3) 陰液
  8. 肝と脾 …………………………………………………………………… 264
      (1)「肝の疏泄」と「脾の運化」　(2) 血の生成・運行・貯蔵
  9. 肝と腎 …………………………………………………………………… 266
      (1) 精血同源
      ［参考］「肝腎同源」という言葉についての注意点
      (2) 腎陰と肝陰
      (3)「肝の疏泄」と「腎の封臓」
  10. 脾と腎 ………………………………………………………………… 268
      (1)「先天の本」と「後天の本」　(2) 水液の代謝

7 ── 腑と腑の関係 ……………………………………………………………… 269
  1. 腑全体としての働き …………………………………………………… 269
  2. 腑の病気 ………………………………………………………………… 270

8 ── 臓と腑の関係 ……………………………………………………………… 272
  1. 心と小腸 ………………………………………………………………… 272
  2. 肺と大腸 ………………………………………………………………… 273
  3. 脾と胃 …………………………………………………………………… 273
      (1) 飲食物の消化・吸収　(2) 気の昇降　(3) 燥と湿
  4. 肝と胆 …………………………………………………………………… 274
      (1) 肝の疏泄と胆汁　(2) 肝経と胆経　(3) 精神・意識
  5. 腎と膀胱 ………………………………………………………………… 275
      Q&A❺「精血同源を，どうして乙癸同源とも言うの？」
      　　　「どうしてわざわざ，そんな隠語的な言い方をするの？」……… 276

3．命門元気三焦系統理論 ……………………………………………………………… 278

1 — 命門元気三焦系統理論とは ……………………………………………………… 278
1. 背景 …………………………………………………………………………… 278
2. 意義 …………………………………………………………………………… 278
3. 限界と可能性 ………………………………………………………………… 278

2 — 「命門・元気・三焦」それぞれの意味 …………………………………………… 279
1. 命門とは ……………………………………………………………………… 279
2. 元気とは ……………………………………………………………………… 279
3. 三焦とは ……………………………………………………………………… 279

3 — 命門元気三焦系統理論の内容 …………………………………………………… 280
1. 基本モデル …………………………………………………………………… 280
2. まとめ ………………………………………………………………………… 280

4 — 命門元気三焦系統理論の応用法 ………………………………………………… 281

4．気血津液 ……………………………………………………………………………… 284

1 — 気 …………………………………………………………………………………… 284
1. 気の説明について …………………………………………………………… 284
2. 世界（自然界・宇宙）の気 ………………………………………………… 284
　　(1) 気の性質　　(2) 気の分類
3. 人間の気 ……………………………………………………………………… 285
　　(1) 気とは　　(2) 人間の命を支える気　　(3) 気の働き
　　(4) 気の運動　　(5) 気の運動の乱れ方　　(6) 気の分類と，それぞれの働き

2 — 血 …………………………………………………………………………………… 291
1. 血とは ………………………………………………………………………… 291
2. 血の作られ方 ………………………………………………………………… 292
　　(1) 津液と営気から作られる血　　(2) 腎精から作られる血
3. 血の運行 ……………………………………………………………………… 293
　　(1) 運行を支えるもの　　(2) 運行の特徴　　(3) 運行の仕方
4. 血の働き ……………………………………………………………………… 294
　　(1) 体中に栄養と潤いを与える　　(2) 精神活動を支える
5. 死血について ………………………………………………………………… 294

3 — 津液 ………………………………………………………………………………… 295
1. 津液とは ……………………………………………………………………… 295
　　(1) 津液の定義　　(2) 津と液の区別　　(3) 津と液の関係
2. 津液の生まれ方と運行・排泄 ……………………………………………… 296
　　(1) 津液の生まれ方　　(2) 津液の運行　　(3) 津液の排泄　　(4) まとめ

3. 津液の働き……………………………………………………………………297
　　　　⑴ 養分として体中を潤す
　　　　⑵ 血の原料となる
　　　　⑶ 体内の陰陽のバランスを調節する
　　　　⑷ 熱病への抵抗力となる
　　4. 津液鏈（津液連鎖）について［津液の整体観］………………………298

4 ── 気・血・津液の関係……………………………………………………299
　　1. 気と血の関係……………………………………………………………299
　　　　⑴ 気は血を生む（気の生血作用）
　　　　⑵ 気は血を通す（気の行血作用）
　　　　⑶ 気は血の漏れを防ぐ（気の摂血作用）
　　　　⑷ 血は気のよりどころ
　　2. 気と津液の関係 ……………………………………………………………302
　　　　⑴ 気は津液を生む（気の生津作用）
　　　　⑵ 気は津液を通す（気の行津作用）
　　　　⑶ 気は津液の漏れを防ぐ（気の摂津作用）
　　　　⑷ 津液は気のよりどころ
　　3. 血と津液の関係 ……………………………………………………………304

第 3 章：健康とは ……………………………………………………………306

1．健康とは ………………………………………………………………307

2．大切な視点のまとめ …………………………………………………308
　　1. すべては 1 つのまとまり（整体観念） …………………………………308
　　2. すべては常に変化している（動態平衡＝動態バランス）……………308

　参考文献 ……………………………………………………………………310
　索引 …………………………………………………………………………312

コラム❶

"中医基礎理論"は"中医初歩理論"ではない！

　中国には，中医薬大学と呼ばれる，中医を専門に学ぶ医科薬科大学があります。この大学で，最初に学ぶ科目の1つが「中医基礎理論」です。
　そして本書も中医学の入門書ですから，「中医基礎理論」の説明に，大きな部分を割いています。

　でも皆さん。「基礎理論」というネーミングに騙されてはいけません。
　「基礎理論っていうぐらいだから，まずは初歩的なことを学ぶんだろう」なんて思っていると，とんでもないのです。
　「じゃあ一体なんなんだ？」ということになりますね。順を追って説明します。

　中医薬大学で，中医を学ぶための科目は，大きく，
　　①古典系（古い本の原文を読む）
　　②歴史系（全体的な医学の歴史や，様々な学派について学ぶ）
　　③基礎知識系（基礎理論，診断学，中薬学，方剤学，針灸学など）
　　④臨床系（内科，外科，婦人科，小児科，耳鼻咽喉科，口腔科など）
の4系統に分けることができます。

　上の分類でわかるように，基礎理論は③に属する科目の1つです。
　もし基礎理論を学ばずに，いきなり中医の古典を読んでも（①に属する），または歴代の様々な学派の理論を学んでも（②に属する），または診断学を学んでも（③に属する），または臨床科の内容を学んでも（④に属する），きちんと理解することはできないでしょう。
　その意味で，基礎理論には，確かに「初歩的なことを学ぶ」という意味があります。
　ただし上で言った関係は，反対もまた，当てはまるのです。

　つまり……
　　◆いろいろな古典を読んでいなければ，基礎理論の内容を理解することはできない。
　　◆歴代の様々な学派の理論や方法を知らなければ，基礎理論の内容を理解することはできない。

◆診断学，中薬学，方剤学，針灸学などを学ばないと，基礎理論の内容を理解することはできない。
　　◆臨床各科の内容を学んでいないと，基礎理論の内容を理解することはできない。
という関係でもあるのです。

　ではどうして「基礎理論」と呼ばれるのでしょうか？
　それは，あくまでも相対的に見た場合，初歩的な内容を含んでいる割合が，他の科目よりも大きいからだと思います。
　ですから，まずは「基礎理論」から始めてください。
　ただし一回学び終えても，それはまだ「未完成なもの」です。次の科目を学びながら，常に「基礎理論」の内容を振り返りつづけてください。

　もちろん，この本では，そうした弊害を減らす工夫が，たくさんしてあります。
　本書の冒頭で，まずこの「コラム①」を読んでいただくのも，そうした工夫の一環です。学び始める前に，すでに「基礎理論は初歩理論ではない」ことを知っている。それだけでも，とても大きな意味があると思います。

第1篇

中医学を学ぶまえに

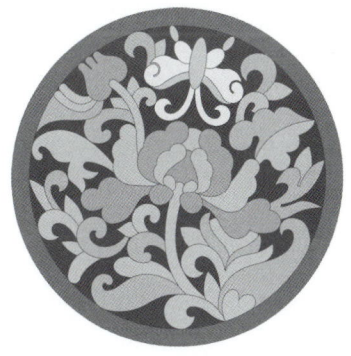

第1章

まず「時代の壁」を越える

《中医学を学ぶ準備》

　中医学の元は，大昔の人が作ったものです。
　ですから中医を学ぶ人は，まず「時代の壁」を越えなければなりません。いきなり課題があるわけですが，それが第一歩なのです。
　そこから始めないと，どこか納得できない感じを，ずっと引きずってしまうでしょう。なぜなら私たちと昔の人とでは，感覚が違うからです。

　では具体的に，どうすればいいのでしょうか？
　私なりに考え出した答えが，これからお話するいくつかの注意点です。
　とはいっても，これを読んだだけで，簡単に壁を越えることはできないかもしれません。でも，壁があることを意識するだけでも違うはずです。ぜひ，参考にしてみてください。
　また，これから挙げる注意点は，この本を読むときだけのものではありません。今後，ほかの本を読まれるときにも，この話を思い出してみてください。

# 1 モノサシを持ち換える

① 定義にこだわりすぎない

　中医学には，広い意味をもつ用語がたくさんあります。また同じ用語でも，使う人や時代によって，意味が少し変わることもあります。
　1つの用語の意味を調べることが，論文にさえなる世界なのです。
　そんなものにこだわっていては，先に進んでいけません。
　ただし，用語の意味にこだわらないということは，定義がはっきりしないままで進むということです。だから始めのうちは，理解があやふやな感じが，なかなか消えないでしょう。でも，それをすぐに解決したいと思う「現代人のわがまま」を，少しだけ抑えてみてください。大まかな理解を受け入れながら進めば，具体的な理解が少しずつ深まります。
　そしてその小さな理解を，頑張って増やしていってください。そうすると，あるときそれらがつながり始めるのです。それまで単語としてしか聞き取れなかった中医学の言葉が，1つの文章として理解できるようになっていきます。そのときには，もう「あやふやな感じ」は消えているはずです。

② 中医学は「学説の集まり」である

　中医学は，たくさんの学説や解釈が集まってできている「巨大な知恵のかたまり」です。
　そこに，「答えは1つ」という考え方はありません。
　色々な人が，それぞれ違うことを言ったりしますが，けっして「どれが正しいのか」などと考えないでください。中医を学ぶとは，1つ1つの学説や解釈がもっている「よさ」を集めて，自分のものにしていく作業だからです。そうやってそれぞれの人が，自分の理論と方法を作り出していきます。「学んだ人の数だけ，理論と方法がある！」，それが中医学です。
　みなさんも，楽しみながら自分の形を作ってみてください。そこに新しい「よさ」があれば，中医学の世界に，また別の解釈が生まれることになります。

③ 中医学は単なる医学ではない

　びっくりされるかもしれませんが，中医学の目的は「病気をなおすこと」ではありません。
　いちばん大切な目的は「病気にならないようにすること」です。
　それは，いつも健康でいるための養生といえます。
　薬や針灸などの病気を治す方法は，大きな「養生の知恵」の一部にすぎません。
　どうかその一部だけを知ろうとせず，まるごと受け入れてみてください。そしてその知恵を，自分の生活に取り入れてみてください。

養生の知恵は，ふだんの生活に活かされてこそ価値があるものだからです。

❹ 中医学は「こころ」と「からだ」を分けない

　いまの医学は，「こころ」と「からだ」を分けることから出発しています。そして「からだ」だけを対象にすることで，大きな成果を生み出しました。
　それは古代の人が知ったら，びっくりするような発想です。
　理解すらできないかもしれません。
　彼らにとって人間とは，「たんなる肉体」ではなく，「たんなる精神」でもなく，両者が融合している「一者」だったからです。
　怒りも，悲しみも，心配ごとも，そして喜びでさえ，度を過ぎれば病気の原因になることを古代の人は知っていました。
　ですから中医学では，「こころ」と「からだ」を分けません。分けるなど思いもよらなかったのです。

 中医学の方法を知る

❶ 中医学の「用語」

　例えば「心臓」「骨髄」など，中医学には西洋医学と共通する用語がたくさんあります。でもほとんどの場合，その意味には違いがあります。
　そうした用語に触れた場合，西洋医学での意味に捕われないように注意してください。

❷ 中医学の「語り方」

　「ものがたり」の多くはフィクションです。でも「本質をうまく捉えた『作り話』」は，本当の出来事よりも，問題の核心をストレートに伝えてくれることがあります。
　中医学の語り方もこれと同じです。
　例えば，「胆熱犯胃」といったとき，実際に胆嚢の温度が上がり，胃に影響している訳ではありません。そもそも「胆」が，胆嚢を指しているとも限らないのです。
　中医学の語り方は「抽象化された『ものがたり』を通して，体の中の現実をわかりやすく伝えるもの」であると思ってください。
　現実を伝えるのに，必ずしも真実を語る必要はないということです。

❸ 中医学の「捉え方」

　例えば1人の人間を，そう簡単に理解することはできません。とても複雑だからです。ある人について知るには，国籍・宗教・年齢・性別などの基本データのほか，さらに個人的な好みや歴史など，たくさんのことを知る必要があります。
　でも1つ1つのデータを並べただけでは，その人のことはまだよくわかりません。集めたデータの複雑なつながりが，見えていないからです。またそのつながりが，全体としてどんな形を作っているのかも，知らなくてはなりません。そうした多くの見方が集まって，やっとその人のことが分かってきます。
　そして中医学もまた，こうした立体的な理解を目指します。病気を診断するときにも，モノサシ（弁証法）は1つではありません。同時にいくつものモノサシを使って，相手を立体的に捉えようとします。
　また中医学は，たくさんの学説や解釈のかたまりです。多くの視点が集まると，理解はやはり立体的になります。
　このように，複雑なものを「なるべくそのままの姿で」理解しようとするのが，中医学の「捉え方」です。

④ 中医学の「理(ことわり)」

　中医学には，たくさんの学派・学説・解釈があります。

　うわべだけを見ると，1つ1つが違うもののように感じられるかもしれません。でもそれらは，どれも「中医学のことわり」とでも呼ぶべきものでつながっています。

　例えば仏教にも，多くの宗派があります。それぞれの教えの内容は，少しずつ違うものです。でもどの宗派も，みな仏教と呼ぶことのできる共通点をもっています。中医学の在り方も，こうした仏教の在り方と似ています。

　ただし1つだけ違いがあります。

　それは,「それら全部が合わさったものが中医学だ」という点です。1つの学派について知っても，まだ全体の一部を知ったにすぎません。

　どうかたくさんの学説や解釈に触れて，それぞれの「よさ」や「つながり」などを味わってみてください。

Q&A　　　　　　　　　　　　　　　　　　　よくある質問❶

　「いま中医学を学ぶことに，どんな意味があるの？」

　これには，大きく3つの意味があるように思います。
　　①「養生の知恵」として

　中医学を知った後，私の生活は，以前と全く別のものになりました。養生の知恵である中医学を知ってからは，自分も「自然界の一部」として，世界全体の調和に沿った生活を心がけるようになったからです。「何を食べるか」「何を着るか」など毎日，自分の体調や天気をチェックして決めるようになります。でも，そんなに一生懸命やっている訳ではありません。当たり前の習慣になるのです。そして「食べる」「着る」だけではなくて，生活と関係することは，みんな変わっていきます。これが中医を学ぶことの，1つの大きな意味だと思います。

　ところで養生って，ただ「健康で長生きするための方法」だと思っていませんか？実は，少し違うのです。養生は元々，「古代の人が病気をせずに生きのびるための知恵」です。昔の人は生きるために，周りの世界を研究し環境に適応しようとしたのだと思います。つまり養生は，「環境と共存する方法」でもあるのです。

　そしてここにも，中医学の意味があるのではないでしょうか？ いまは環境破壊が大きな問題になっています。そして養生は，反対からみれば環境のためにもなるからです。環境とうまく付き合うから，病気をせずに健康でいられる。そして健康だから長生きする。これが養生です。1人1人が環境とうまく付き合えば，それは，地球をこれ以上病気にしないための「地球の養生」にもなると思います。

②「共存の知恵」として

　中医学には，「10人いれば考え方は10ある。そしてそれらは，どれも意味がある」という感覚が貫かれています。だから中医を学ぶと，異なる物を攻撃・排除するのではなく，融合・共存しようとする感覚が，いつの間にか養われていきます。こうした古代人の感覚は，現代の人間にとって，大きな救いになるのではないでしょうか？

　例えばイスラム教の正義とキリスト教の正義は違います。このとき「自分は正しく，相手は間違っている」と考えてしまうと，最終的には戦争が起こります。でもそんなとき，「それぞれ違うけれど，どちらにも意味がある」と捉えることができる共存の知恵は，大きな力を持つと思います。

③「医学」として

　いまの医学は，西洋医学が中心です。でも西洋医学も，決して万能な医学とは

いえません。どんな病気かは分かっても治すことのできない病気はたくさんあります。そういう病気を中医がスイスイ治せる訳ではありません。でも中医学は、その一部を治したり改善させたりすることができます。これは、とても意味のあることだと思います。

また、中医学には、病気による様々な苦痛を取り除く方法がたくさんあります。例えば、「痛み」です。病気は治っていなくても、毎日続く痛みがなくなったり、軽くなったりすれば、患者さんの人生は大きく変わります。

こうした「QOL（Quality of life）＝生活の質の向上」という分野でも、中医学にできることはたくさんあります。

このほかにも、西洋医学の様々な研究にとって、中医学の方法や発想は「ヒントの宝庫」であると思います。

第2章

古代人の「世界観・感覚」を知る

《中医学の背景》

　これからお話する4つの学説（①陰陽学説・②五行学説・③精気学説・④運気学説）は，どれも「中医学そのもの」ではありません。
　では何かというと，それぞれ昔の人が考えた「世界のしくみや法則」です。
　どれも当時としては最先端の自然科学であり，自然哲学でした。
　そして中医学は，そうした古代的な自然観や宇宙観の上に作られています。
　だから中医を学ぶには，まず，「陰陽学説」「五行学説」「精気学説」などを，学ばなくてはならないのです。

　ところで科学・哲学なんていうと，なんだか難しそうですね。
　でも実際には，そうでもありません。
　運気学説を除けば，どれもとても素朴な考えです。

　そしてその教えは，なにより人々の生活と深くつながっていました。
　例えば，「ナスは体を冷やすので，温める作用のある生姜を添えて食べるのがよい」という知恵があります。
　これは，「温める」という陽の作用を使って，「冷やす」という陰の作用を抑え，陰と陽のバランスを取っているのです。
　よくある食べ方ですが，これも立派な，陰陽学説の応用といえます。

　つまり「学説」と言っても，それは普段の生活になにげなく溶けこんでいる知恵なのです。難しい「学問」や「思想」ではなく，もっと身近な「感覚」につながるものとして，読んでみてください。
　中医学は，そういう「感覚」の上に作られているからです。

陰陽学説

1 ── 世界観としての陰陽学説

◆1 陰陽という感覚（モノサシ）

　陰陽学説は，世界のすべてを「陰」と「陽」に分けてしまいます。
　まずは**表1**を見てください。
　1つ1つの意味にこだわり過ぎず，この分け方の元になっている「陰な感じ」と「陽な感じ」がつかめれば，それで結構です。

表1　陰陽の基本的なイメージ（陰陽という感覚）

陽	陰
動	静
外	内
上（上昇）	下（下降）
強	弱
硬	軟
火	水
熱	寒
明	暗

　表1からわかるように，陰陽として分けられているペアは，どれも「相反する性質」があります。陰陽学説とは，こうした「相反する2つのものの関係」から，世界を説明する方法です。

◆2 陰陽で世界をみる

　さて，**表1**でつかんだ陰陽の感覚（モノサシ）を使うと，私たちをとりまく世界は陰と陽に分けることができます。
　すべてを挙げることはできませんが，ごく一部を紹介すると**表2**のようになります。

表2　陰陽に分けられる様々な事象

	陽	陰
宇宙	太陽	月
1年	（春）夏	（秋）冬
1日	昼	夜
人間（生物）	男（雄）	女（雌）
人間の一生	生・長	老・死
性質	父性	母性
食物	体を温める食物	体を冷やす食物

　この感覚を使うと，「1回の呼吸」から「星の一生」まで，または「食事の内容」や「人間関係」など，あらゆるものを陰陽の関係（両者のバランス）として捉えられるようになります。

　と言っても，ここまでの説明では，まだそのような具体的な陰陽の関係を読みとることはできないと思います。

　それについては本節の最後で触れるとして，まずは陰陽の関係についての基本的なお話をします。

陰と陽の関係

①相手がいなければ自分もいない

　突然ですが，「上」がなければ「下」はありません。そして「下」がなければ「上」はありません。

　これは陰と陽も同じです。陰と陽の間には，「相手がいなければ自分もいない」という関係があります。これを**「陰陽の互根互用」**といいます。

②ときには相手を抑え，ときには相手と協調してバランスを取る

　例えば陰が強くなって「雨の日ばかり」でも，陽が強くなって「晴れの日ばかり」でも，農作物はうまく育ちません。豊かな実りが得られるのは，陰と陽が，互いに相手の暴走を抑えているからです。でも，ただ抑えているだけではありません。ときには協調して，相手が思いっきり活躍できる場を作ってあげます。

　つまり陰と陽は，いつも相手との関係を通してバランスを取っているということです。これを**「陰陽の対立制約」**といいます。

③いつも変化しながら，バランスを取っている

　夏は暑いですね。これは陽が強くなっている状態です。そして，冬は陰が強まるので寒くなります。

　このように部分だけを見ると，気候には陰と陽の偏りがあります。でも1年を通して見ると，全体としてはバランスが取れています。つまり陰と陽のバランスとは，固定したものではありません。いつも変化を続ける中で，その時々に合った形でバランスを取っているのです。要するに「動態バ

ランス」ということですが，これを「**陰陽の消長*****平衡**」と言います。

> *「消長」とは「減少と増大」という意味です。
> 陰陽の平衡（バランス）は，ときには減少し，ときには増大する変化の中で実現されるという意味になります。

④陰は陽になり，陽は陰になる

上でお話したように，陰陽学説は，世界の様々な出来事を，陰陽の「動態バランス」「相対バランス」として捉えます。そして陰陽学説は，世界を説明するために，さらにもう1つ，画期的な視点を生み出しました。

それは，「陽が極まると陰になり，陰が極まると陽になる」という捉え方です。これを「**陰陽の相互転化**」といいます。

少し難しい感じがしますが，あまり哲学的に捉えないでください。これは，「ものごとには〈底〉と〈天井〉がある」という感覚を，「行き過ぎたものは必ずひっくり返る」という大きな自然の摂理として捉える方法といえます。

例えば夏の暑さも，永遠に続くものではありません。夏至という「極」を境に陽が陰に変わり始め，季節は秋・冬へと移っていきます。同じように「景気のよさ」や「流行」なども，いつまでも続くことはありません。

このように「ある点」を挟んで大きく変化するものを説明するための知恵が「陰陽の相互転化」であるといえます。

①〜③に比べて，④は少し分かりにくいかもしれません。この「陰陽の相互転化」という捉え方が，具体的にどう使われているのかは，p.17 の「少し複雑な病気」を参照してください。

◆4 陰陽の分け方

最後にもう1つ，大切なお話をします。
それは，「陰陽という分け方は，あくまでも相対的なものだ」ということです。

例えば，羊肉と牛肉を比べた場合，温める作用は羊肉の方が強いです。つまり羊肉は，牛肉に対しては「相対的に陽」となります。

ところで，羊にもメスとオスがいます。そこで，メスの羊肉とオスの羊肉を比べると，メスの羊は「相対的に陰」となります。オスは陽で，メスは陰だからです（p.12，**表2**参照）。

つまり陰陽という分類は，絶対的に固定されたものではなく，あくまでも相対的な関係の中で「暫定的に決められるもの」なのです。これを「**陰陽の相対性**」といいます。

また，1匹のオス羊の中にも，脂身の多い部分（陽）と赤身の多い部分（陰）があります。つまり陽である羊の中にも，さらに陰陽があるのです。

このように陰も陽も，さらに細かく分けていくことができます。
これを「**陰陽の無限可分性**」といいます。
この捉え方は，中医学の様々な考えの基本になっているものです。

> **「陰陽の関係・分け方」のまとめ**
>
> 陰と陽の関係
> 　①陰陽の互根互用（相手がいなければ自分もいない）
> 　②陰陽の対立制約（時には相手を抑え，時には相手と協調してバランスを取る）
> 　③陰陽の消長平衡（いつも変化しながら，バランスを取っている）
> 　④陰陽の相互転化（陰は陽になり，陽は陰になる）
>
> 陰陽の分け方
> 　①陰陽の相対性（陰陽という分け方は，あくまでも相対的なもの）
> 　②陰陽の無限可分性（陰も陽も，いったん分けた後，さらに細かく分けられる）

5　陰陽の具体的な例

陰陽についての基本的な話は終わりました。

そこで前述の「1回の呼吸」「星の一生」「人間関係」を，陰陽の関係から見てみることで，この節のまとめとします。

①「1回の呼吸」

「吐く」は外に向かいます。そして「吸う」は内に向かいます。

そこで呼吸は，「吐く＝陽」「吸う＝陰」と捉えることができます。

呼吸はたくさん吸いすぎても，たくさん吐きすぎても，うまくいきません。

これを陰陽学説で説明すると，「吸う，吐くという陰陽のバランスが崩れている」ということになります。

②「星の一生」

これは**表2**（p.12）の「人間の一生」と同じです。

原始星が生まれてから重力崩壊が起こるまでが（陽＝「生・長」）にあたり，その後の収縮，分離のプロセスが（陰＝「老・死」）にあたるといえます。

③「人間関係」

例えば「おしゃべりな奥さん」と「聞き上手な旦那さん」は，とても相性のよい夫婦といえますね。

この場合「おしゃべり」という性質は陽で，「聞き上手」は陰とみることができます。

つまり性質としての陰陽のバランスが取れているから，相性がよいのだといえます。

2 ── 中医学の中の陰陽学説

中医学では，体のしくみや働き，そして病気になる理由などを，陰陽学説を使って説明します。またそれを受けて，診断法・治療法・薬の性質や作用などを説明するときにも，陰陽学説が使われます。

ここではごく簡単に，それぞれの内容についてお話します。

1 体のしくみ

陰陽学説を使うと，人間の体も，すべて陰陽に分けることができます。重要なものをまとめると，**表3**のようになります。

表3　陰陽の分類（体のしくみ）

	陽	陰
部位	体表（表）	体内（裏）
部位	四肢の外側	四肢の内側
部位	上部	下部
部位	背部	腹部
臓腑・気血	腑	臓
臓腑・気血	気	血

表3のうち「背部・腹部」と「臓・腑」の分類が分かりにくいかもしれません。疑問を持たれた方は，下を読んで下さい。

> 背部と腹部
> 　人間も脊椎動物の仲間なので，「元々は，腹ばいの姿勢が基本なのだ」と考えてください。すると背中は天に向かって日を浴び（陽），お腹は地面に向かって影になります（陰）。
> 臓と腑
> 　中医学は，「腑病よりも臓病の方が重い」と考えています。そして昔の人は「病気が重いのは，それだけ邪気が体の奥深く入り込んでいるからだ」と考えました。それはつまり，「臓は腑よりも奥にある」ということです。そこで，「臓は内側＝陰」「腑は外側＝陽」となります。

さて上述「陰陽の分け方」では，いったん分けた陰と陽を，さらに陰陽に分類していくお話をしました。その方法は，当然ここでも応用されます。

例えば**表3**では，臓腑のうち臓が陰となっています。臓は腑より内側にあるので，「相対的に陰」だからです。ただし同じ臓でも，心と肺は，肝・脾・腎よりも上にあるので，臓の中では「相対的に陽」となります。上・下で分けると「上＝陽」「下＝陰」だからです。つまり心や肺は，「陰の中

の陽」となり，肝・脾・腎は「陰の中の陰」となります。

> 臓と腑の関係
> ・「臓＝陰」「腑＝陽」……臓は腑よりも奥にある。
> 臓同士の関係
> ・上部にある臓（心・肺）─────「陰の中の陽」
> ・下部にある臓（脾・肝・腎）───「陰の中の陰」

❷ 体の働き

　体の働きは，とても複雑です。その細かい内容については，「第2篇」の中でお話するので，ここでは触れません。ここでは，陰陽学説が体の働きをみるときの，いちばん大きな捉え方だけを紹介します。

　体の働きを陰陽からみるときに，基本となるのは「物質＝陰」「機能＝陽」という捉え方です。

　例えば肝には，「血を貯蔵する」働きがあります。この場合，肝に貯蔵されている血（肝血）は，「物質」なので陰となります。でも肝臓は，ビンのようにただ血を貯蔵するだけのもの（物質）ではありません。同時に，肝臓としての働きをしています。そしてこの働き（肝気）は「機能」なので陽となります。

　つまり肝臓が正常であるためには，「肝血と肝気」という陰陽のバランスが保たれていなければならないのです。

図1　からだの働き

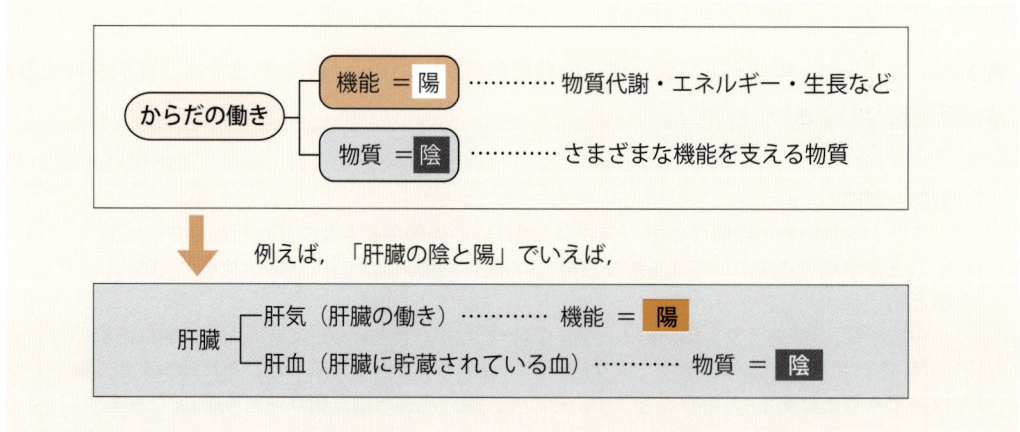

❸ 病気になる理由

　肝臓の例からもわかるように，健康とは全身の陰と陽のバランスが取れている状態です。そして陰陽のバランスが崩れると，人間は病気になります。

では,「陰陽のバランスが崩れる」とは,どういう状態なのでしょうか?

それはなんらかの原因で,陰か陽の「どちらかが強くなっている」または「どちらかが弱まっている」状態です。

模式図で表すと,**図2**のようになります。

図2　陰陽のバランスの崩れ方

陰陽のバランスが取れている状態＊

＊陰陽のバランスは,実際には図のように1:1とは限りませんが,ここでは便宜上1:1で示しています。

陰陽のバランスが崩れた状態

＜どちらかが強くなる＞
一方（ここでは陽）が強くなりすぎて陰陽のバランスが崩れる。

＜どちらかが弱まる＞
一方（ここでは陰）が弱まりすぎて陰陽のバランスが崩れる。

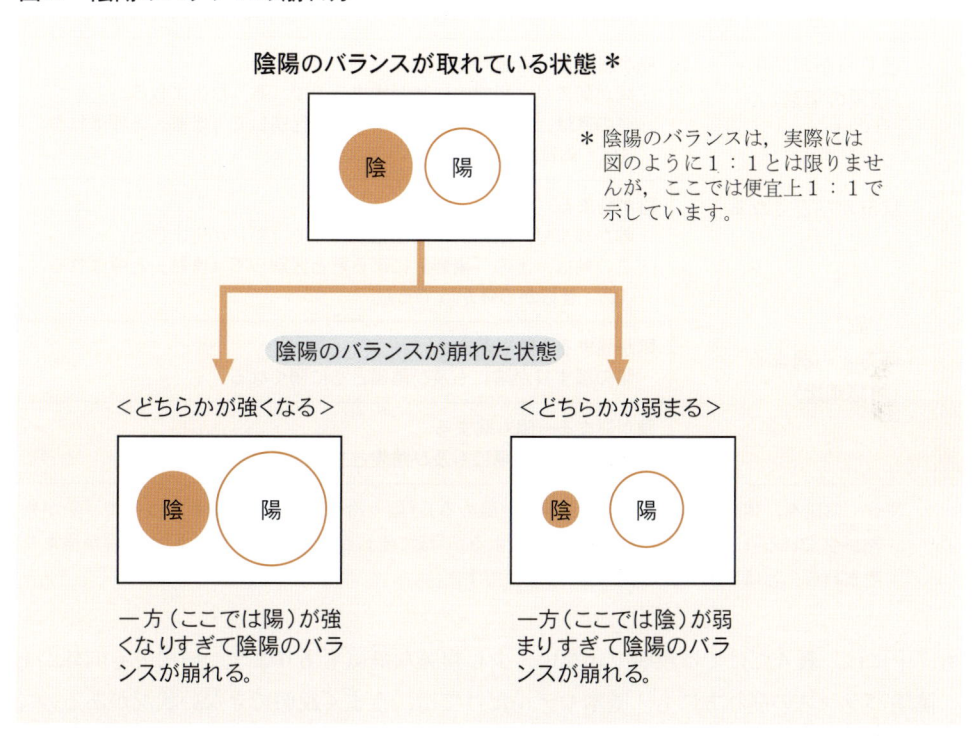

図2が「陰陽のバランスの崩れ方」の基本モデルといえるものです。中医学では,この基本モデルを利用して,人間が病気になる理由を説明します。

具体的には,**表4**のようなタイプに分けられています。

4　少し複雑な病気

上でお話した「病気になる理由」は,病気が起こる仕組みを説明したものです。

ただし病気は,生まれた後も,さらに変化を続けていきます。例えば**表4**にある「陰陽両虚」という状況も,多くは「まずは一方（陰または陽）が弱まる」という状態から始まり,それがもう一方にも及んで「陰も陽も弱まる」という状況に発展することで生まれます。

表4　病気になる理由（陰陽学説）

陰陽のバランスの崩れ方	どちらかが強くなる（陰陽の偏勝）	陽が強くなる（陽勝） ・陽が強まり「熱」が生まれる。 ・強まった陽が，陰を弱らせる。（例：発熱による脱水症状）
		陰が強くなる（陰勝） ・陰が強まり「寒」が生まれる。 ・強まった陰が，陽を弱らせる。（例：体が冷えて代謝が弱まる）
	どちらかが弱まる（陰陽の偏衰） ↓ ↓ 状況がひどくなる ↓ ↓ ↓ 両方とも弱まる（陰陽両虚）	陽が弱まる（陽虚） ・陽が弱まり，相対的に陰が強まるので「寒」が生まれる。 ・この寒は，上の「陰勝」による寒と区別して「虚寒」と呼ばれる。 　（例：体質的な冷え性）
		陰が弱まる（陰虚） ・陰が弱まり，相対的に陽が強まるので「熱」が生まれる。 ・この熱は，上の「陽勝」による熱と区別して「虚熱」と呼ばれる。 　（例：普段から体がほてる）
		陽が弱まる→陰も弱まる ・陽の弱まりが陰にも及び陰陽ともに弱くなる。
		陰が弱まる→陽も弱まる ・陰の弱まりが陽にも及び陰陽ともに弱くなる。

注意：陰陽を，体温の調節からみると「陽＝温める」「陰＝冷やす」となります。表中で「陽が強まり熱が生まれる」と言っているのは，「発熱する」「ほてる」などの意味です。また，「陰が強まり寒が生まれる」とは「体が冷える」という意味です。

　でも，中には，表4だけでは説明できない，少し複雑な病気もあります。何にでも例外があるように，陰陽バランスの崩れ方にも，基本モデルだけでは，うまく説明できない状況があるのです。
　ただし，そういう特殊な状況も，今までにお話した陰陽学説の考え方を使えば，説明することはできます。例を1つ挙げてみましょう。

例1　感染性の熱病

　例えば感染性の熱病では，発熱が起こります。これは熱ですから「陽」に属する症状です。そして同時に，手足の冷えが起こることもあります。冷えは「陰」に属します。
　西洋医学では，「手足の冷え」などあまり注目しないかもしれません。でも中医学では，これはとても重要な症状です。
　なぜ重要かというと，発熱という陽性の症状と，手足の冷えという陰性の症状が同時に見られることになるからです。これは陰陽のバランスの崩れ方が，単純ではないことを意味します。

では，こうした「少し複雑な病気」では，一体どのように陰陽のバランスが崩れているのでしょうか？

これを説明するときに応用されるのが，p. 13でお話した「陰陽の相互転化」です。「陽が極まると陰になり，陰が極まると陽になる」という捉え方でしたね。ここでは熱が主要な症状なので，「陽が極まると陰となる」ということになります。

「いったい何が，どう極まったんだ？」と，あまり言葉に捕われないでください。そういう言い方になぞらえて，実際に見られる「ある特定の熱型（発熱のタイプ）」を説明しているのです。

熱には発散する性質があります。そこで普通の発熱では，体温が上がり，体も熱くなり，汗をたくさんかいたりします。でも中には，熱が体内にこもっているようなタイプもあるのです。すると発熱と同時に，手足の冷えなどが生じます。中医学ではこれを，強い熱が体の気の流れを抑えこんでしまい，気が隅々まで届かなくなるので「手足が冷える」のだと考えます。

つまり気の流れを抑えこむほどの強い熱のことを「陽が極まると」と表現し，その結果現れた手足の冷えを「陰となる」と表現しているのです。

図3　発熱のタイプの違い

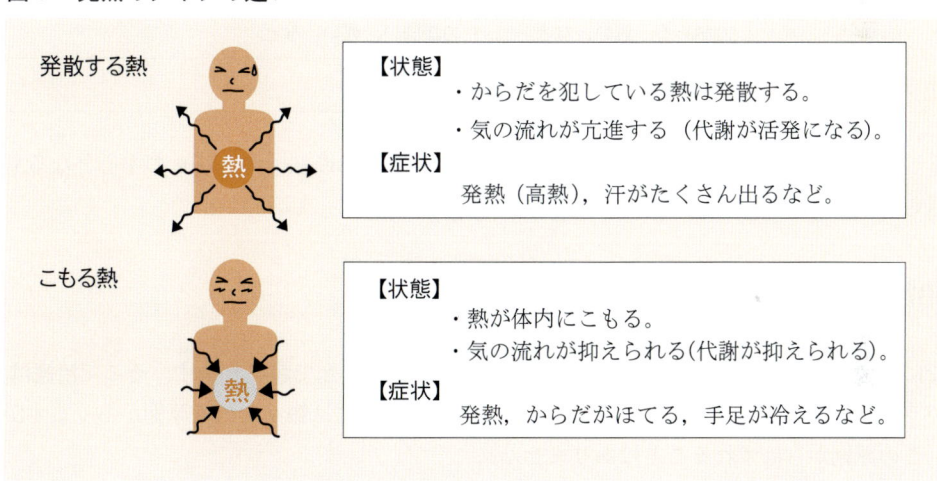

発散する熱

【状態】
・からだを犯している熱は発散する。
・気の流れが亢進する（代謝が活発になる）。

【症状】
発熱（高熱），汗がたくさん出るなど。

こもる熱

【状態】
・熱が体内にこもる。
・気の流れが抑えられる（代謝が抑えられる）。

【症状】
発熱，からだがほてる，手足が冷えるなど。

陰陽のバランスの崩れ方を，なぜこんなに神経質に区別するかというと，治療法が変わるからです。

こもっているタイプの熱は，発散させる必要があります。つまり薬を使う場合，「苦い清熱薬」ではなく「辛い清熱薬」を使わなくてはなりません。

こうした実際的な意味があるからこそ，こだわって区別するのです。

5 診断法（弁証法）

病気の症状には，様々なものがあります。でも，「陰陽というモノサシ」を使えば，その多くは，やはり陰と陽に分けることができます。中医学では，陽に属する症状を「陽証」，陰に属する症状を「陰証」といいます。重要なものをまとめると**表5**のようになります。

表5　陰陽の分類（陰証と陽証）

		陽（陽証）	陰（陰証）
色	顔色	明るい（紅潮） （黄疸時は明るい黄色）	暗い（黒ずむ，紫暗色） （黄疸時は暗黄色）
	腫脹の色	赤く腫れる	表皮の色は不変，または青色・紫色のような暗色
	舌の色	明るい赤	青・紫がかった赤
	尿色	色が濃い	色が淡い
質・形	腫脹の質	適度な硬度	非常に硬い，または非常に軟らかい
	腫脹の形	高く盛り上がる	平ら，または下陥する
	浮腫の質	指で押しても元に戻る	指で押すと，くぼんだままになる
話し声		力がある，多く話す	力が弱い，話をするのがおっくう
痛み		患部を押すと増悪	患部を押したりさすったりすると軽減
脈診		力がある，速い，など	力が弱い，遅い，など
急性・慢性		急性疾病	慢性疾病

　こうした陰陽による診断法（弁証法）は，中医学の様々な診断法（弁証法）の中心となるものです。さらに具体的な内容については，第2巻でお話します。

6 治療原則

　すでにお話したように，病気とは陰陽のバランスが崩れることで起こります。そこで治療は，「陰陽のバランスを回復させる」ことが目的となります。中医学には様々な治療原則がありますが，どれも，この原則からはずれることはありません。
　では具体的に，どのようにして陰陽のバランスを回復させるのでしょうか？
　陰陽のバランスは，「どちらかが強くなる」または「どちらかが弱まる」ことで崩れることはお話しました。
　そこで治療する方法も，基本は2つです。強くなっている場合はそれを除き（「実則瀉之[*1]」），弱まっている（不足している）場合はそれを補います（「虚則補之[*2]」）。
　　　＊1，2　ともに『黄帝内経素問』三部九候論篇

第1節　陰陽学説

図4　陰陽からみた治療

```
陰陽のバランス
が崩れる
    ↓
病気になる ←── 治療する
    ↑      (陰陽のバランス
病気が治る   を回復させる)
(陰陽のバラン
スが回復する)
```

◎どちらかが強くなっている場合
　　　↓
過剰なものを除く（「実則瀉之」）

◎どちらかが弱まっている場合
　　　↓
不足を補う（「虚則補之」）

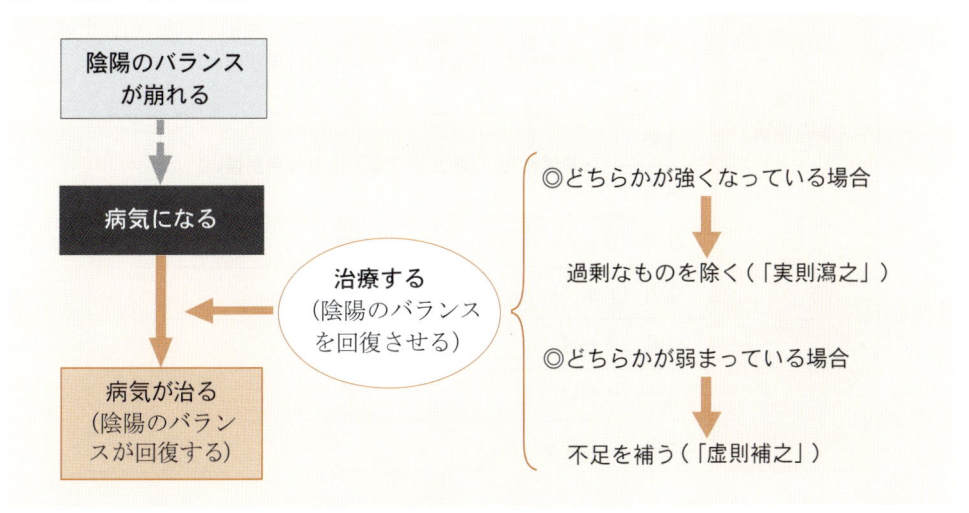

　図4のように示すと，とても単純な作業のようですが，実際はそうでもありません。
　例えば陽が足りない場合（陽虚），どの臓の陽が不足しているのかによって，「心陽虚」「脾陽虚」「腎陽虚」などに分かれます。また同じ臓の陽虚であっても，例えば「軽い脾陽虚」と「重い脾陽虚」など，程度の違いがあります。
　そして陽虚は，必ずしも1つの臓に起こるとは限りません。例えば「脾腎陽虚」などという場合もあります。この場合，同じ脾腎陽虚でも，さらに「脾陽虚＞腎陽虚」「脾陽虚＜腎陽虚」「脾陽虚＝腎陽虚」などの，バランスの違いも起こります。
　「陽虚」1つを見ても，こうした様々な状況があるのです。そしてこれらの状況は，病気の進行とともに変化します。
　そこで治療をする際には，様々な状況に応じて，使う薬や用量を変える必要があります。それは決して，単純な作業ではありません。

7　薬の性質・作用

①四気五味
　　　（しきごみ）

　中医学では，薬を「作用」だけでなく「四気五味」というものでも分類します。「四気五味」とは，薬の「性質と味」のことです。
　例えばコックさんは，調味料や食材1つ1つの「性質と味」を知っている必要があります。また作曲家は，楽器1つ1つの「性能と音色」を知っている必要があります。
　これと同じように，中医師は薬1つ1つの「性質と味」を知らなくてはなりません。薬の作用しか知らないのでは，いくつもの薬を合わせて処方することができないからです。
　薬の性質には「寒・涼・熱・温」の4つがあります。これが四気五味の「四気」です。そして「五味」とは「辛・甘・酸・苦・鹹*」の5つです。
　　　　＊　しおからい

表6　薬の四気五味

四気 (薬の性質)	①寒	体を冷やす（「寒」は「涼」より作用が強い）
	②涼	
	③熱	体を温める（「熱」は「温」より作用が強い）
	④温	
五味 (薬の味)	①辛（からい）	
	②甘（あまい）	
	③酸（すっぱい）	
	④苦（にがい）	
	⑤鹹（しおからい）	

そしてこの四気五味も，**表7**のように陰と陽に分けることができます。

表7　陰陽の分類（薬の四気五味）

	陽	陰
四気（性質）	熱・温	寒・涼
五味（味）	辛・甘	酸・苦・鹹

こうした分類も，表6，7だけを見ると，とても簡単なようですがそうではありません。

例えば四気五味で，「辛熱薬」と分類される薬があります。**表7**では「辛」も「熱」も陽なので，辛熱薬は陽に属する薬（陽薬）といえます。これは，とても単純ですね。でも，中には，「辛寒薬」という薬もあります。この場合，「辛」は陽で「寒」は陰です。つまり「辛寒薬」には，陰と陽，両方の性質があるわけです。また同じ「辛寒薬」でも，「辛味の作用が強い辛寒薬」と「寒性が強い辛寒薬」とでは，陰陽のバランスが違います。

少し複雑になりましたね。でも，まだこんなものではありません。さらに辛苦寒薬・辛甘苦寒薬・甘苦酸温薬なんていう薬もあるのです。そして同じ「辛苦寒薬」でも，薬によって辛味・苦味・寒性のバランスは，それぞれ違います。人間が1人1人違うように，薬にも1味1味，それぞれの個性があるのです。

また同じ辛苦寒薬でも，使う量や煎じる時間などによって，辛味を強調させたり，苦味を強調させたり，特性を変化させることもできます。

中薬の処方とは，こうした薬をいくつも合わせたものです。そこで処方の中では，薬の陰陽のバランスは，さらに多層的で複雑なものとなっていきます。こうした手段を通して，様々に変化する患者さんの状況に，ピタリと合わせた処方を作り出そうとするのが，中医による治療の特徴です。

②昇降浮沈

中医学では，薬の性質をさらに「昇降浮沈」としても分類します。

主に体の外側や上部に作用する薬には「昇」「浮」という性質があり，主に内側や下部に作用する薬には「降」「沈」という性質があるという分け方です。

表8　薬の昇降浮沈

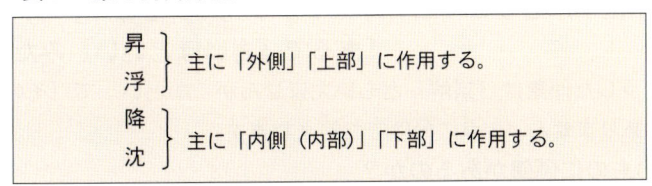

昇・浮　主に「外側」「上部」に作用する。
降・沈　主に「内側（内部）」「下部」に作用する。

そしてこの昇降浮沈も，表9のように陰と陽に分けることができます。

こうした陰陽の分け方も，四気五味による分類と同じく，細分化されて複雑なものになっていきます。

表9　陰陽の分類（薬の昇降浮沈）

	陽	陰
昇降浮沈	昇・浮	降・沈

Q&A よくある質問❷

Q「中医学はどうして古い本ばっかり見ているの？」
　　「まるで『古いほどいい』みたい」

A こうした印象は「誤解」ともいえませんが，かといって「その通り」でもありません。3点に分けてお答えします。

① なぜ古いものに価値があるのか？

　中医学は「使われながら受け継がれてきたもの」です。

　例えばAという本に，「○○は腹痛に効く」と書かれていたとします。すると読んだ人たちは，それを試してみます。もしそれが効けば，その結果を，「効いた」とか「こうするともっと効く」などと，その人たちも書き残します。

　このように価値のあることは，確かめられながら受け継がれてくるのです。そして当然「古いものほど，たくさん確かめられている」ことになります。古いものに価値があるのは，こうした理由によります。

② 「古ければ良いわけではない」し「古いほど良いわけでもない」

　ただし古いものすべてに価値がある訳ではありません。

　Aという本に「○○は腹痛に効く」と書かれていても，それが効かなければ受け継がれることはないからです。

　「古いからよい」のでも「古いほどよい」のでもなく，「古くから受け継がれて『残っている』からよい」のです。

③ 「古い本ばっかり見ている」わけではない

　①②でお話したように，中医学は確かに古い本を大切にします。でもそれだけではなくて，新しいものだって見ているのです。

　例えば中医師たちは，いつも同時代の名医たちの医案（診療録）や医話（経験を語ったコラムのようなもの）などを見てきました。また，今の中医師は，実験データや論文なども当然見ます。

　でも，新しいものの「どこが新しいのか」「古いものの，何を発展させたのか」を知るためにも，古い本もまた見ることになります。

　「どこが新しいのか」も分からずただ受け取っているだけでは，「さらに新しいもの」を作ることができないからです。

　このように中医学は，いつも新しいものを生み出しています。

　でもそれは「2千年の樹齢をもつ大木の，枝先から飛び出した小さな若葉」のようなものです。パッと見ただけでは「古い木」にしか見えないでしょう。でも，その木はずっと生きているし，動いて成長しているのです。

2 五行学説

1 ── 世界観としての五行学説

① 世界は5つのモノから出来ている

　古代人はまた,「世界は5つのモノ(要素)から出来ている」とも考えました。
　5つのモノとは「木・火・土・金・水」のことです。それぞれの意味については,以下でお話します。ここでは先ず,5つをまとめて「五行」と呼ぶことを,覚えておいてください。

　ところで,なぜ,突然「5」なのでしょうか？
　これについては,幾つかの理由が考えられています。ここではその中から,2つの見解を紹介します。

> ①見解1
> 　古代人は,まず自分たちの生活する空間に,東西南北という「4」を見つけました。
> 　そして東西南北を知ると,次に「いま自分がいるところ」,つまり,「中」を見つけるのです。これが,「5」の誕生だと言われています。
> ②見解2
> 　例えば中国の江南地方には,河姆渡遺跡という新石器時代の農業遺跡があります。ここから出土した象牙の加工品には「五重の円」が刻まれていますが,これは天体の循環を表すとされています。
> 　人間が肉眼で見ることのできる惑星は5つだとする説もあるので,この「五重の円」は「五行」とつながり,天体の循環を表すとも言われています。

　2つの見解を紹介しましたが,もちろん,本当はどうだったのかを知ることはできません。ただし古代のある時期から,「5」という数が,宇宙(世界)を読み解く新しい符号になったことは確かです。
　当時の人は「5」に沿って世界のしくみを考え,さらに「木・火・土・金・水」という具体的な中味,つまり五行を考え出したのです。
　そして,この五行の関係から世界を読み解く方法が「五行学説」です。
　当時としては「新しい時代,新しい人類のシンボル」といえるような世界観でした。

2 「木・火・土・金・水」というイメージ

「木・火・土・金・水」とは，それぞれ特定のイメージを表している言葉です。例えば「木」は，木という言葉に象徴される「気の在り方」や「気の性質」を表しているといえます。そしてこのイメージは，それぞれ本物の「木（樹木・植物）」「火（火・炎）」「土（土壌・大地）」「金（金属）」「水（水）」から生まれたものです。

こうした「イメージとしての五行の特性」をまとめると，表 10 のようになります。

元の字の意味にこだわり過ぎず，1 つ 1 つを「気の在り方のシンボル」として感じてみてください。ここでも，大切なのは「感覚」です。

表 10　五行の特性のまとめ

	特性（およびその意味）	象徴しているもの
木	曲直 ・植物が上・外に向かってグングン伸びていく様子。 ・木の枝は，局所的に見るとあちこちに曲がっているが，俯瞰して見れば，外側や上に向かって，まっすぐ伸びている。	生長・昇発（上昇・発散・発揮）など
火	炎上 ・火が炎上する様子。	温熱・光明・上昇・飛躍など
土	稼穡（かしょく） ・種をまくと，収穫をもたらす土壌。 元々，稼とは「作物の植え付け」を，穡とは「作物の取り入れ」を表す言葉。ここから発展して「稼穡」には農業という意味がある。五行学説では，さらに発展して上のような意味となっている。	生化（生長と変化），受容など 土は，雨も雪も，動植物の死骸も，すべてを受容する。そして新しい養分を作り出し，また新しい生命を生長・変化させていく。
金	従革（＝変革） ・変革するもの。 ・金属は鉱石を精錬して，大きく変化させた結果，得られるもの。	清潔・粛降・収斂など 清潔：（金属とは）精錬を経て不純物を除いた清潔なもの。 粛降：金属は重く，水に入れると沈む。 収斂：金属は固く，密度の高い物質である。
水	潤下 ・すべてを潤し，下へ流れるもの。	滋潤（滋養・湿潤）・下降・寒涼など

3 五行で世界をみる

さて，表 10 で手に入れた感覚（モノサシ）を使うと，私たちをとりまく世界を，五行に分けて見ることができます。

とても全てを挙げることはできませんが，ごく一部をまとめると表 11 のようになります。

表11　五行対応表（天地人）

		木	火	土	金	水
天	方位	東	南	中	西	北
	季節	春	夏	長夏*1	秋	冬
	気候	風	熱	湿	燥	寒
地	五畜	鶏	羊	牛	馬	彘*2
	五穀	麦	黍	稷	穀	豆
	五色	青	赤	黄	白	黒
	五味	酸	苦	甘	辛	鹹*3
人	五臓	肝	心	脾	肺	腎
	九竅*4	目	耳	口	鼻	二陰*5
	五体	筋	脈	肉	皮毛	骨
	五志	怒	喜	思	憂	恐

＊1　長夏：6月の雨期。
＊2　彘(せい)：子豚。
＊3　鹹(かん)：しおからい
＊4　九竅：竅(きょう)とは「あな」の意。九竅とは人体上の9つの穴の総称。目（2）・耳（2）・口（1）・鼻孔（2）・二陰（2）で9となる。
＊5　二陰：前陰（尿道口）と後陰（肛門）の総称。

4　モノサシのほころび

「世界を五行に分けて見る」と言いましたが，実際には**表11**を見ても，「どうもよく分からない」と感じる人が多いと思います。

　例えば，
　　「〈木〉が〈植物がグングン生長するイメージ〉なのは分かった」
　　「でもそのイメージで家畜を分けると，どうして牛や馬でなく鶏なのだ？」
という疑問をもつ人もいるでしょう。
　また，
　　「そもそも，なんで家畜が5種類しかいないのだ？　ウサギはどうした？」
　　「穀物だって，色だって，ほかにもまだあるだろう！」
などの疑問も出ると思います。
　実際，古い本を見ると，本によっては，「鶏」は「木」ではなく「金」に属していたりします。そしてそのときは，突然「犬」が出てきて「木」に入るのです。
　また5種の穀物も，本によって内容が違っています。

　ではどうして，そんなに違いが出るのでしょうか？
　理由は簡単です。本当は5種類以上あるものから「無理に5つを選んでいる」からです。人によっ

第1篇 第2章 古代人の「世界観・感覚」を知る

て「何を選ぶか」「どう分類するか」に違いが出るのは避けられません。

ですから5つに分けた表を見ても、どこか「こじつけた感じ」や「納得のいかない感じ」がつきまとうことになります。

そこで中医学の世界には、「五行学説なんて要らない」という人が、いつの時代も必ずいました。それはそれで、もっともなことだと思います。

でも五行学説は、いまもまだ生き残っています。それどころか、中医を学ぶ人は、必ず五行学説を学びます。

どうしてでしょうか？

なぜならモノサシとしての完成度は低くても、五行学説には、やはり「一定の価値」「無視できない価値」があるからです。

5 五行学説の価値

①五行学説を使うとうまく説明できることがある

人間はまだ、万能のモノサシを持っていません。

最新の科学であっても、何を測るかによって、モノサシを使い分けているのが現状です。例えば物理学の場合、日常的なことなら「ニュートン力学」、宇宙スケールのものは「相対性理論」、微小なものは「量子力学」というようにモノサシを持ち換えます。

それは、中医学も同じです。

この本に限りませんが、五行学説を使うと説明がうまくいくときにだけ、五行学説は出てきます。つまり、そこに五行学説の価値があるわけです。都合が悪いときには現れません。くれぐれも「万能なモノサシ」だとは、思わないようにしてください。

②陰陽学説の弱点をカバーできる

五行学説には、「陰陽学説の弱点をカバーできる」という価値もあります。

陰陽学説は、2つのものの関係から世界を説明します。そしてその関係を細分化することで、少し複雑な理解もできるようになりました。

でも世界には、それだけでは説明できないこともあります。例えば「間接的な影響」です。世の中のことは、いくつもの要素が「ときには直接」「ときには間接的に」影響することで起こります。

五行学説は、こうした「間接的な影響」を、人々にわかりやすく教えてくれたのです。具体的な内容にはたくさんのほころびがありますが、五行学説のもつ「視点」は、とても大切なものといえます。具体的にどのような「視点」なのかは、後でお話します。

③運気学説では「欠かせないモノサシ」となる

五行学説は、運気学説にとって「欠かせないモノサシ」でもあります。たくさんのモノサシが集まってできている運気学説の中でも、五行学説は大切な存在です。

つまりソロの演奏者としては完成度が低くても、アンサンブルの中では、すばらしい働きを見せてくれます。

第2節　五行学説

6 五行の関係

では，五行学説の具体的な内容に入っていきますが，まずは，「五行の関係」について知っておく必要があります。

五行の間には，「互いに依存する関係」（相生関係）と「互いに抑える関係」（相克関係）という2つの関係があります。

五行学説は，この2つの関係がバランスを取ることで，世界はうまくまわっているのだと考えています。

図5　五行の関係

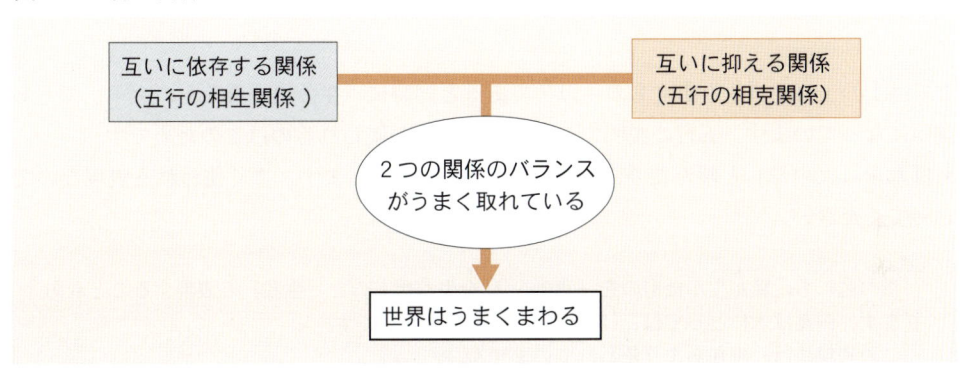

```
┌─────────────────┐         ┌─────────────────┐
│ 互いに依存する関係  │─────────│ 互いに抑える関係   │
│（五行の相生関係）   │         │（五行の相克関係）  │
└─────────────────┘         └─────────────────┘
              │
         ╭─────────────╮
         │ 2つの関係のバランス │
         │ がうまく取れている │
         ╰─────────────╯
              │
              ▼
         ┌──────────┐
         │ 世界はうまくまわる │
         └──────────┘
```

では次に，それぞれの関係についてお話します。

①五行の相生関係

相生には，「互いに生む」という意味があります。でもここでは，あまり「生む」という言葉の意味に，捕われ過ぎないようにしてください。

相生とは，「互いに依存している」または「互いに協調し合っている」関係を，表している言葉です。

そして昔の人は，五行の間に，

- ・「木は火を生む」（木生火）→（例：木が燃えることで火が起こる）
- ・「火は土を生む」（火生土）→（例：火は木を灰にし，灰は土となる）
- ・「土は金を生む」（土生金）→（例：鉱石は土に埋もれている）
- ・「金は水を生む」（金生水）→（例：地層や岩石の隙間に地下水はある）
- ・「水は木を生む」（水生木）→（例：水は木を生長させる）

という関係をイメージしました。これを五行の相生関係と呼びます（**図6**参照）。

理解を助けるために，一応それぞれについて例を挙げましたが，これも，あまり捕われ過ぎないようにしてください。

また，特に「金は水を生む」の例については，「納得がいかない」とか「少し無理があるな」と思われた方も多いのではないでしょうか？　これは前にお話したように，五行学説というモノサシがほころびている部分の1つです。

図6　五行の相生関係

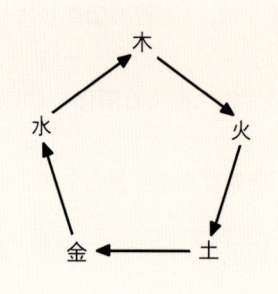

相生関係	母	子
木は火を生む	木	火
火は土を生む	火	土
土は金を生む	土	金
金は水を生む	金	水
水は木を生む	水	木

相生関係は「母子」関係

　ここでは1つ1つが「生み出すもの＝母」であると同時に「生み出されるもの＝子」でもあるという関係になっています。五行の説明で，よく母子関係が使われるのはこのためです。
　例えば木を「火の母」と呼んだり，「水の子」と呼んだりします。よく使われる表現なので，覚えておいてください。

> この他にも，私が生んだものを「我生」，私を生んだものを「生我」と表現することもあります。例えば木にとっては，「我生＝火」「生我＝水」です。
> この表現法は，現在あまり使われていません。

②五行の相克（そうこく）関係

　相克の「克」には，「勝つ」という意味があります。
　でも五行の相克関係とは，あくまでも「互いにバランスを取っている状態」を説明する言葉です。ですからここでの相克は，「互いに制御する」「互いに抑える」というニュアンスで理解してください。
　そして昔の人は，五行の間に，
　　・「木は土を抑える」（木克土）→（例：木が土砂崩れを防ぐ）
　　・「土は水を抑える」（土克水）→（例：土は水をせき止める）
　　・「水は火を抑える」（水克火）→（例：水は火を消す）
　　・「火は金を抑える」（火克金）→（例：火は金属を溶かす）
　　・「金は木を抑える」（金克木）→（例：金属は木を切り倒す）
という関係をイメージしました。これが五行の相克関係です。
　ここでも理解を助けるために，一応それぞれについて例を挙げましたが，やはり，あまり捕われすぎないようにしてください。

図7 五行の相克関係

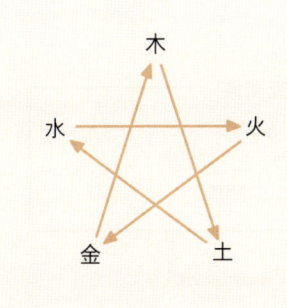

相克関係は「抑えるもの」と「抑えられるもの」との関係

相克関係	抑えるもの	抑えられるもの
木は土を抑える	木	土
土は水を抑える	土	水
水は火を抑える	水	火
火は金を抑える	火	金
金は木を抑える	金	木

ここでは1つ1つが「抑えるもの」であると同時に「抑えられるもの」であるという関係になっています。

> 五行の相克関係では，私を抑えるものを「克我」と呼び，私が抑えるものを「我克」と呼ぶことがあります。また，「克」には「勝つ」という意味があるので，私を抑えるものを「所不勝」（私が勝てない相手），私が抑えるものを「所勝」（私が勝つ相手）と呼ぶ場合もあります。
> どちらも現在では，あまり使われていない表現です。

7 五行の関係のまとめ

①相生関係と相克関係

五行学説は，「世界は5つのモノから出来ている」と考えます。そして5つのモノの間には「互いに依存する関係」（相生関係）と「互いに抑える関係」（相克関係）があります。

図8 相生関係と相克関係

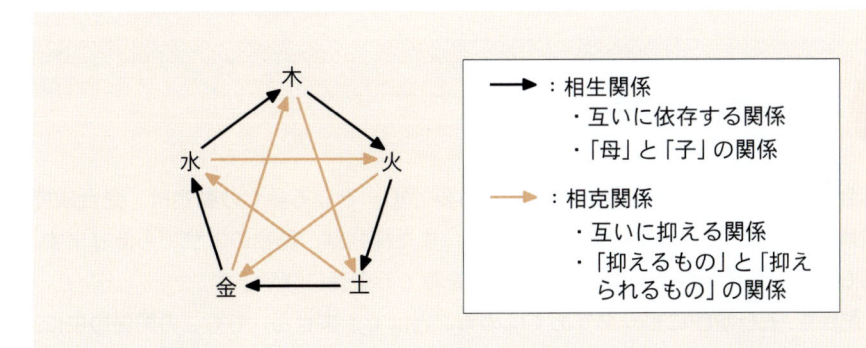

→：相生関係
・互いに依存する関係
・「母」と「子」の関係

→：相克関係
・互いに抑える関係
・「抑えるもの」と「抑えられるもの」の関係

「互いに依存する関係」とは，「母」と「子」の関係です。この関係を通じて，五行は互いに結び付いています。

「互いに抑える関係」とは，「抑えるもの」と「抑えられるもの」の関係です。つまり五行には，互いに結び付く関係だけでなく，互いに制御し合う関係もあるということです。

五行学説では，この2つの関係がバランスを取ることで，世界はうまくまわっているのだと考えます。

図9　五行の正しい関係

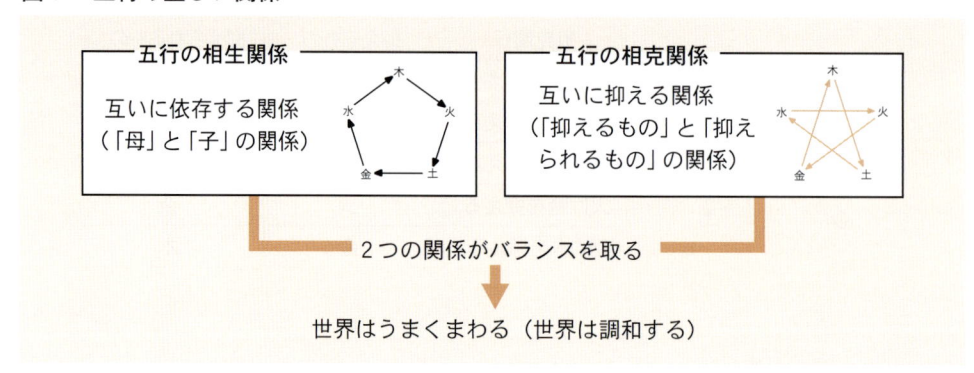

```
┌─五行の相生関係──────┐   ┌─五行の相克関係──────┐
│                    木   │   │                    木   │
│ 互いに依存する関係  ↗↘  │   │ 互いに抑える関係    ↑   │
│（「母」と「子」の関係）水  火 │   │（「抑えるもの」と「抑え 水→→火│
│                    ↑  ↓ │   │ られるもの」の関係）     │
│                  金←土  │   │                  金  土 │
└──────────────────────┘   └──────────────────────┘
              ↘                        ↙
              2つの関係がバランスを取る
                       ↓
              世界はうまくまわる（世界は調和する）
```

以上が，「ほとんど全ての中医基礎理論の教科書が教える五行の関係」です。ただし五行の関係は，必ずしも相生と相克とを，セットで使わなくてはいけない訳ではありません。一方だけを単独で使ったり，ほかのモノサシ（陰陽学説など）と合わせて使ったり，使い方は色々です。具体的には，次の内容を参照してください。

②具体的なイメージ

科学が進んだ現在では，五行学説をそのまま使って世界を説明しても，ほころびばかりが目立ってしまいます。

ただし五行学説のもつ「視点」は，いまの科学の中にも生き続けています。その視点を感じるためには，相生関係・相克関係などを「あくまでもニュアンスとして」捉えることが大切です。

下に，例を2つ挙げます。まず例1では，生態系の物質循環になぞらえて，五行学説の視点を感じてみてください。例2では，季節変化への考察を通して，五行の関係を理解してみてください。

例1　自然界の営み

植物が光合成をするには太陽のエネルギーが必要です。そして多くの動物は，光合成で作られた酸素なしには，生きることができません。また植物は，動物のエサでもあります。反対に動物も，フンや死体が土となることで植物を育てる栄養になります。

こうした関係を，五行学説にピッタリあてはめることはできません。でもこの関係の中に，ニュアンスとしての「相生関係」や「相克関係」を感じることはできます。

つまり自然界には，動物や植物などが「互いに依存している関係」と「互いに抑えている関係がある」ということです。

ここでの「依存する」とは，「生み出す」「助ける」などの意味です。また「抑える」とは，

第2節　五行学説

全体としての生態バランスのことです。例えば太陽の光が強すぎても、動物が植物を食べすぎても、または動物が減りすぎても、全体のバランスは崩れます。

つまり自然界の営みは、いくつもの要素がときには直接、ときには間接的に「互いに依存したり」「互いに抑えたり」する中で成り立っています。

そしてこうした「視点」こそが、五行学説の世界観の本質なのです。

図10　五行学説の視点（世界観）

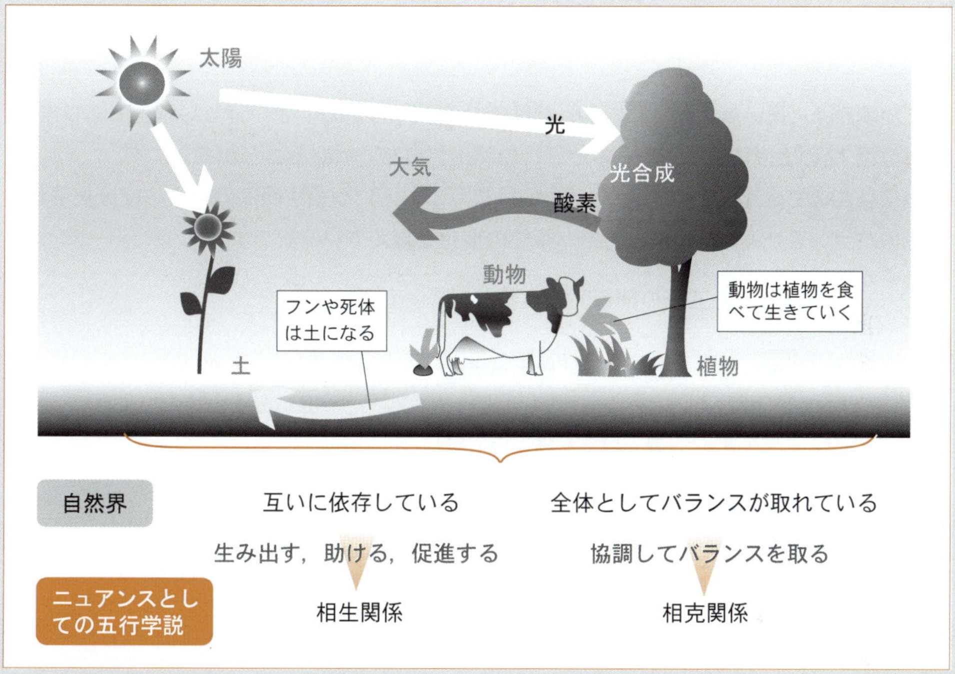

自然界	互いに依存している	全体としてバランスが取れている
ニュアンスとしての五行学説	生み出す、助ける、促進する → 相生関係	協調してバランスを取る → 相克関係

例2　季節の変化

季節は、いつも同じ順序で変わっていきます。そこで「春 → 夏 →（長夏）→ 秋 → 冬 → 春」という季節の循環を、五行の相生関係になぞらえることができます。

図11 「季節の循環」と「相生関係」

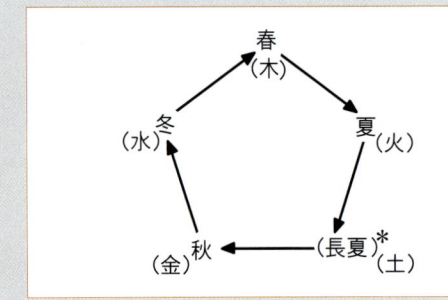

```
        春
       (木)
      ↗    ↘
   冬          夏
  (水)        (火)
    ↖        ↙
     秋 ← (長夏)*
    (金)    (土)
```

＊ 季節の循環を，正確に相生関係にあてはめるには「長夏」を加えた「五季」としなくてはならないが，相生関係を「あくまでもニュアンスとして」生かす場合，四季であってもかまわない。

また季節は「暑い夏」と「寒い冬」だけでなく，「暖かい春」と「涼しい秋」もあります。これは図12のように「陰陽からみた五行の関係」にあてはめることができます。

つまりここでは，図11で示した「季節はめぐる」という相生関係の中に，細分化された陰陽のバランスを同時に見ることで，季節の変化を捉えている訳です。

図12 「陰陽からみた五行の関係」と「季節」

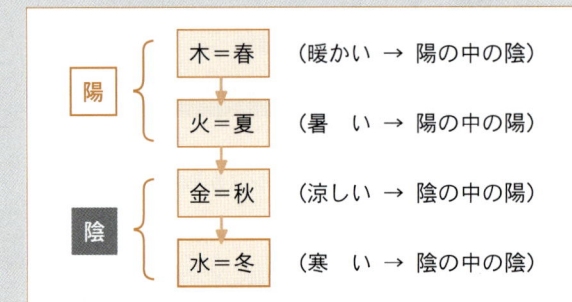

陽 ┬ 木＝春　（暖かい → 陽の中の陰）
　 └ 火＝夏　（暑　い → 陽の中の陽）
陰 ┬ 金＝秋　（涼しい → 陰の中の陽）
　 └ 水＝冬　（寒　い → 陰の中の陰）

↓：五行の相生関係

注：中性である「土」は，どの季節にもまんべんなく含まれると考えるので，ここでは五行の相生に含まれない。

③まとめ（モノサシの使い方）

陰陽学説と五行学説が，元々「アカの他人」だったことはお話しました。

そして五行の「相生関係」と「相克関係」も，元々は「アカの他人」＊です。また上の「五行の関係のまとめ」でも触れたように，五行の関係を説明する方法は，この２つだけではありません。

モノサシはまず，都合のよいときに使われます。そしてモノサシは，「使い方」もまた自由です。

例えば「相生関係」と「相克関係」を，必ずしもセットで使う必要はありません。前出の**例1**では両方を合わせて使っていますが，**例2**では「相克関係」は使わず，「相生関係」と「陰陽からみた関係」を合わせて使っています。

＊ 五行の「相克関係」は，戦国時代の陰陽家・鄒衍（すうえん）（紀元前３〜４世紀）によって作られ，「相生関係」は前漢時代の儒家・董仲舒（とうちゅうじょ）（紀元前２世紀）によって作られたとされています。

8 五行のバランスの崩れ方

五行の関係の崩れ方には、「相乗」と「相侮」の2つがあります。どちらも、五行の「相克関係」のバランスが崩れた状態のことです。

図13　五行のバランスの崩れ方

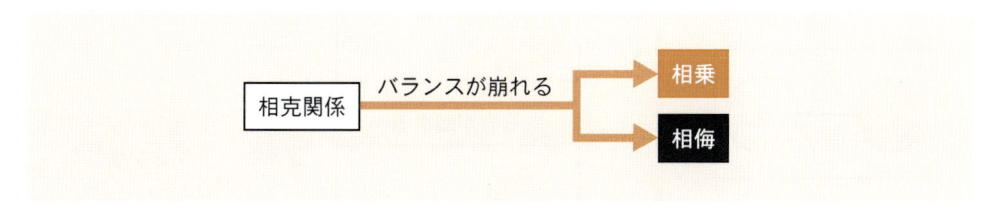

①相乗（過度の相克）

相克関係では、五行の1つ1つが「抑えるもの」であると同時に「抑えられるもの」でした。そして相克関係とは、この2つのバランスが取れている状態のことです。これに対し相乗関係とは、「ある種の相克関係の崩れ」を表しています。

まず言葉の意味ですが、相乗の「乗」には「（弱みに）つけこむ」「しのぐ」「勝つ」などの意味があります。つまり五行の相乗とは、「相克関係に沿って、相手を抑えすぎてしまっている状態」のことです。

相乗は、五行のうちどれか1つが「強くなりすぎる」か、または「弱くなりすぎる」ことで起こります。

例えば五行のうち、どれか1つが強くなりすぎると、その行は、自分が抑える相手を、抑え過ぎてしまいます。また反対にどれか1つが弱まりすぎると、その行は自分を抑えている相手に、抑えられ過ぎてしまいます。いずれにしても、「過度の相克」である五行の相乗が起こっている訳です。

図14　相乗の「起こり方」

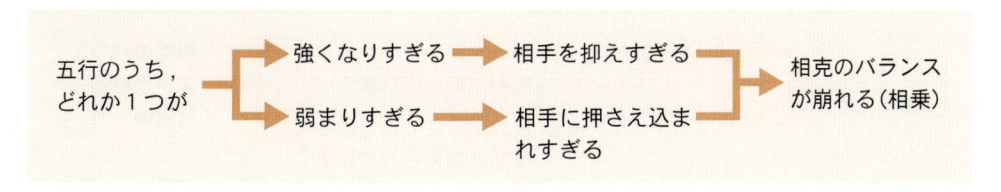

例えば五行のうちの「木」が強くなり過ぎると、「木」が「土」を抑える作用が強くなり過ぎます。すると「木」と「土」の間の相克関係（木克土）は崩れ、「木乗土」という相乗関係になってしまいます。

また、「木」は強くなっていなくても、「土」が弱くなりすぎると、やはり同じことが起こります。図15は、その模式図です。

図15　相乗のしくみ

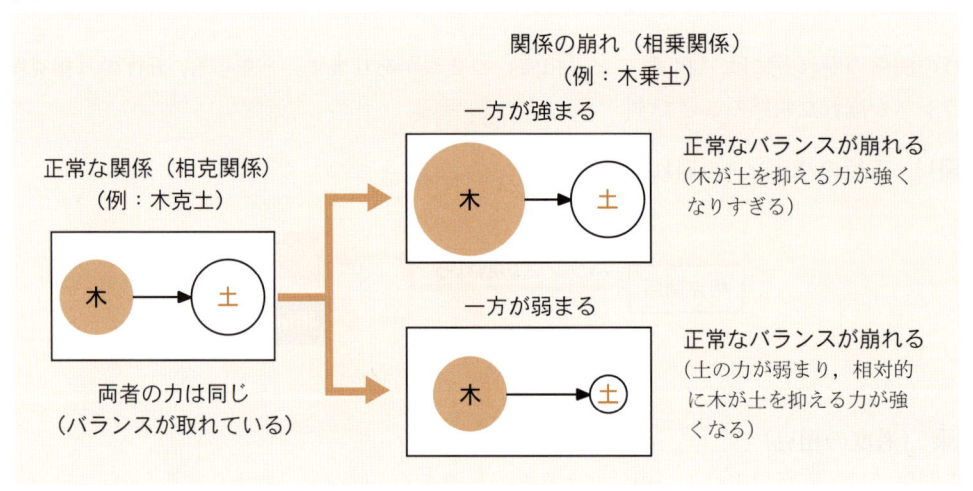

②相侮（あべこべの相克）

相侮の「侮」とは，「反侮」のことです。

まず「反」には，「反対」「あべこべ」という意味があります。そして「侮」には，「あなどる」「軽く見る」「バカにする」などの意味があります。

例えば，「先生が生徒をしかる」のは普通のことです。でも，「生徒が先生をしかる」というのは関係があべこべです。このように，「相克関係が，本来とは逆の方向に作用してしまっている状態」が，相侮という関係です。

つまり五行の相侮（＝反侮）とは，本来「相手に抑えられる」はずのものが，反対に自分を抑えていた相手を「抑える」ようになることです。相侮が起こる原因は，相乗と同じです。五行のうちのどれか1つが「強くなりすぎる」か「弱まりすぎる」ことで起こります。

図16　相侮の起こり方

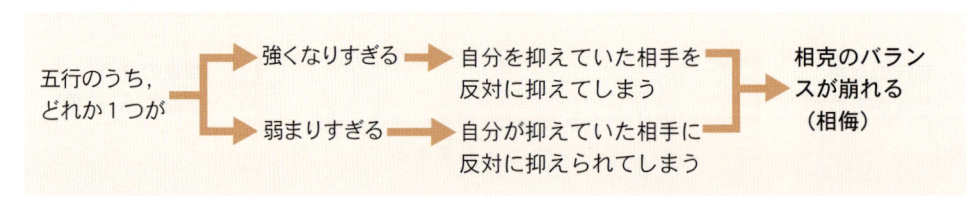

例えば五行のうちの「木」が強くなり過ぎると，元々「木」を抑えていた「金」を，反対に抑えこむようになります。すると「木」と「金」の間の相克関係（金克木）は崩れ，「木侮金」という相侮関係になってしまいます。

また「木」は強くなっていなくても，「金」が弱くなり過ぎると，やはり同じことが起こります。図17は，その模式図です。

図17　相侮のしくみ

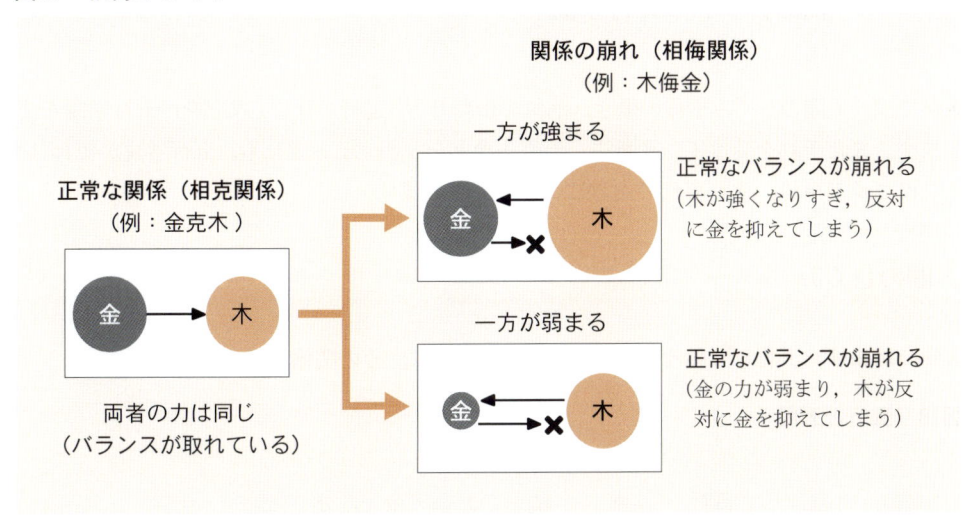

関係の崩れ（相侮関係）
（例：木侮金）

正常な関係（相克関係）
（例：金克木）

一方が強まる
正常なバランスが崩れる
（木が強くなりすぎ，反対に金を抑えてしまう）

両者の力は同じ
（バランスが取れている）

一方が弱まる
正常なバランスが崩れる
（金の力が弱まり，木が反対に金を抑えてしまう）

③まとめ

相乗とは，「抑えすぎ」によるバランスの崩れです。そして相侮では「反対に抑えられる」ことでバランスが崩れます。

つまり，バランスの崩れ方は2種類あるということです。ただし相乗と相侮は，同時に起こることもあります。

> **相乗と相侮**
> [共通点]
> 　どちらも相克関係のバランスの崩れ
> [違い]
> 　◆相乗──「抑えすぎ」による崩れ
> 　◆相侮──「反対に抑えられる」ことによる崩れ ⎬ 同時に起こることもある

例えば「木」が強くなりすぎた場合，「土」を抑えすぎることによる相乗（木乗土）が起こります（**図15**）。また同時に，「木」が反対に「金」を抑えてしまうことによる相侮（木侮金）も起こることがあります（**図17**）。

これは，どれか1つが弱くなりすぎた場合も同じです。例えば「金」が弱くなれば，**図17**のような相侮が起こります。そして同時に，「火」が「金」を抑えすぎることによる相乗（火乗金（かじょうこん））も起こることがあります。

2 ── 中医学の中の五行学説

　中医学では，人間のしくみや体の働き，病気の伝わり方（進行の仕方）などを，五行学説を使って説明します。またそれを受けて，診断法，治療法などを説明するときにも，五行学説が使われます。
　ここではごく簡単に，それぞれの内容についてお話します。

1　人間のしくみ

　中医学ではまず，五行に五臓をあてはめます。図18は，その関係をまとめたものです。

図18　五行と五臓

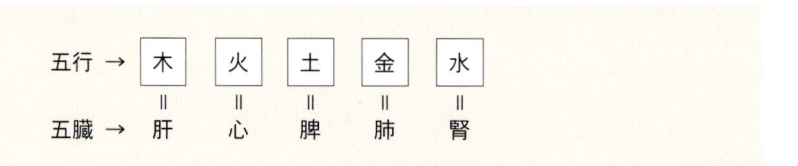

五行 →	木	火	土	金	水
	‖	‖	‖	‖	‖
五臓 →	肝	心	脾	肺	腎

　でも突然こんなことをいわれても，例えば「どうして肝が木なのか？」「心が火なのか？」と，全く納得できないと思います。
　少しでも具体的なイメージをもってもらうために，簡単にその理由を説明します。

①木＝肝

　中医学は，肝には「気や血をスムーズに流す働き」があると考えています。また，中医学のいう肝は，「気分」「感情」「情緒」などと深い関わりがあります。例えば普段からストレスや不満がある生活をしていると，肝に影響すると考えるのです。
　つまり肝が健康なら，気や血はサラサラ流れ，気分的にもスッキリしていられます。
　古代の人は，こうした肝の働きに「樹木がのびのびと生長し，枝をひろげる様子」をイメージしたといえます。

②火＝心

　昔，心臓は太陽にたとえられました。心は，血液循環のかなめとして体中に血を送り出します。この働きは，自然界の全てに光や熱を注ぐ太陽と共通点があると昔の人は感じたのです。そこで心は，火に対応するものとされました。

③土＝脾

　生きものは，死ぬと土にかえります。そして土は，それらを受け入れて分解し，また新しい命を養う栄養をつくり出します。
　こうした土の働きは，人間が食べものを消化する働きに似ています。中医学では，消化の中心となる臓は脾です。そこで土には，脾があてはめられています。

④金＝肺

肺は，外の世界に開かれている臓です。空気が冷えていたり，汚れていたりすると，肺はすぐに影響を受けます。

そして金属も，外の空気には敏感です。放っておくと，すぐに変色したり，さびたりしてしまいます。まだステンレスなどない時代には，金属とは，注意を怠るとすぐに変質してしまう，とても敏感なものだったのです。

こうした共通点があるので，金には肺があてはめられています。

⑤水＝腎

人は体の中の余った水を，汗や尿などとして排出しています。この仕事は，いくつもの臓腑が共同でおこなう大作業です。ただしそこには，中心となる親方がいると中医学は考えます。それが腎なのです。

そこで腎は，水に対応するものとなります。

さて，五行に五臓をあてはめた古代の人は，さらに腑や器官などをどんどんあてはめていきました。主なものをまとめると，**表12**のようになります。

表12　五行対応表（人）

	木	火	土	金	水
臓	肝	心	脾	肺	腎
腑	胆	小腸	胃	大腸	膀胱
器官	目	舌	口	鼻	耳
形体	筋	脈	肉	皮毛	骨
情志	怒	喜	思	悲	恐

表12には，大きな意味があります。それは，人間のしくみを五行で分類したことです。これによって人間というシステムは，「5つのグループの集まり」だという見方が生まれました。この「視点」は，いまでも中医学の基本となっているものです。

各グループのリーダーは臓なので，グループはそれぞれ「肝系統」「心系統」などとも呼ばれます。

図19　人間のしくみ

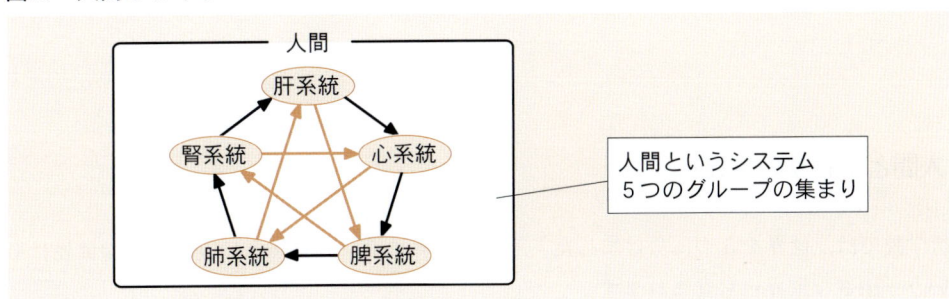

ただし表12も，パッと見ただけでは，やはりよく分からないと思います。

例えば「怒り」「筋」「目」などが，どうして肝のグループに属しているのかについて，なんの説明もないからです。

それについては，第2章の蔵象学説を読んでください。ここでは1つだけ，具体的な例を挙げておきます。

例　なぜ産後の女性は本を読んではいけないのか？……肝と目の関係

昔から「産後の女性に本を読ませてはいけない」といわれます。今はもちろん，テレビもいけません。なぜかというと，お産をした女性は目が弱っているからです。

中医学は，肝と目は「経絡（けいらく）」という通り道でつながっていると考えています。そして肝の大切な働きの1つは「血を貯蔵すること」です。肝に貯められた血が，経絡をとおして目に送られると，目は営養を受け取り元気になると考えます。

でもお産のとき，女性はたくさんの血を失います。すると肝の血も足りなくなり，目も弱りやすくなるのです。そんなときは，目を使わないに越したことはありません。

つまり「本を読んではいけない」とは，お産で弱った体を守る知恵なのです。

図20　産後の女性の肝と目の関係

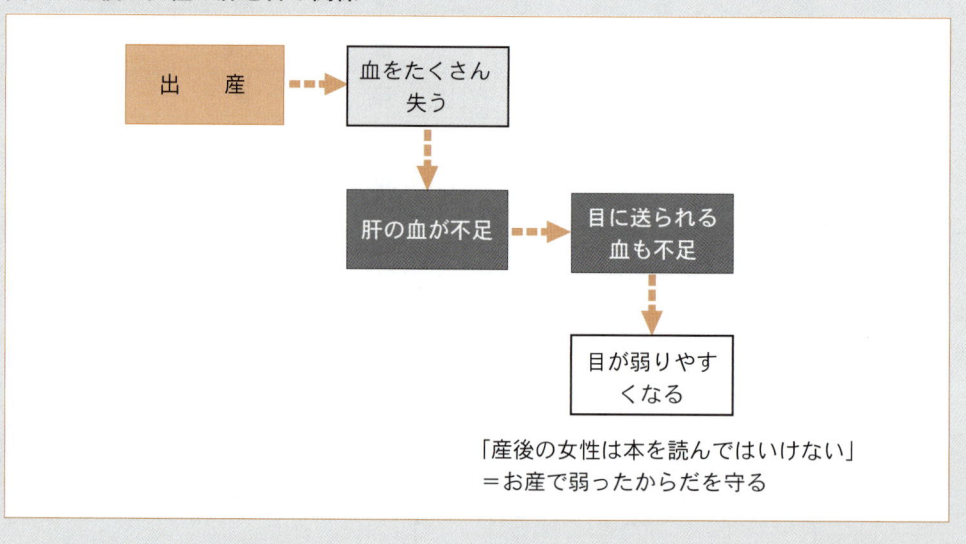

出産 → 血をたくさん失う → 肝の血が不足 → 目に送られる血も不足 → 目が弱りやすくなる

「産後の女性は本を読んではいけない」
＝お産で弱ったからだを守る

2　人間とまわりの世界

五行学説では，世界を5つに分けました。そして世界には，大自然という「大きな世界」も，人間という「小さな世界」も含まれます。

その結果をまとめたのが，p.27 で紹介した**表 11** です。

　人間という「小さな世界」は，大自然という「大きな世界」の一部です。ですから中医学は，人間だけを見るようなことはしません。いつも外の世界との関係を通して，健康や病気を捉えていきます。と言っても，何か具体的な話を聞かないと分かりにくいと思いますので，例を挙げておきます。

例1　気候の影響

　例えば雨期には，外の世界はジメジメしています。食べ物も傷みやすいですし，洗たく物もよく乾きません。当然人間の体にも，湿気がたまりやすいと中医学は考えます。

　そこでこの時期は，薬を処方する場合，湿気を取る薬をよく使うのです。例えばカゼの人には，カゼ薬を処方します。これは普段と同じです。でも雨期の場合，さらに湿気を取る薬を加えたりします。ただし，必ずそうしなければいけないわけではありません。あくまでも1つの方法です。

図21　人間と自然の関係

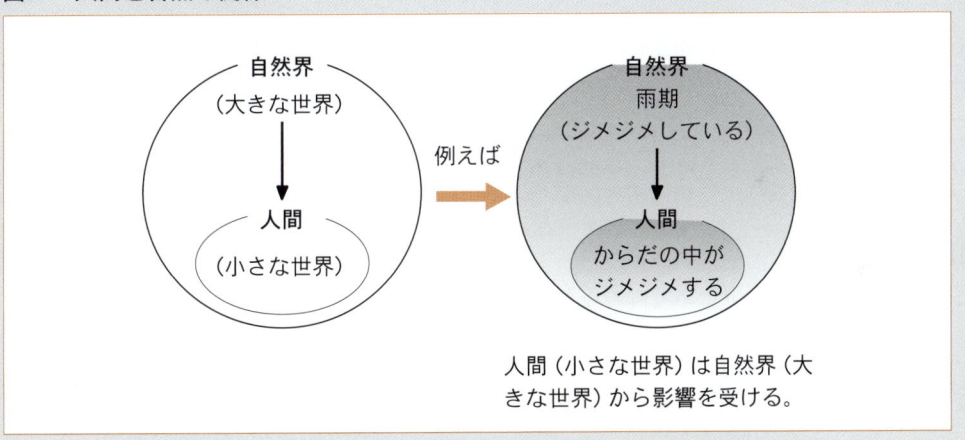

自然界（大きな世界）→ 人間（小さな世界）

例えば

自然界　雨期（ジメジメしている）→ 人間　からだの中がジメジメする

人間（小さな世界）は自然界（大きな世界）から影響を受ける。

例2　体内の風（内風）

　さらに中医学では，体内のことを，外の世界の出来事にあてはめるようにもなりました。例えば「痙攣（けいれん）」です。痙攣すると筋肉はブルブル震えます。この「ブルブル」を，中医学は「風」と表現します。もちろん体の中で，本当に風が吹いているわけではありません。痙攣の震えを，風がものを震わせる様子になぞらえて説明しているのです。

また表11では,「風」と「筋」は,どちらも木に属しています。つまり五行の関係を通して「風」と「筋」はつながっています。そこで痙攣が起こるシステムを,「風が吹いて,筋が震える」という様に,五行の関係を使って説明することができる訳です。

図22　風と風証

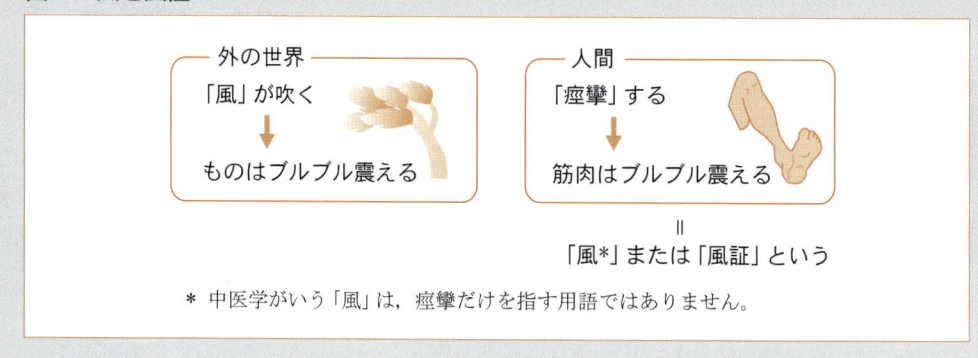

外の世界
「風」が吹く
↓
ものはブルブル震える

人間
「痙攣」する
↓
筋肉はブルブル震える

＝
「風*」または「風証」という

＊ 中医学がいう「風」は,痙攣だけを指す用語ではありません。

③ 健康とは

　五行学説では「相生」と「相克」の関係がバランスを取ることで,世界はうまくまわっていると説明します。
　そして中医学は,これをそのまま人間にもあてはめました。つまり人間の五行にも,「相生」と「相克」の関係があるのです。そして2つの関係のバランスが取れていれば,その人は健康だと考えます。

①相生

　五行の相生関係に,五臓をあてはめると図23のようになります。

図23　五行の相生関係

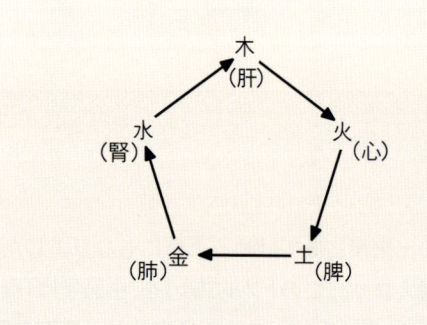

五行	五臓
木は火を生む	肝は心を生む
火は土を生む	心は脾を生む
土は金を生む	脾は肺を生む
金は水を生む	肺は腎を生む
水は木を生む	腎は肝を生む

第2節　五行学説

例　肝は心を生む

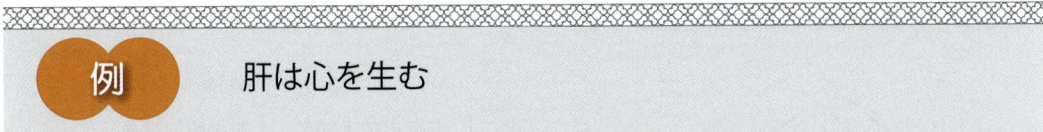

肝には血を貯蔵する働きがあります。そして心は，血を通す働きのある臓です。つまり肝が血を貯蔵しなければ，心は仕事ができません。

> 注意：五臓の相生関係を，以上のように説明することもできます。ただし，あまり「○は○を生む」という具体的な順序や内容にこだわりすぎないでください。いちばん大切なことは，人間の中の「5つのグループ」も，互いに依存する関係なのだということです。

②相克

五行の相克関係に，五臓をあてはめると図24のようになります。

図24　五行の相克関係

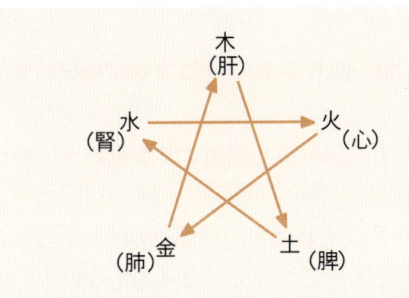

五行	五臓
木は土を抑える	肝は脾を抑える
土は水を抑える	脾は腎を抑える
水は火を抑える	腎は心を抑える
火は金を抑える	心は肺を抑える
金は木を抑える	肺は肝を抑える

> 注意：相克関係についても，あまり「○は○を抑える」という具体的な順序や内にこだわりすぎないでください。大切なのは，人間の中の「5つのグループ」にも，互いに依存する関係だけでなく，互いに抑える関係もあるのだということです。

③まとめ（相生と相克）

人間の中の五行（五臓）にも「互いに依存する関係」（相生関係）と「互いに抑える関係」（相克関係）があります。そして健康とは，2つの関係のバランスが取れている状態だと，中医学は考えています。

ただしここでいう五臓とは「5つの臓」ではなく，図19でお話した「五臓を中心とした5つのグループ」のことです。そのことを，いつも忘れないようにしてください。

第1篇 第2章 古代人の「世界観・感覚」を知る

図25 五臓の相生関係と相克関係

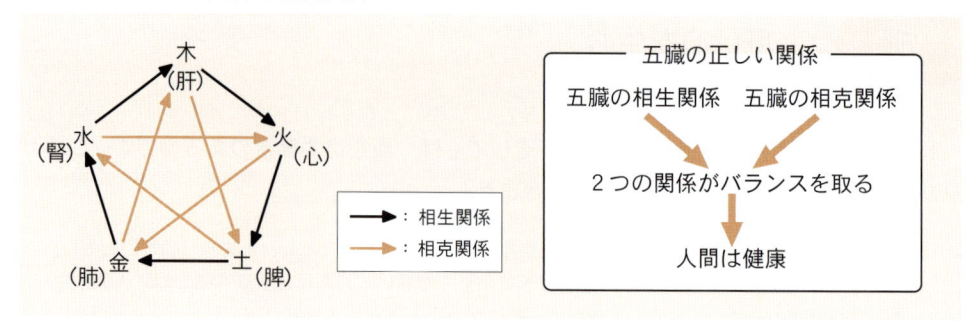

4 病気の伝わり方（進行の仕方）

中医学は五行の関係を元にして，病気の伝わり方を説明します。五行の関係とは「相生」と「相克」の２つです。

①相生関係で伝わる

相生関係は，「母と子の関係」にたとえられます（p.30, 図６参照）。そこで病気の伝わり方にも「母→子」「子→母」の２つがあります。

中医では昔から，「子から母へ伝わる」方が「母から子へ伝わる」病気よりも重いといわれてきました。ただし，これは必ずしもそうとは限りません。

ではどうしてそんな言い方がされてきたのでしょうか？　それは中国が儒教の国だからだと思います。目上の者を敬う儒教の世界では，「子が親に迷惑をかけるなんて，とんでもない！」ということになるのです。そこで，「子から母へ伝わる」方が重い病気だ，とされた訳です。こんなときにも，親孝行を大切にするのですね。

図26 相生関係による病気の伝わり方

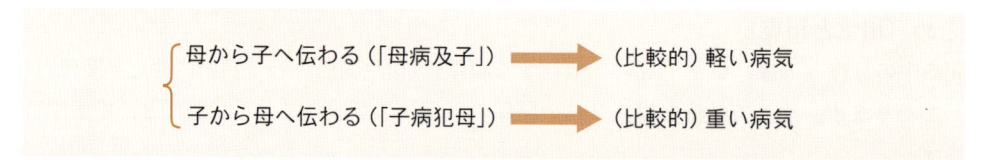

例1　母から子へ伝わる（母病及子）

例えば不満やストレスの多い生活を送っていると，「肝の気が滞る」と中医学は考えます。俗にいう「うっぷんが溜まっている状態」です。そして中医学は，気が滞ると「熱を生む」

とも考えます。電気の流れが滞っても，その部分が熱くなりますよね。あのイメージです。こうした生まれた熱を「肝熱」または「肝火」と呼びます。

さて，「肝の気が滞る」と，肝と関係のある部分が痛くなったりします。よく起こるのがわき腹の痛みです。また，「肝火」が生まれると火が上に向かうので口が苦くなったりします。食べ物は焦げると苦くなりますね。そこで，苦味は火と関係する味とされています（p.27, 表11参照）。

ここまでは肝の問題です。ただし肝火が強まると，心に影響することがあります。つまり病気が，母から子へ伝わるわけです。

中医学がいう心は，「こころ」「精神」「意識」なども含みます。そしてこころ（心）が火にさらされると，気持ちが落ち着かなくなると中医学は考えます。すると例えば不眠症になったりするのです。もっと重くなると，精神の病気になることもあります（図27参照）。

図27　五行学説による病気の伝わり方（母から子へ伝わる場合）

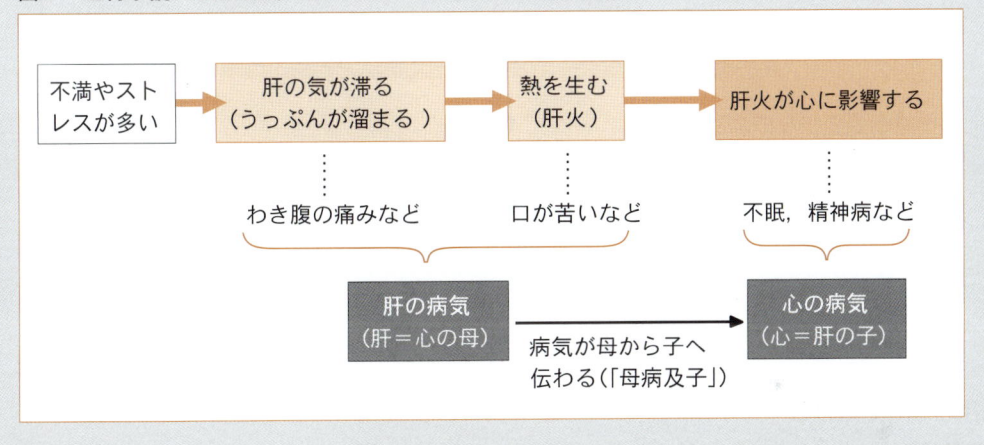

```
不満やストレスが多い → 肝の気が滞る（うっぷんが溜まる） → 熱を生む（肝火） → 肝火が心に影響する
                      ⋮                                 ⋮                  ⋮
                      わき腹の痛みなど                    口が苦いなど        不眠，精神病など

                      肝の病気          病気が母から子へ      心の病気
                      （肝＝心の母）    伝わる（「母病及子」）  （心＝肝の子）
```

例2　子から母へ伝わる（子病犯母）

腎が弱ると，体は余った水を外に出せなくなることがあります。腎には，水液（水分）の代謝を取り仕切る働きがあるからです。そして体に残った水は，様々な病気の元になると中医学は考えています。ただし，ここでいう水は，水道の水のような「いわゆる水」ではありません。水液代謝が滞った結果生まれた，様々な不要なものの総称です。

例えば生まれつき腎の弱い子どもでは，この水が肺に影響することがあります。つまり病気が，子から母へ伝わるわけです。するとなかば体質として，肺に水（または水から出来た痰）が溜まっている状態になります。

これは，中医学が考える「ぜんそく」の原因の1つです。こうした子どもは抵抗力も弱

いので，カゼを引きやすくなります。するとカゼがきっかけとなって，ぜんそくの発作が起きると考えるのです。水が肺を犯しているので，痰が多く，咳もはげしいタイプのぜんそくとなります（図28参照）。

図28　五行学説による病気の伝わり方（子から母へ伝わる場合）

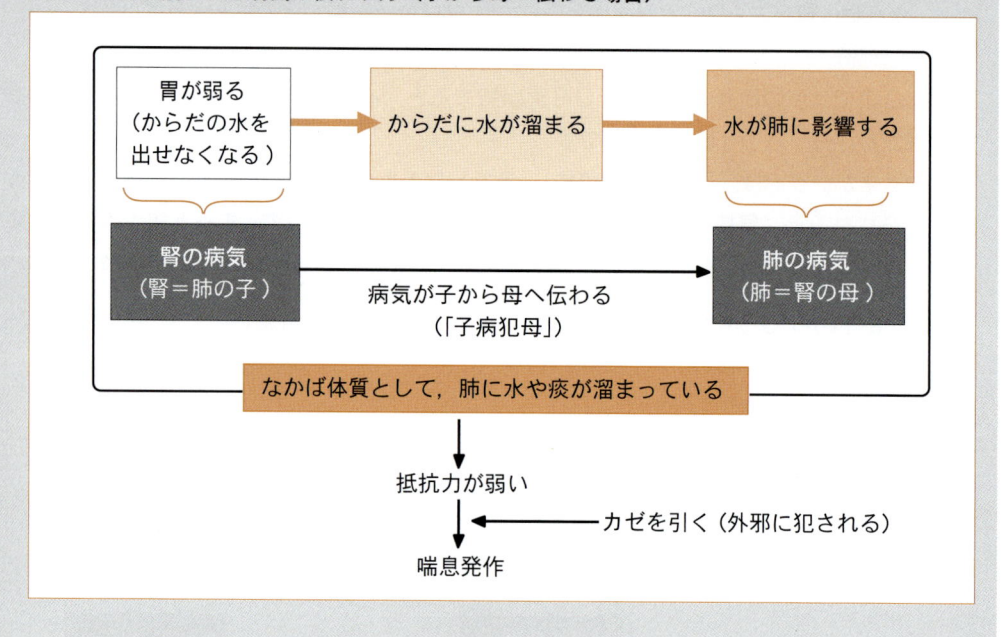

```
胃が弱る
（からだの水を      ──▶  からだに水が溜まる  ──▶  水が肺に影響する
出せなくなる）

腎の病気                                            肺の病気
（腎＝肺の子） ──── 病気が子から母へ伝わる ────▶ （肺＝腎の母）
                    （「子病犯母」）

     なかば体質として，肺に水や痰が溜まっている
                    │
                    ▼
              抵抗力が弱い
                    │       ◀── カゼを引く（外邪に犯される）
                    ▼
              喘息発作
```

②相克関係で伝わる

相克関係は，「抑えるもの」と「抑えられるもの」の関係です（p.31，**図7**参照）。

そして相克関係のバランスが崩れると「相乗」（抑え過ぎ）や「相侮」（反対に抑えられる）が起こります（p.37，**図17**参照）。

そこで病気の伝わり方にも，「相乗」と「相侮」の2つがあります。一般に「相乗で伝わる病気」の方が「相侮で伝わる病気」よりも軽いと言われています。ただし，これも必ずしもそうとは限りません。

図29　相克関係による病気の伝わり方

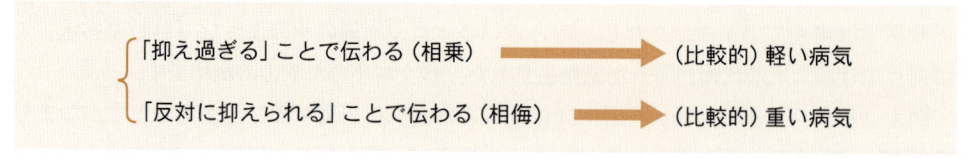

```
｛ 「抑え過ぎる」ことで伝わる（相乗）     ──▶ （比較的）軽い病気
  「反対に抑えられる」ことで伝わる（相侮） ──▶ （比較的）重い病気
```

例1　「抑え過ぎる」ことで伝わる（相乗）

　上では，普段から不満やストレスが多いと肝の気が滞り，それが元で熱が生まれ「肝火」となる話をしました。肝火が生まれたということは，肝が普段より凶暴になっているということです。これは，相乗の起こりやすい状態といえます。

　木に属する肝が抑えているのは，土に属する脾と胃です。つまり肝火を原因とする相乗は，脾や胃の病気として現れます。よく見られるのは「食欲がない」「気持ち悪い」「吐く」などの症状です。また中医学がいう「胃」には十二指腸も含まれるので，肝火による相乗は，慢性胃炎や十二指腸潰瘍などの原因の1つでもあります。

図30　木乗土の例

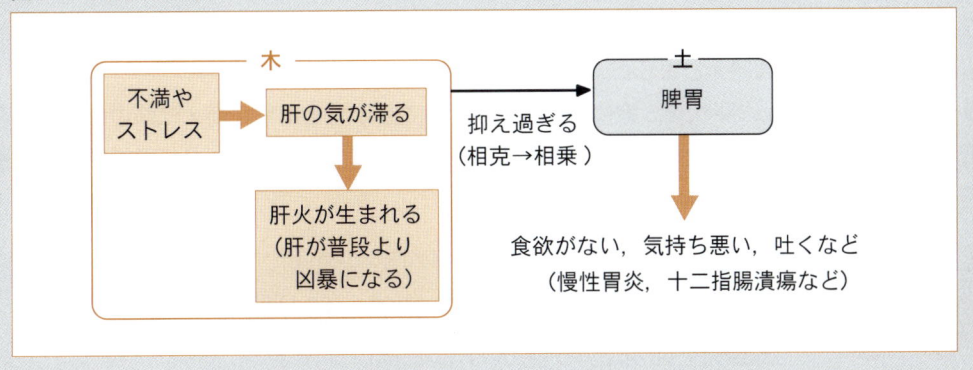

```
　　　　　　木
┌─────────────────────────────┐          ┌──────┐
│ 不満や  →  肝の気が滞る      │          │  土  │
│ ストレス       ↓              │ 抑え過ぎる │ 脾胃 │
│           肝火が生まれる      │─────────→│      │
│          （肝が普段より       │（相克→相乗）└──────┘
│           凶暴になる）        │              ↓
└─────────────────────────────┘     食欲がない，気持ち悪い，吐くなど
                                    （慢性胃炎，十二指腸潰瘍など）
```

例2　「反対に抑えられる」ことで伝わる（相侮）

　普段の不満やストレスが元で生じた肝火は，相乗だけでなく相侮を起こす原因にもなります。木に属する肝は，普通なら金に属する肺に抑えられているはずです。ところが肝が強くなると，反対に肺を抑えてしまうのです（相侮）。

　肺が抑えられると，例えば「声が出なくなる」と中医学は考えます。声が出ないのは，呼吸を受け持つ肺の問題だと考えるからです。これは中医学が考える「ヒステリーによる失声」の原因の1つです。

図31　木侮土の例

```
┌─ 金 ─────────┐         反対に抑えられる        ┌─ 木 ──────────────────┐
│   肺の気が    │ ←──── （相克→相侮）──── ✕   │ 不満や  →  肝の気が滞る │
│   抑えられる  │                                │ ストレス      ↓         │
└──────┬───────┘                                │         肝火が生まれる  │
       ↓                                         │         （肝が普段より  │
   声が出なくなる                                 │           凶暴になる）  │
  （ヒステリーや失声など）                        └─────────────────────────┘
```

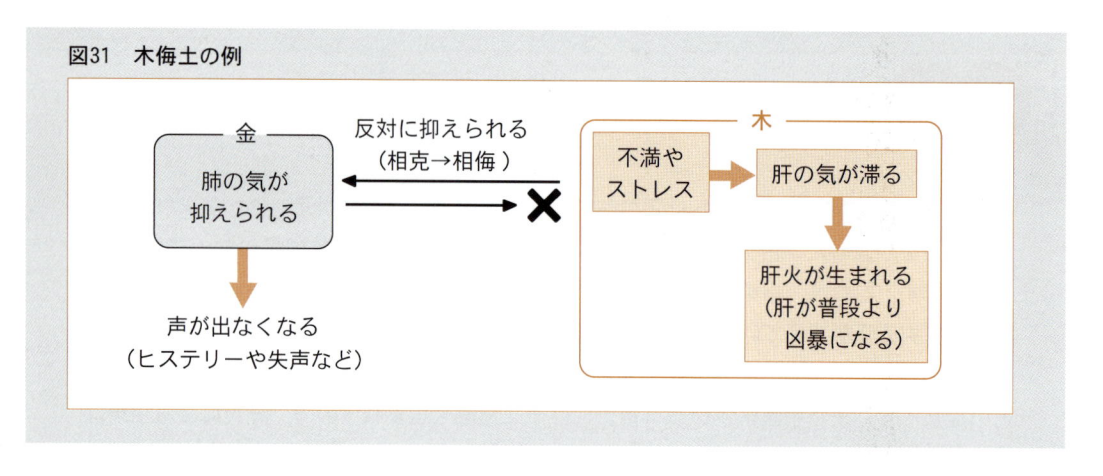

⑤ 診断法（弁証法）

　五行学説は，人間というシステムを「5つのグループの集まり」として捉えます。その具体的な内容は，p.39の**表12**に紹介しました。ここでもう一度，**表12**を見てください。

　表12を使うと，様々な症状を五臓に沿って分類することができます。例えば筋の症状なら「肝の病気」，舌の症状なら「心の病気」と分類します。そしてこうした分け方が，五行学説を利用した診断です。例を2つあげておきます。

例1　怒ったことがきっかけで頭痛，目が脹って痛む，目の充血などの症状が起こる

　「怒り」や「目」は肝に属しています。肝の気には「上昇しやすい」という特徴があるので，怒りによって肝気や肝火が上逆（上に向かって暴発）すると，頭痛・目が脹って痛む，目の充血などの症状が現れます（詳しくは蔵象学説を参照してください）。つまり，典型的な肝の問題だと判断できます。

例2　歯がグラグラし，耳が遠くなり，おねしょをするようになった

　中医学では歯を「骨の余り」とも呼びます。つまり歯は，骨として捉えます。そして「骨」と「耳」は，腎に属しています。また「おねしょ」は尿の問題です。尿は膀胱に溜まるので，やはり腎に属しています。そこでこの状況は，典型的な腎の問題だと判断できます。

　例を2つ挙げただけでは，もの足りないかもしれません。**表12**に挙げた関係については，蔵象学説（p.170）で，さらに詳しくお話します。

そして五行学説を使った診断法は，これだけではありません。上でお話したように，中医学は五行の関係を元にして，病気の伝わり方を説明します。そこで五行学説は，いくつもの臓腑にまたがっている病気を診断するときにも使われます。

ここでは，p. 47 であげた相侮の例（ヒステリーによる失声）を使って説明します。

例　ヒステリーによる失声

[患者さん]
- 声が出なくなって病院にやってくる。

[医者]
- いろいろ質問をして原因をさぐる。
- その結果
  - 患者さんは，普段から不満やストレスの多い生活をしていた。
  - その他にも，わき腹が痛い，口が苦い，怒りっぽい，などの症状もある。

  ことが分かった。

[医者の推理]
- 「声が出ない」──→　これは肺の症状。
- 「不満やストレス」──→　「肝の気が滞っているのでは？」と考える。
- 「わき腹が痛い」──→　これは「肝の気が滞っている」証拠になる。
- 「口が苦い」──→　肝の気が滞って，さらに熱が生まれていると考える。
- 「怒りっぽい」──→　「怒り」は肝に属している。

[医者の診断]
- 不満やストレスで肝の気が滞り，さらに肝火が生まれた。
- 肝の気の滞りは肺に影響し，肺の気も抑えられた。
- つまり「肝 → 肺」という相侮による病気だと弁証（診断）する。

---

⑥ 治療原則

五行学説は，「間接的な影響を見る」ことを，私たちに教えてくれました。そして間接的な影響を気にしていると，いつも全体を見るクセがつきます。この視点は，五行学説にもとづく治療原則の，大きな特徴です。具体的には，やはり「相生」と「相克」の2つに沿った原則があります。

①相生

病気は相生関係を通して「母から子へ」または「子から母へ」伝わります。どちらにしても，治療するのは「母と子」の両方です。ただしどう治療するかは，状況によって違います。状況とは，「虚（きょ）」と「実（じつ）」の違いです。これは中医学の専門用語なので，少し説明します。

[虚証と実証]

中医学では，病気を虚証と実証に分けます。

虚証とは「弱っている病気」です。例えば気とか血とか，人間にとって必要なものが不足し，それが原因で生まれた病気を指しています。例えば疲れがたまっていつもだるい，やる気も起きないし，食欲もないなどという状況は，気が不足しているタイプの虚証（気虚証）と言えるものです。

これに対し実証とは，何かが不足するのではなく，反対に必要のない余計なものがあることで生まれる病気です。余計なものとは，人間を侵す，様々な外界の邪気や，または体内で生まれる邪気を指しています。そして実証では「人間を侵す邪気の勢いが強く，しかも邪気と戦う抵抗力は，まだ弱っていない」ことが特徴となります。もし弱っていたら，それは何かが不足していることになるので，単純な実証ではなく，虚証も混在した状況となるからです。

例えばカゼの初期で，発熱・悪寒・咳などの症状が出ていても，とりあえず仕事や学校へは行けるし，食欲もあるといったような状況は実証といえるものです。

さて相生関係にもとづく治療では，
- 虚証を治療するときには母を強める（「虚者補其母」）[*1]
- 実証を治療するときには子の勢いをそぐ（「実者瀉其子」）[*2]

という原則があります。

　　　＊1，2　ともに『難経』六十九難

唐突な話で意味が分からないと思いますので，具体的な例をあげて説明します。

例1　虚証を治療するときには母を強める（「虚者補其母」）

例えばアトピー性皮膚炎の子どもには，ふだんから「食欲がなく」「大便がゆるい」など，弱っている症状が見られる場合があります。どこが弱っているかというと，消化を受け持つ脾が弱っているのです。

脾は土に属します。そして皮膚は金に属します（p. 39, 表12参照）。五行の関係では，金は「土の子」なので，これは母と子の関係です。

この場合，「母を強める」とは「脾を強める」ことになります。そして「脾を強める」とは，きちんと食べものを消化できるようにするということです。

脾が元気になれば，食欲が出て，ものが美味しく食べられるようになります。大便も，ちゃんと形のあるものが出るようになるはずです。こうして消化・吸収がきちんとしていれば，体の中によけいな湿気が溜まらなくなると中医学は考えます。

なぜ皮膚だけでなく脾も治療するのかというと，この湿気が皮膚炎の元になっていると考えるからです。そこで皮膚炎の治療であっても，皮膚だけでなく，原因である脾の治療を重視することになります（注：アトピー性皮膚炎の患者が，必ず脾が弱っているとは限りません）。

第2節　五行学説

以上をまとめると，図32のようになります。

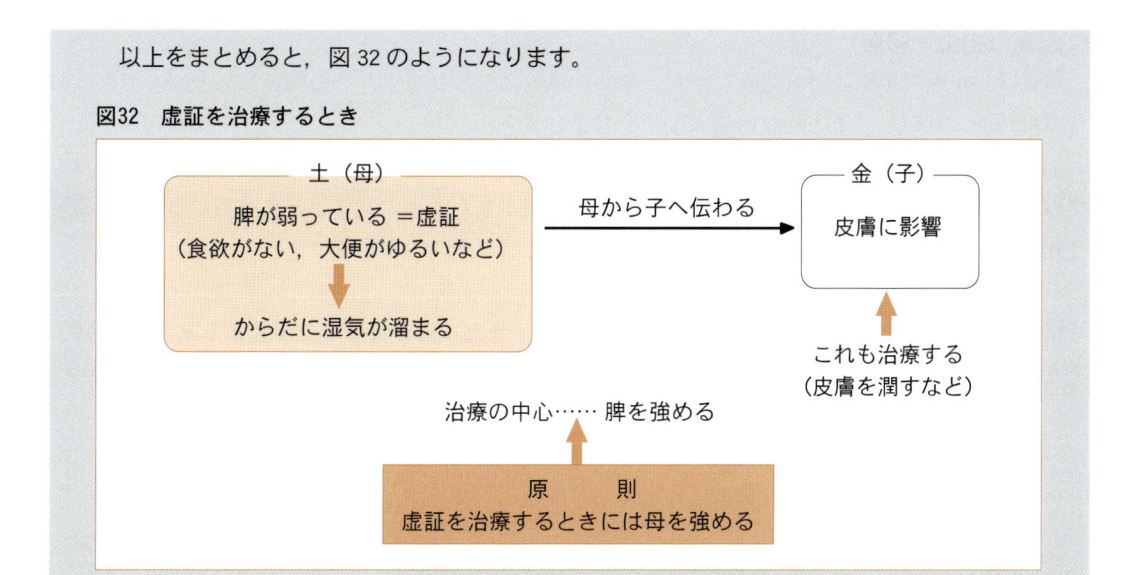

図32　虚証を治療するとき

```
         土（母）                                    金（子）
  ┌──────────────┐                          ┌──────────────┐
  │ 脾が弱っている ＝虚証 │  母から子へ伝わる   │  皮膚に影響   │
  │（食欲がない，大便がゆるいなど）│ ───────────→ │              │
  │     ↓        │                          └──────────────┘
  │ からだに湿気が溜まる │                              ↑
  └──────────────┘                          これも治療する
                                               （皮膚を潤すなど）

                治療の中心……脾を強める
                        ↑
              ┌────────────────────┐
              │   原    則         │
              │ 虚証を治療するときには母を強める │
              └────────────────────┘
```

例2　実証を治療するときには子の勢いをそぐ（実則瀉其子）

　p. 44の [例1：母から子へ伝わる] では，不満やストレスが肝火を生み，肝火が心に影響して不眠や精神の病気になる話をしました。p. 45の図27を再度見て下さい。

　この場合は不満が溜まって肝火が生まれた病気なので，まだどこも弱っていません。つまり実証です。そこで治療は，「子の勢いをそぐ」ことになります。

　肝の子にあたるのは「心」なので，具体的には「心の勢いをそぐ」，つまり「心火を解消する」ことになります。

　ただしこうした場合，そもそもの問題である肝火を無視するわけではありません。肝火を解消する治療も同時に行うことが，一般的な方法です。

図33　実証を治療するとき

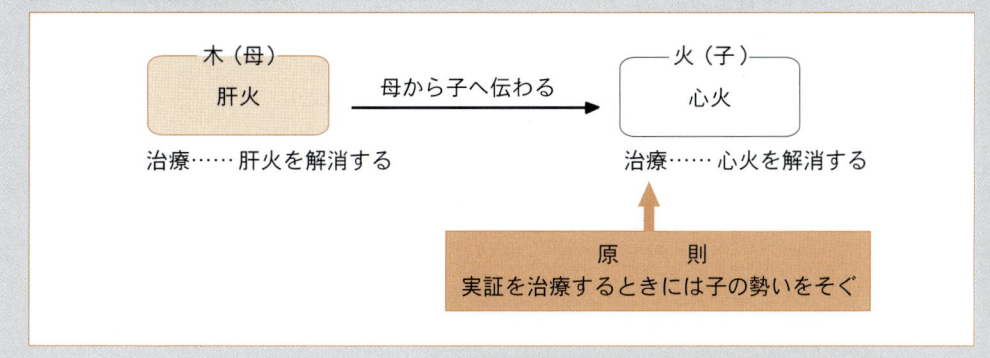

```
       木（母）                          火（子）
    ┌────────┐    母から子へ伝わる    ┌────────┐
    │  肝火  │ ──────────────→ │  心火  │
    └────────┘                        └────────┘
  治療……肝火を解消する              治療……心火を解消する
                                            ↑
                            ┌────────────────────┐
                            │    原    則        │
                            │ 実証を治療するときには子の勢いをそぐ │
                            └────────────────────┘
```

②相克（相乗・相侮）

　病気は，相乗や相侮の関係を通しても，ほかの臓腑に伝わります。この関係にもとづく原則には「治療原則」のほか，「予防的な治療原則」も含まれます。

　ある病気が起こり，すでに発展して相乗や相侮が起きていれば，それら全体をみて治療をしなくてはなりません。これが治療です。これに対し，病気がまだ1つの臓にとどまっている場合，相乗や相侮が起きないように手を打つ必要があります。これが予防的な治療です。

　相乗や相侮は，五臓のうちどれか1つが強くなるか，または弱くなることで起こると言いました。そこで相乗・相侮関係にもとづく治療では，

- 強くなった臓を抑える（抑強）
- 弱くなった臓を助ける（扶弱）

という原則があります。やはり具体的な例をあげて説明します。

例1　相侮が起こっている場合

　先にお話した「ヒステリーによる失声」（p. 47，例2）を思い出してください。
　この例では，患者さんは「声が出なくなって」病院にやってきます。これは肺の症状です。でも肺の気が抑えられたのは，そもそも肝の気が滞っているからでした。
　そこでこの場合，治療の中心は肝になります。肝の気を通し，さらに肝の火を解消することが基本です。その上で，肺の気を通すことを考えていきます。
　声が出ないからといって，肺だけを治療しても原因は解消しません。

図34　相侮の治療

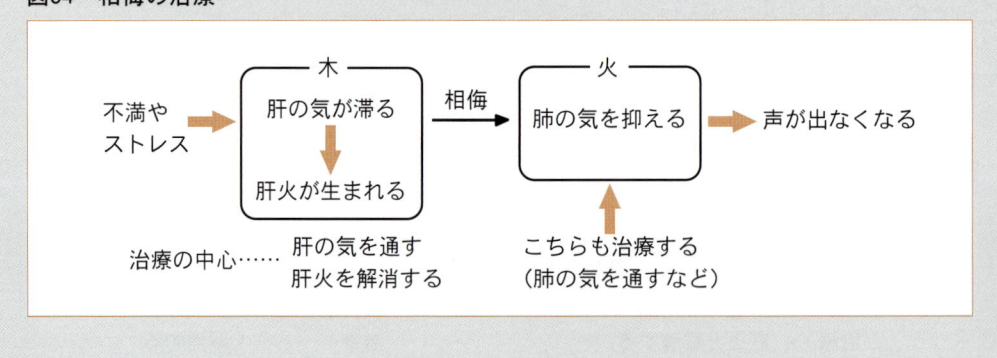

不満やストレス → 【木】肝の気が滞る／肝火が生まれる → 相侮 → 【火】肺の気を抑える → 声が出なくなる

治療の中心……肝の気を通す／肝火を解消する　　こちらも治療する（肺の気を通すなど）

例2　まだ相乗や相侮が起こっていない場合

　例えば慢性肝炎の患者さんは，病気が長期化すると，だんだん食欲がなくなっていくことが多いです。これを中医学は，「肝が脾胃に影響する」つまり「木が土に影響する」という相乗が起こっていると考えます。
　そこで中医が慢性肝炎を治療するときには，早い段階から「脾胃を守る」ことが大切になります。つまり，相乗が起こることを未然に防ごうとしている訳です。
　肝炎だからといって肝臓ばかりを治療していたのでは，相乗は防げません。早い段階から，こうした「間接的な影響」を予測して治療をすることは，とても大切です。

③まとめ

　ここまで，「五行の関係」にもとづく治療原則についてお話しました。その内容を簡単にまとめると次のようになります。

> 「五行の関係」にもとづく治療原則
> 1）「相生関係」にもとづく治療原則
> 　　①虚証を治療するときには母を強める（虚者補其母）
> 　　　「滋水涵木法」「培土生金法」「金水相生法」などがある（下述）。
> 　　②実証を治療するときには子の勢いをそぐ（実者瀉其子）
>
> 2）「相克（相乗・相侮）関係」にもとづく治療原則
> 　　①強くなった臓を抑える（抑強）
> 　　　「佐金平木法」などがある（下述）。
> 　　②弱くなった臓を助ける（扶弱）
> 　　　「培土制水法」などがある（下述）。
> 　　③抑強と扶弱を同時に行う
> 　　　「抑木扶土法」などがある（下述）。
>
> 3）「相克（相乗・相侮）関係」にもとづく予防的な治療原則
> 　　　相乗や相侮を未然に防ぐ。

では最後に，具体的な治療方法について説明していきます。

滋水涵木法（じすいかんもく）
　［定義］五行の相生関係にもとづく治療方法の1つ。

［語意］滋（＝潤す）／水（＝腎）／涵（＝潤す）／木（＝肝）
　　［意味］腎の陰液を補うことで，肝の陰液も補う方法。
　　［関係］腎（母）──→肝（子）
　　［適応］腎陰が不足し，肝陰も不足している状況に使う。

培土生金法（ばいどせいこん）
　　［定義］五行の相生関係にもとづく治療方法の１つ。
　　［語意］培（＝強める・補う）／土（＝脾）／生（＝強める・補う）／金（＝肺）
　　［意味］脾を強めることで，肺を強める方法。
　　［関係］脾（母）──→肺（子）
　　［適応］脾の働きが弱り，その影響で肺も弱っている状況に使う。

金水相生法（こんすいそうせい）
　　［定義］五行の相生関係にもとづく治療方法の１つ。
　　［語意］金（＝肺）／水（＝腎）／相（＝同時に・ともに）／生（＝強める・補う）
　　［意味］肺陰と腎陰を同時に補う方法。
　　［関係］肺（母）──→腎（子）
　　［適応］肺陰と腎陰が不足している状況に使う。

佐金平木法（さこんへいもく）
　　［定義］五行の相侮関係にもとづく治療方法の１つ。
　　［語意］佐（＝助ける）／金（＝肺）／平（＝平定する・抑える）／木（＝肝）
　　［意味］肺気のたかぶりを抑えることで，肝気のたかぶりを抑える方法。
　　［関係］肺（金）と肝（木）の間には，相克（金克木＝肺克肝）の関係がある。
　　［適応］肝気のたかぶりによって，肺気のたかぶりが起きている状況に使う。（つまり肺と肝の相克関係が崩れ，相侮関係となっている状況）

培土制水法（ばいどせいすい）
　　［定義］下述［注意］参照。
　　［語意］培（＝強める・補う）／土（＝脾）／制（＝制御する・解消する）
　　　　　　水（＝脾腎の弱りによって生まれた水湿）
　　［意味］脾腎の陽気を補うことで，水湿の停滞を解消する方法。
　　［関係］脾（土）と腎（水）の間には，相克（土克水＝脾克腎）の関係がある。
　　［適応］脾と腎の陽気が不足し，体内に水湿が停滞している状況に使う。
　　［注意］培土制水法の「水」は，腎というよりも「体内に停滞している水湿」を指している。つまり培土制水法は，脾と腎の相克関係にもとづく治療方法とはいえない。
　　　　　　ところが中国の教科書では，その点をぼかして説明し，培土制水法を，五行の相克関係にもとづく治療方法として扱っている。つまり，明らかに定義が破綻しているが，だからと言って，この治療方法に価値がない訳ではない。それどころか非常に多用される，重要な治療方法の１つである。

抑木扶土法（よくもくふど）
　　［定義］五行の相乗関係にもとづく治療方法の１つ。

［語意］抑（＝抑える）／木（＝肝）／扶（＝助ける・強める）／土（＝脾）
［意味］肝のたかぶりを抑えることで，肝の脾に対する相乗を解消する方法。
［関係］肝（木）と脾（土）の間には，相克（木克土＝肝克脾）関係がある。
［適応］肝気のたかぶりによって，脾の働きが抑えられている状況に使う。
　　　　（つまり肝と脾の相克関係が崩れ，相乗関係となっている状況）

　下の２つの治療方法は，五行学説とは関係のない治療方法です。ただし名称の与える印象が，五行にもとづく治療方法と似ているので，合わせて説明することが習慣となっています。本書でも，合わせて紹介します。

益火補土法（えきかほど）
［語意］益（＝強める・補う）／火（＝腎の陽気）／補（＝強める・補う）土（＝脾の陽気）
［意味］腎と脾の陽気を補う方法。
［適応］腎陽虚によって脾の陽気も不足している状況に使う。

瀉南補北法（しゃなんほほく）
［語意］瀉（＝下げる・解消する）／南（＝心火）／補（＝強める・補う）北（＝腎陰）
［意味］心火のたかぶりを抑え，腎陰を補うことで，心腎間のバランス（心腎相交）を回復させる方法。
［適応］腎陰の不足や心火のたかぶりによって，心腎間のバランスが崩れている状況（心腎不交）に使う。

7　薬の分類

　中医学には，薬を五行に分類する方法もあります。現在，あまり多用される方法ではありませんが，いくつかの分類法を紹介しておきます。

①部位による分類

	木	火	土	金	水
部位	茎・枝	花	根茎	果実	葉
例	桂枝・桑枝・桑寄生	紅花・鶏冠花	高良姜・乾姜・茯苓・人参	金桜子・梔子	桑葉・薄荷・大青葉

②生長の仕方による分類

	木	火	土	金	水
生長の仕方	林の中で成長する	日当たりのよい場所で生長する	ジメジメした土の中で成長する	鉱物類	水中で成長する
例	蘇木・側柏葉	肉桂	乾姜・黄土	代赭石・朱砂	海藻・荷葉

③成熟する季節による分類

	木	火	土	金	水
成熟する季節	春	夏	長夏	秋	冬
例	春三七（はるさんしち）・青皮（せいひ）	冬虫夏草（とうちゅうかそう）・赤芍（せきしゃく）	夏枯草（かこじょう）・黄山薬（おうさんやく）・稀薟草（きれんそう）	秋木耳（しゅうもくじ）・丹参（たんじん）・白果（びゃくか）	玄参（げんじん）・冬天麻（とうてんま）・黒玄参（こくげんじん）

④動物薬の五行分類

	木	火	土	金	水
動物薬の種類	毛虫類 体表に毛のある動物	羽虫類 体表に羽のある動物	倮虫類 体表に毛・羽・鱗・甲殻がない動物	介虫類 体表が甲殻で覆われている動物	鱗虫類 主に，魚や蛇類のこと
例	鹿茸（ろくじょう）・羚羊角（れいようかく）・虎骨（ここつ）・熊胆（ゆうたん）・水牛角（すいぎゅうかく）	蟬（せん）・鶏内金（けいないきん）・蜂房（ほうぼう）・蜂蜜（ほうみつ）	僵虫（じゃちゅう）・地竜（じりゅう）・蜈蚣（ごしょう）・水蛭（すいてつ）・虻虫（ぼうちゅう）・䗪虫（きょうちゅう）	海蛤殻（かいごうかく）・亀板（きばん）・牡蛎（ぼれい）・珍珠母（ちんじゅも）・穿山甲（せんざんこう）・鼈甲（べっこう）	海螵蛸（かいひょうしょう）・墨魚（ぼくぎょ）・白花蛇（びゃっかだ）・海馬（かいば）

❽ 針灸

　中医針灸学には，手先や足先のツボを「五輸穴（ごゆけつ）」として捉える方法があります。これは手足の末端にあるツボを，「手先から肘に向かって」または「足先から膝に向かって」5つ選び，順番に井穴（けつ）・榮穴（えいけつ）（栄穴）・輸穴（ゆけつ）・経穴（けいけつ）・合穴（ごうけつ）と名付けたものです。5つをまとめて，五輸穴と呼んでいます。

　そして五輸穴は，五行を使って分類・使用されます。**表13**は，五行を使った五輸穴の分類法をまとめたものです。

表13　五行による五輸穴の分類

	井穴	榮穴（栄穴）	輸穴	経穴	合穴
陽経	金 →	水 →	木 →	火 →	土
陰経	木 →	火 →	土 →	金 →	水

　　　　──▶ は相生関係を示す．
　　　　┈┈▶ は相克関係を示す．

　表13からわかるように，陽経も陰経も，井穴から合穴までの流れに，五行の相生関係があてはめられています。また陽経の五行は，陰経の五行に対して，それぞれ相克関係になっています。

　実際の治療では，上の分類による「ツボ同士の母子関係」に，さらに「経脈同士の母子関係」を合わせ，具体的な状況に応じた治療方法を設定していきます。

コラム❷

「モノサシは，＜使うもの＞そして＜感じるもの＞」

　中国では5歳の子どもが，15歳の女の子を「オバちゃん」と呼びます。親戚な訳ではありません。「お姉ちゃん」と呼ぶのは失礼なんです。
　これはリクツぬきに失礼らしく，呼び方を間違えようものなら，5歳児だろうと容赦はしません。「お姉ちゃんと呼ぶな！」とどやしつけます。
　「リクツぬきに」といいましたが，元々リクツはあったんです。そう「年上の人を敬う」という儒教の教えですね。でも儒教が生まれて，もう2千年以上経ちました。「長年つれそった夫婦は，お互い空気みたいなものだ」なんて言いますが，中国人と儒教の関係もそれに近い，いやそれ以上な気がします。「オマエが中国の，何を知っているというのだ！」と怒られそうですが，一応，中国に10年ほど住んでいた私には，中国の人にとって儒教はもうリクツじゃないんだと感じられるんです。では何なのかというと，「習慣」「習性」そして「感覚」と言ったところでしょうか。黒い革ジャンに革パンツ，ごついシルバー・アクセをジャラジャラつけた人気ミュージシャンが，「こんどの休みは，ひさしぶりに実家に帰って親孝行するよ」なんて言うんですよ。日本のアーティストは言いませんよね，こんなこと。

　中医学でも，陰陽学説とか五行学説とか「昔の人のモノサシ」がいろいろ出てきますね。あれもやっぱりリクツじゃありません。というと少し（かなり？）言い過ぎですが，ただのリクツじゃなくて，リクツを超えた「感覚」なんです。陰陽も五行も，本を読んで分かったという「説明書を読んだ段階」では，ただのリクツにすぎません。でも道具としてどんどん使っていると，そのうちそのモノサシが自分の「感覚」になっていくんです。
　例えば相撲に詳しい人って，なんでも相撲にたとえたりしませんか？　サッカーが好きな人だと「これはサッカーでいうとね」なんて言ったりします。つまり相撲やサッカーが，感覚としてのモノサシになっているんです。中医師の場合，陰陽や五行がそうです。例えば食事とか，音楽とか，それからファッションなんかにも，陰陽のバランスを感じているわけです。いまどき，ちょっとヘンな人種ですね。でもモノサシは，そうやって感覚にとけこませないと，なかなか使いこなせないと思います。
　さて，さっきから「感覚」ばかりを強調していますが，もちろん，まずは決まり事を知らなくてはいけません。「どう使うのか」「何に使うのか」を知らないと，

とりあえず使えませんからね。
　私は，生まれて初めてカプチーノを飲んだとき，付いてきたシナモン・スティックを食べてしまい，大笑いされたことがあります。こういう「おポンチ」なことをしないためにも，まずはキホンを抑えましょう。

3　精気学説と精気神学説

　精気学説と精気神学説は，名前がとても似ています。でも2つの学説の間には，本質的な違いがあります。では全く違うものなのかというと，そうでもありません。根本的には，とても似ている部分もあります。

　名前も似ていて，さらに一定のつながりもある学説なので，この本では，2つを並べて解説していきます。

1 ── 精気学説

1 精気とは

　精気学説というからには，まず「精気とは何か」を知らなければなりません。でもこの言葉は，とにかく意味が広いのです。精気の意味だけで，論文どころか1冊の本だって書けるでしょう。ですからここで紹介するのは，いちばん簡単な意味です。

　精気学説では，「全てのものは気から出来ている」と考えます。そしてこの「気」が，つまり精気です。

　いまみなさんが手にしているこの本も，ひょとしたらみなさんの横に置いてあるコーヒーカップも，そしてみなさん自身も，みんな「気（精気）が集まって出来ている」と考えるのです。

図35　精気とは

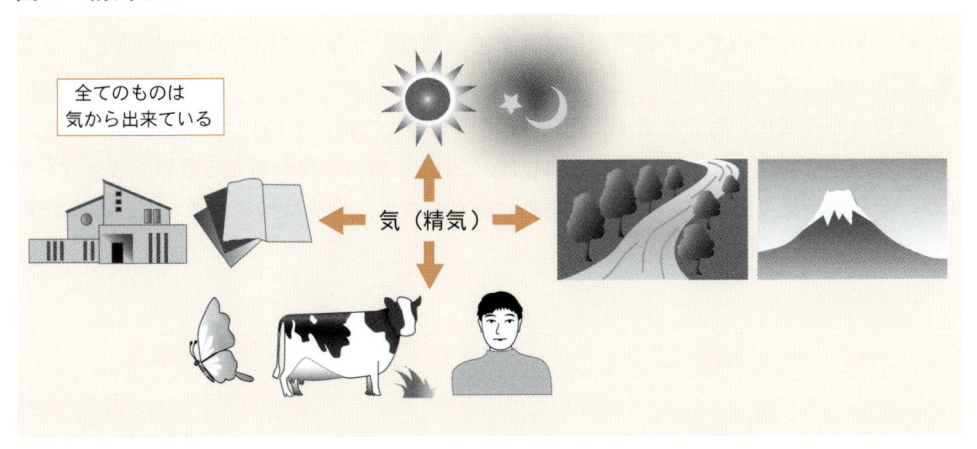

第1篇 第2章 古代人の「世界観・感覚」を知る

◆2 モノの生まれ方

　古代の人は，モノには「形のあるもの」と「形のないもの」があると考えました。それは「目に見えるもの」と「目に見えないもの」と言うこともできます。そして古代の人は，この2つはつながっているのだと考えていました。

　これは，水を例にすると分かりやすいですね。水は目に見えるので「形のあるもの」です。でも水は沸騰すると，水蒸気という「形のないもの」に変わります。そして水蒸気は，冷えるとまた水に戻ります。

　精気学説では，こうした変化をすべて精気で説明しました。精気という「目に見えないもの」が集まると，いろいろな「目に見えるもの」が生まれます。そして気が散ると，それらはまた「目に見えないもの」に戻ると考えました。

　こうした精気学説の考え方は，中医学の様々な考え方の元になっています。

図36　モノの生まれ方

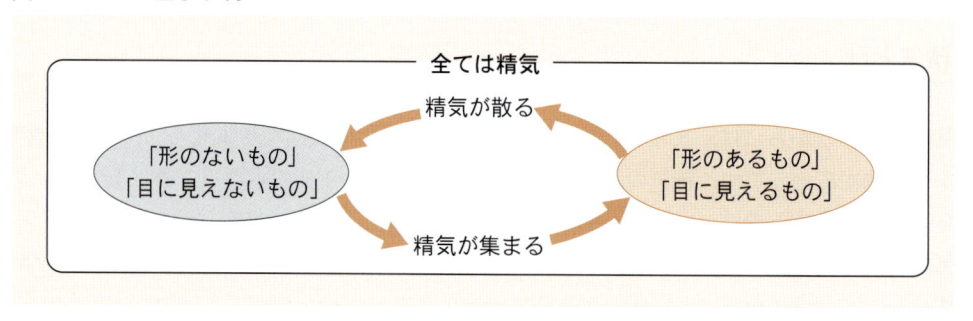

全ては精気
「形のないもの」「目に見えないもの」 ←精気が散る― 「形のあるもの」「目に見えるもの」
　　　　　　　　　　　　　―精気が集まる→

◆3 世界の成り立ち

　古代の人にとって，世界とは「天と地」そして「その間にある空間」でした。でもそれらは，始めは分かれていなかったのだと精気学説は考えます。ではどうなっていたのかというと，ただ精気が充満していたのです。

　するとそのうちに変化が起こります。精気のなかで「軽くて清いもの」は上へ浮かんで天になり，「重くて濁ったもの」は下に沈んで地になりました。これが，精気学説が考える世界の成り立ちです。

　つまり，全ては精気で出来ています。天や地に分かれても，世界は精気で満ちているのです。

図37　世界の成り立ち

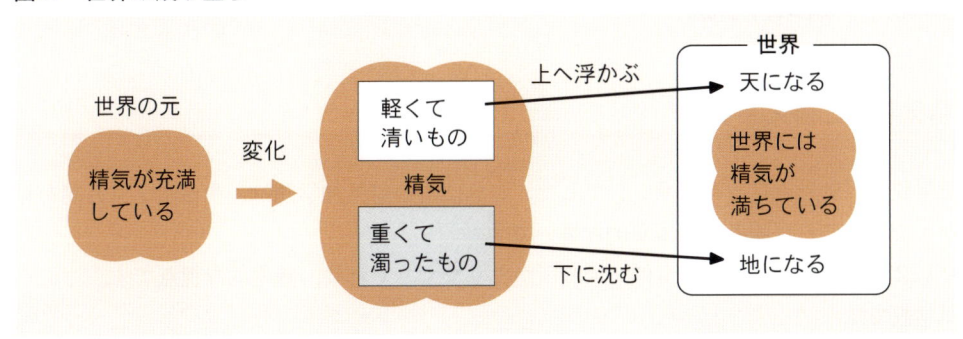

4 世界のしくみ

　世界に満ちている精気は，ただ満ちているだけではありません。いつも天地の間を動いています。そしてこの動きが，世界の様々な変化を生み出しているのだと，精気学説は考えました。

　天と地は，「天＝陽」「地＝陰」ということができます。つまり天地の間の気の動きとは，陰と陽の交わりのことです。

　では精気は，どう動いているのでしょうか？

　例えば太陽の光は，いつも地上に降りそそぎます。これは，陽気（天の精気）が地に降りているということです。そして太陽に温められると，土の中の水分は蒸発して上にのぼっていきます。これは陰気（地の精気）が天にのぼっているということです。そして天にのぼった水分は，また雨として地にかえります。土を温めた陽気も，ずっと土の中にはいません。夜になると天にかえり，土はまた冷たくなります。

　こうして精気は，いつも天地の間で動いています。そしてこの動きの中で，昼や夜が生まれ，季節の変化が生まれ，動物や植物が生まれ，死んでいくのだと考えました。

　中医学との関係で知っておいていただきたいことは，「すべては気の集まり」であることと「すべては陰と陽の気の交わりを通して生まれる」ということです。

図38　世界のしくみ

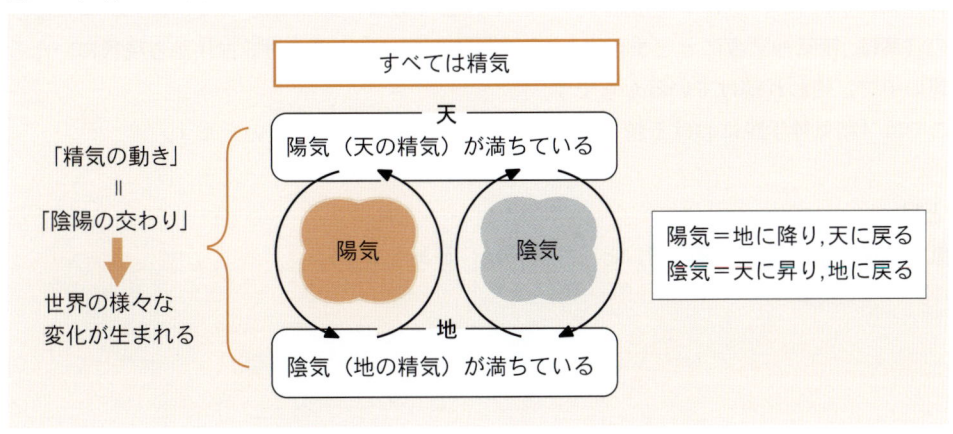

2 ── 精気神学説

❶ 精気学説と精気神学説

　精気学説は「世界を見るモノサシ」でした。これに対し精気神学説は，中医学が「人間を見るモノサシ」です。これが両者の，本質的な違いです。
　ただし２つの学説には，とても似ている所があります。それは，基本的な視点です。
　精気学説では，
　　　①全てのものは気が集まって出来ている。
　　　②ものは，陰と陽の交わりを通して生まれる。
と考えました。この２つの視点は，そのまま精気神学説の出発点でもあるのです。
　精気神学説は，
　　　①人間は，気が集まって出来ている。
　　　②人間は，男女という陰陽の交わりを通して生まれる。
という視点を出発点としています。

> 注意：上でお話したように，精気神学説は「中医学が人間を見るモノサシ」です。つまり本来なら，第２章でお話するべき内容といえます。精気神学説を，あえて第１章で取り上げるのは，
> 　・精気学説と精気神学説は，根本的な視点に共通点がある。
> 　・精気学説と精気神学説は，名前がよく似ているので，後で混同しない為にも，セットで覚えておいた方がよい。
> という考えによるものです。
> 　また第２篇・第１章「生命とは」の冒頭部分「人間の生まれ方と精」は，ここでお話する精気神学説の，続きといえる内容となっています。

❷ 精気神とは

　「精」「気」「神」という３つの用語は，それぞれとても広い意味をもっています。なぜならこの３つの言葉は，精気神学説にとどまらず，さらには中医学にとどまらず，古代から現代にいたる様々な思想の中で，使われ続けているからです。
　ここでは「精気神学説における精と気と神」にしぼってお話をしていきます。

①精とは
　精気神学説の精には「広義の精」と「狭義の精」があります。

> | 広義の精 | ・体の中にあるもの
・人間にとって重要なもの
・目に見えるもの（形のあるもの） | 3つ合わせて，1つの意味です。 |
> | 狭義の精 | ・主に生殖活動，性機能と関係するもの | |

　2つの意味のうち，精気神学説では「広義の精」の意味が中心となります。それはつまり「人間とは，まず目に見える物のかたまりだ」という認識です。

②気とは
　精気神学説の気とは，人間のエネルギーの総称です。「精という目に見える物のかたまり」である人間を，気というエネルギーが動かしている感じで捉えてください。

③神とは
　神にも，広義と狭義があります。

> | 広義の神 | 人間が生きている状態そのもの。
話す・食べる・見る・歩く・考える・眠る等々，とにかく人間が生きていることを表すすべての現象をいう。 |
> | 狭義の神 | 人間の意識や精神の活動を指す。
具体的には「精神・意識・感情・記憶・睡眠など」を含む。 |

　精気神学説の神とは「狭義の神」，つまり人間の意識や精神を指しています。意識を失うことを「失神」と言いますね。この場合の神も，狭義の神に含まれる意味の1つです。

④精と気と神
　中医学では，精と気と神は「人生三宝」または「人身三宝」と呼ばれます。これは「人間を作っている3つの大切なもの」という意味です。それぞれの意味は，すでに説明しました。
　図39ではさらに，中医学用語としての精・気・神には，それぞれ何が含まれるのかを紹介してあります。精に含まれる「血・津・液」や，気に含まれる「宗気・栄気・衛気」については，「気血津液（p.284）」で説明します。神に含まれる「神・魂・魄・意・志」のうち，魂・魄については「蔵象学説－肝（p.204）」で，意・志については「Q＆A④（p.103）」で簡単に説明しています。

図39　精・気・神の内容

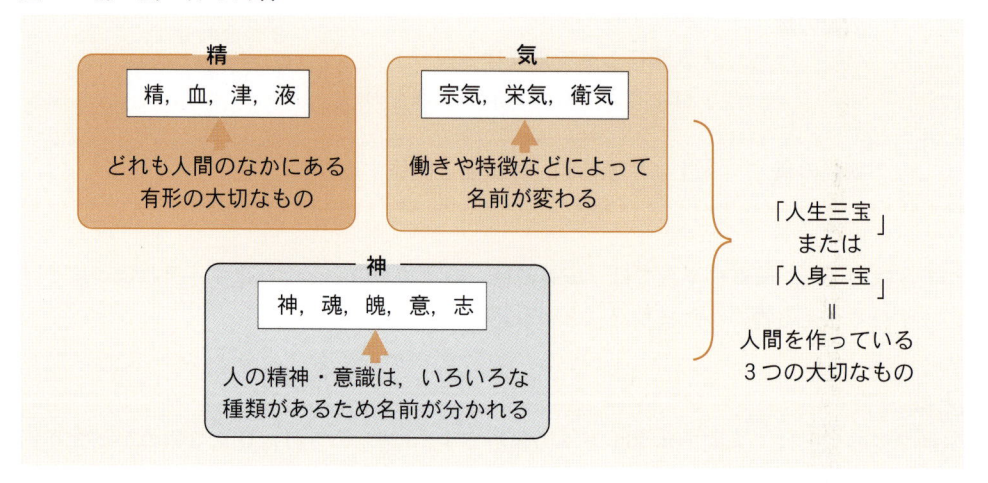

精
- 精，血，津，液
- どれも人間のなかにある有形の大切なもの

気
- 宗気，栄気，衛気
- 働きや特徴などによって名前が変わる

神
- 神，魂，魄，意，志
- 人の精神・意識は、いろいろな種類があるため名前が分かれる

「人生三宝」または「人身三宝」
＝ 人間を作っている3つの大切なもの

3　人間のしくみ

　精気神学説では、「人間は精と気と神から出来ている」と考えます。
　まず、**精**という「目に見えるもの」があります。でも人間は、ただの「もの」ではありません。温かいですし、なんといっても動いています。それは、**気**というエネルギーがあるからです。そして人間には、さらに意識があります。それが**神**です。
　ただし精と気と神は、人間の中でバラバラになってはいません。人間とは、「3者が融合して1つになっているものだ」というのが、精気神学説の考えです。
　こうした人間の在り方は、音楽の在り方とよく似ています。
　音楽とは、音楽3要素と呼ばれる「リズム」「メロディ」「ハーモニー」が、1つに融合して出来ているものです。音楽の話をするときには、3者を分けて語ることができます。でも実際に曲が演奏され、音楽が音楽として存在しているときには、3者を切りはなすことなどできません。
　同じように、生きている人間の中でも、精と気と神を切りはなすことなどできません。
　つまり
　　・人間は、精と気と神から出来ている。
　　・精・気・神が融合した1つのモノが人間であり、3者を切りはなすことはできない。
というのが、精気神学説が考える「人間のすがた」です。

図40　精気神学説からみた人間

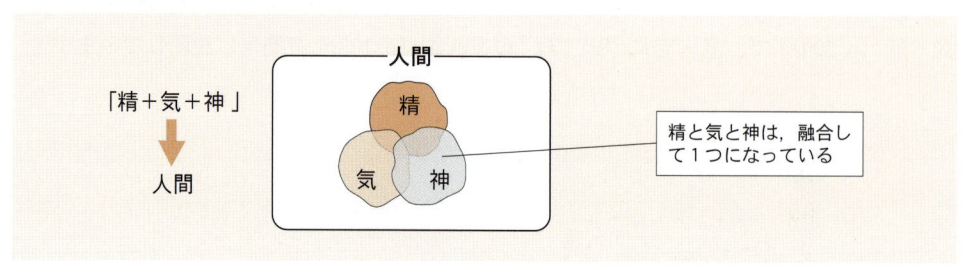

「精＋気＋神」→人間

人間：精・気・神は、融合して1つになっている

第3節　精気学説と精気神学説

> **例**　血の流れ
>
> 　例えば血は，精・気・神の「精」に属します（図39参照）。でも血が流れるには「気」が流れていなければなりません。中医学では，「気が流れるから血も流れる」と考えるからです。そして気や血がサラサラ流れるには，気持ちがスッキリしている必要もあります。ストレスが溜まっていると，気や血はうまく流れません。つまり，「神」の状態も大切です。
> 　こうして「血の流れ」1つを見ただけでも，その背後には精・気・神すべてが関係しています。そしてこの様に「からまったもの」を分けてしまうのではなく，「からまったまま」見ようとするのが，中医学の方法です。

図41　精と気と神

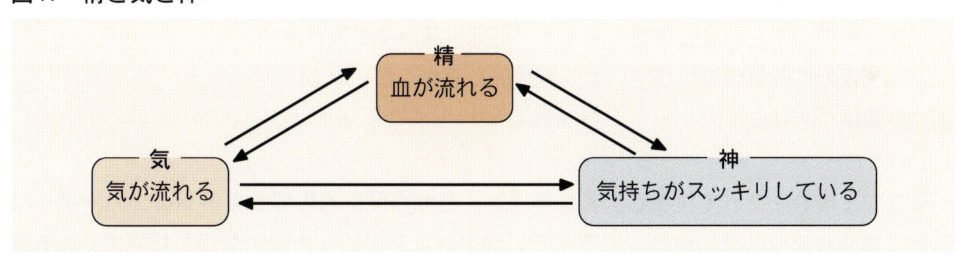

```
              精
           血が流れる
         ↗         ↖
        ↙           ↘
    気                    神
 気が流れる  ←――――→  気持ちがスッキリしている
```

4　精気神学説の価値

　音楽は「リズム」と「メロディ」と「ハーモニー」からできています。例えば何人かで演奏するとき，誰か1人の「リズム」がおかしくなったとしましょう。するとそれは，単なるリズムの問題ではすみません。全体が影響を受けて，メロディもハーモニーもおかしくなってしまいます。
　これは，人が病気になるときも同じです。病気の原因は，「気」だったり「精」だったり「神」だったり色々あります。でもどれか1つがおかしくなれば，それは残りの2つにも影響します。
　実際に病気を診るときに，この「視点」はとても大切なものです。そして精気学説は，この視点にわかりやすい裏づけを与えてくれる考えといえます。

図42　「精・気・神」間の影響

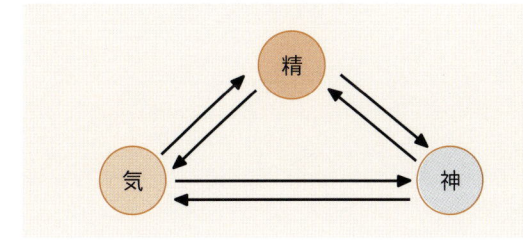

どれか1つがおかしくなると
残りの2つにも影響する
・精の問題→気や神に影響
・気の問題→精や神に影響
・神の問題→精や気に影響

例　生理前のイライラ

中医学は，
　・生理が近づくと，気血は子宮に集まる。
　・肝は，奇経という気血の通り道を通じて子宮とつながっている。
と考えています。
　生理前に気血が子宮に集まるということは，子宮で気血の停滞が起こるということです。するとそれは，子宮と間接的につながっている肝の気の流れにも影響します。つまり肝気が，気持ちよく流れなくなる訳です。
　そして中医学が「肝気」という言葉を使うとき，そこには「感情・気分・情緒」などの意味が色濃く含まれています。
　つまり肝気と感情の間には
　・感情がすぐれない状態にあると，肝気はスッキリ流れない。
　・反対に肝気の流れが悪いと，感情的に面白くなくなる。
という関係があります。

　そこで生理前になって気血が子宮に停滞し，それが肝にも影響して肝気の流れが悪くなると，気分がスッキリしない，イライラしやすいなどといった変化が起こりやすくなる訳です。

　上の例はつまり，「気血が停滞する」という精や気の問題が，神に影響しているということです。
　ただしこうした状況は，一定の範囲に収まっている限り，あくまでも一種の生理現象であって，病気ではありません。

Q&A よくある質問❸

Q「中医学って学説がたくさんあるけど、あれは何？」

A そうですね、確かに中医学は学説だらけです。この本の目次を見ても、いろいろな学説がズラリと並んでいます。

こうした学説というのは、「関係する内容のまとめ」みたいなものといえます。だから、たとえば経絡学説といっても、その昔『経絡学説』という本があった訳ではないのです。また昔の誰かが「私は＜経絡学説＞を考えた」と発表した訳でもありません。

いつ誰が言いはじめたかは分かりませんが、昔のいろいろな本に「経絡」という言葉がのっている訳です。もちろん言葉だけじゃなくて、経絡についての様々なことが書いてあります。そういう内容をまとめて「経絡学説」と呼ぶわけです。

では学説とは、中医学にとって何なのでしょうか？

一言でいえば「道具」だと私は思っています。例えば「陰陽学説」は、コックでいえば、もう包丁や鍋のような道具です。取り上げられたら途方にくれてしまうでしょう。でもプロの料理人なら、包丁や鍋がなくても、何かを作ることはできますよね。それは陰陽学説も同じです。でもこれが「経絡学説」となると、そうはいきません。中医学にとっての経絡学説は、ピアニストにとってのピアノみたいな物だからです。この世にピアノがなかったら、そもそもピアニストなんていません。もし経絡学説がなかったら、中医学は成り立たなくなってしまいます。

という様に、道具といっても、その重要度は様々です。また道具には「重要度の違い」だけでなく「ステージの違い」もあります。例えば包丁やまな板は「下ごしらえの道具」、オーブンは「調理の道具」、箸や茶碗は「食べるための道具」というのと同じで、中医の学説にも「世界を見る道具」「人間を見る道具」「病気を診る道具」「薬を使うための道具」など、様々なステージの違いがあります。

そして学説には、さらに「大きな学説」と「小さな学説」の違いもあります。「小さな学説」とは、個人の学説ということです。でもそれも、例えば「アインシュタインが〈相対性理論〉を発表した」なんていうのとは違います。なかには自分で発表することもありますが、たいていは後の人がまとめるのです。例えばある名医が死ぬと、弟子とか研究者が、その名医の著作や医案（診療録）をまとめます。もしそこに、いままでにないオリジナルな理論や手法があると、それを「○○学説」と呼ぶようになるわけです。有名なものには清代・葉天士の「胃陰学説」や「久

病入絡説」などがあります。

　こうした「小さな学説」は，基本的な道具ではありません。元々は腕のいい職人が，個人的に作った道具のようなものだからです。でもその道具が，本当にいい道具なら，例えば弟子たちを通して普及していきます。するとその道具を中心に，1つの学派が出来たりもするのです。こうなると「小さな学説」は，「中くらいの学説」に格上げされます。例えば宋金代・李東垣（りとうえん）の「脾胃学説」がこの例です。脾胃学説は，中医学の基本とまではいかなくても，もう「準基本」といえるような道具になっています。むかし流行った歌が，いつのまにか音楽の教科書にのせられて，スタンダード・ナンバーになっていく感じですね。

　そして，いまにはいまの歌があるように，中医学はいまでも，新しい学説を生み出し続けています。

4 運気学説

1 ── 世界観としての運気学説

　これまでお話した陰陽学説・五行学説・精気学説は，どれも世界を読み解くモノサシです。そして運気学説は，こうしたモノサシをたくさん集めて作った「ものすごく複雑なモノサシ」と言えます。
　そこに集められているのは，陰陽学説・五行学説・精気学説だけではありません。さらに「十干」や「十二支」，そして古代の宇宙論，天文学，気象学，医学などを合わせたものです（**図43**参照）。
　そんなものをきちんと紹介しようとしたら，1冊の本になってしまいます。そこで，ここではごく簡単に，運気学説についてお話します。たくさんの内容を省略するので，読んでもなんとなくしか分からないかもしれません。でも「運気学説がなんとなく分かる」って，十分にすごいことなのです。「もっとちゃんと知りたい」と思った方には，さらに専門の本を読むことをお薦めします。

図43　運気学説とは

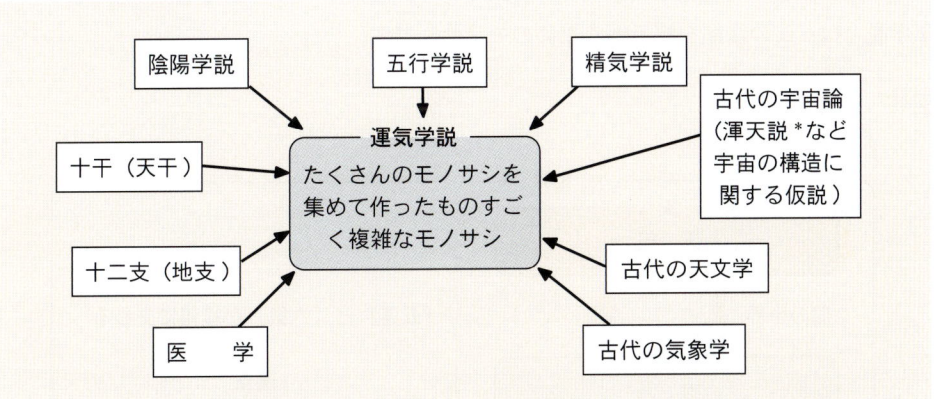

```
陰陽学説 ──┐    五行学説    精気学説 ──┐
          ↓       ↓           ↓        ┌─────────────┐
十干（天干）→  運気学説                  │古代の宇宙論 │
          →  たくさんのモノサシを    ←──│（渾天説＊など│
              集めて作ったものすご      │ 宇宙の構造に │
              く複雑なモノサシ         │ 関する仮説） │
十二支（地支）→                        └─────────────┘
          ↑                      ← 古代の天文学
    医　　学                      ← 古代の気象学
```

　＊　漢代の主要な宇宙構造論の1つ。大地は四角い板であり，その周りをボールの形をした宇宙が取り囲んでいるとする。ボールの中は，下半分には水が溜まって大地を浮かべ，上半分には気が満ちて天を支えていると考える。星は，このボールにくっついて規則的に動くとされた。

① 運気学説の基本

　精気学説は，「天の気」と「地の気」が天地の間で交わり，その交わりの中で色々なものが生まれると考えました（p.61，**図38**参照）。これは運気学説も同じです。説明が複雑になるだけで，基本的な捉え方に違いはありません。
　例えば干支は，「天の気」と「地の気」の交わりを捉える基本的なモノサシです。干支とは「十干・

十二支」の略ですが，このうち十干は，天の気を読む方法なので「天干」とも呼ばれます。そして十二支とは，「地支」とも呼ばれる地の気を読む方法です。この2つを合わせた干支は，天地の気の流れを読むモノサシとなります。運気学説が，これを使わないはずがありません。干支は，運気学説のもっとも基本的な道具といえます。

図44　天干と地支

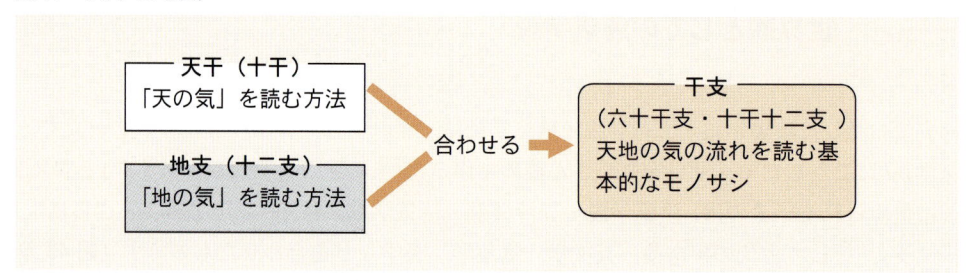

```
┌─────────────────┐
│ 天干（十干）     │
│「天の気」を読む方法│──┐                ┌──────────────────┐
└─────────────────┘  │                │ 干支             │
                     ├─合わせる─→    │（六十干支・十干十二支）│
┌─────────────────┐  │                │ 天地の気の流れを読む基│
│ 地支（十二支）   │──┘                │ 本的なモノサシ    │
│「地の気」を読む方法│                  └──────────────────┘
└─────────────────┘
```

　運気学説では，天地の気は「五運」と「六気」という2つの大きな法則にしたがって動いていると考えます。そしてこの2つの法則は，私たちがいる天地の間の世界で，とても複雑に交わっているのです。

　運気とは，この「複雑な交わり」のことだといえます。五運と六気の交わりなので「運気」と呼ぶのです。それは世界を支える大きな気の流れであり，また1つの法則でもあります。

　運気学説とは，この法則を読み解くためのモノサシです。

図45　運気

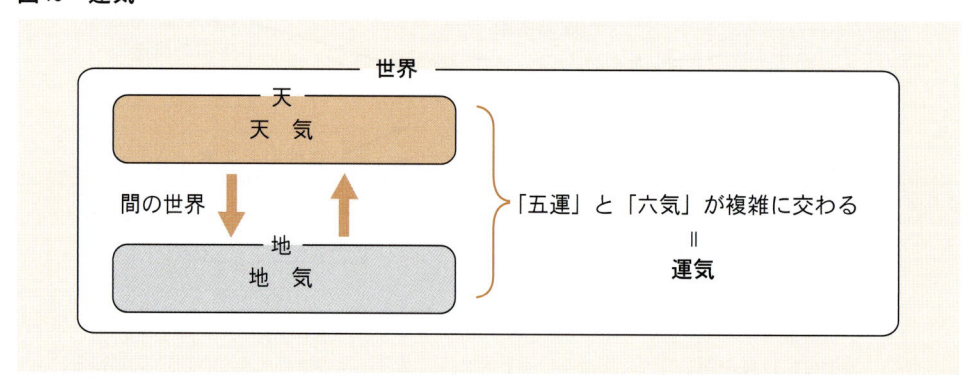

```
┌──────────────────────────────────────────┐
│              世界                          │
│  ┌─天─────────┐                          │
│  │ 天　気      │                          │
│  └────────────┘    ┐                     │
│      ↓  ↑        ├「五運」と「六気」が複雑に交わる│
│  間の世界            │         ＝           │
│  ┌─地─────────┐    │        運気          │
│  │ 地　気      │    ┘                     │
│  └────────────┘                          │
└──────────────────────────────────────────┘
```

❷ 五運とは

　五運とは，五行学説を使って，世界の気の動きを読み解く方法です。つまり五行の運行なので，五運と呼ばれます。でも複雑な気の動きを読むには，五行だけでは足りません。そこで運気学説では，五行に陰陽と十干を合わせます。基本的な関係は，**表14**の通りです。すでに干支の紹介をしたので，さらに十二支・方位・季節を合わせた表にしてあります。

表14　五運と十二支・方位・季節

十干	甲	乙	丙	丁	戊	己	庚	辛	壬	癸
陰陽	陽	陰	陽	陰	陽	陰	陽	陰	陽	陰
五行	木		火		土		金		水	
十二支	寅卯		巳午		辰戌丑未		申酉		子亥	
五方	東		南		中		西		北	
五季	春		夏		長夏		秋		冬	

　こうして五行は，それぞれ陰と陽を備えた「10」に分けられました。十干は，その「10」にあてはめられます。すると「甲＝木の陽」というように，十干が五行を表すようになるわけです。
　そして五運では，十干が生み出す気の流れとして世界を捉えます。これは「十干化運」と呼ばれるものです。十干化運の内容をまとめると，図46のようになります。

図46　十干化運

甲（木の陽）＋ 己（土の陰）→ 土　運
乙（木の陰）＋ 庚（金の陽）→ 金　運
丙（火の陽）＋ 辛（金の陰）→ 水　運
丁（火の陰）＋ 壬（水の陽）→ 木　運
戊（土の陽）＋ 癸（水の陰）→ 火　運

　　　　　　　　　　　　　　　　　五行の相生関係に沿ってまわる

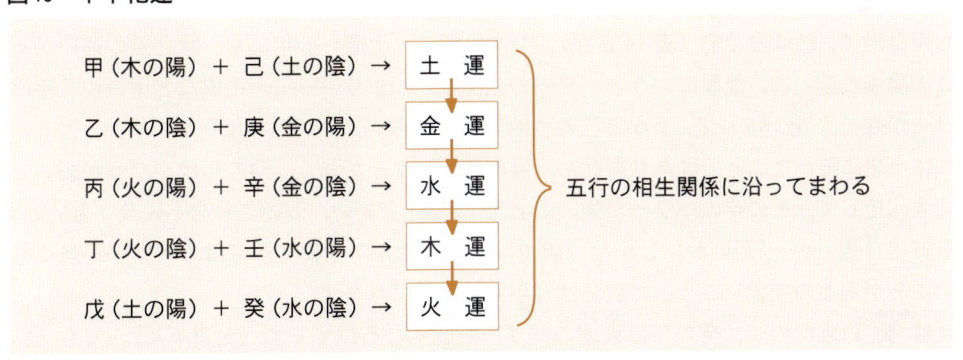

　表14と図46では，すでに内容に違いがあります。例えば「木」に属する十干は，表14では甲と乙です。でも図46では，丁と壬の組み合わせが「木運」を生み出しています。なぜかというと，十干化運にはさらに星の動きが関係するからです。それについては，ここでは触れません。
　ここでは，「十干が五行の相生関係に沿って規則的な気の流れを生み出している」ことを知っておいてください。そしてこの気の流れを「中運」と呼びます。中運とは，その年を支配する気の流れです。つまり中運は「今年は木運」→「次の年は火運」というように，1年に1つずつ進みます（図47参照）。

図47　十干化運・中運（大運）

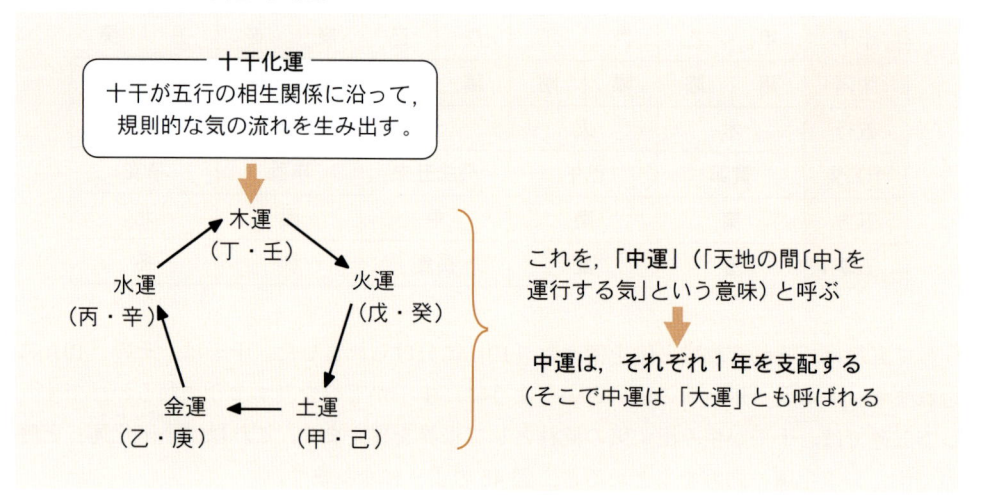

――十干化運――
十干が五行の相生関係に沿って，規則的な気の流れを生み出す。

　　　　木運
　　　（丁・壬）
水運　　　　　火運
（丙・辛）　　（戊・癸）
　金運　←　土運
（乙・庚）　（甲・己）

これを，「中運」（「天地の間〔中〕を運行する気」という意味）と呼ぶ

中運は，それぞれ1年を支配する
（そこで中運は「大運」とも呼ばれる

　例えば干支で「甲」と「己」の年は，どちらも土の運気に支配される年です（図46・47参照）。ただし甲は陽で，己は陰です（表14参照）。つまり同じ「土運」の年にも，陰と陽の違いがあります。この陰陽の違いは，簡単にいうとパワーの差です。つまり甲子・甲戌など甲のつく年は土運のパワーが強く，己卯・己丑など己のつく年は土運のパワーが弱くなります。
　これは土運に限ったことではありません。陽の年はパワーが強く，陰の年はパワーが弱いということです。そして，その年のパワーが強いことを「太過」といい，弱いことを「不及」といいます。
　でも毎年「強いか」「弱いか」しかない訳ではありません。年によっては，パワーが強くも弱くもないことがあるのです。こうした状況は「平気」と呼ばれます。
　例えば癸は陰なので，癸の年は火運のパワーが弱くなるはずです（火運不及）。でも癸巳の年は違います。巳は南方に属するからです（p. 71，表14参照）。南方の熱気が火運を助けるので，パワーは弱くなくなります。このように，六気（後述）との関係でバランスが取れると，その年は「平気」になるのです。このほか平気の生じ方には「干得符」と呼ばれる状況もありますが，ここでは省略します。

図48　中運の種類

中運
（1年の気を支配する）
　太過（陽の年はパワーが強い）
　不及（陰の年はパワーが弱い）
　平気（パワーのバランスが取れている）

　そして五運は，中運のように1年に1つまわるだけではありません。さらに，季節ごとに動くものもあります。これは，「主運」と呼ばれる気の流れです。主運は，大寒（陰暦12月の中日）の日に木運から始まって，相生関係に沿って進みます。1つの運はだいたい73日なので，5つ進んでちょうど1年です。そして次の年も，また大寒の日から木運が始まります。このように主運は，毎

年変わることがありません。

これに対し、毎年少しずつ変わるものを「客運（かくうん）」といいます。客運は、進むペースは、主運と同じです。つまり1年に5歩ずつ進みます。でも客運は、主運とは中味が変わるので周期が違うのです。主運は1年で1周しますが、客運は10年で1周します。具体的な中味は省略しますが、季節ごとの運気には「主運」と「客運」の2つがあるということです。

つまり五運には、1年ごとに流れる「中運」のほかに、さらに季節ごとに動く「主運」「客運」という2種類の動きがあることになります。このように、それぞれペースの違う流れのバランスの中で、その年、そのときの状態を読んでいくのです。

図49　中運・主運・客運

中運（1年で1歩→5年で1周）
主運（約73日で1歩→1年で1周）
客運（約73日で1歩→10年で1周）

} それぞれペースの違う流れのバランスの中で、その年、そのときの状態を読む。

③ 六気（りっき）とは

五運は、主に季節の変化から天地の気を読む方法でした。六気では、主に気候の変化を通して世界の気を読んでいきます。

古代の人は、まず気候の特徴を「風・熱（暑）・火・湿・燥・寒」の6つに分けました。これが六気です。では六気に、五行と気候の関係をあてはめてみます。

表15　六気と気候・五行

五行	木	火	土	金	水
気候	風	熱	湿	燥	寒
六気	風	熱・火	湿	燥	寒

五行は「5」なので、表15では気候も「5」になっています。でも六気は「6」なので、そのままでは数が合いません。問題が起こっているのは「火」と「熱」のところですね。

どう説明をつけるかというと、運気学説では、六気の「火」と「熱」は、五行の火が分かれたものだと考えます。

ではなぜ、火だけが2つに分かれるのでしょうか？

昔の人は、気候にはいろいろな特徴があることを知っていました。でもそれだけではなく、さらに「気候全体を動かしている力がある」と考えたのです。そしてその力は、「熱」という目に見えないエネルギーだと考えました。それが六気の「熱」です。そこで六気の「熱」は、全てを支配する君主のような火という意味で「君火（くんか）」とも呼ばれます。つまり同じ六気のメンバーでも、熱だけはステージが違うのです。

こうして五行の火は，2つに分けられることになりました。そして六気の「火」は，君火と区別して「相火」とも呼ばれます。「相」とは，君主を補佐する宰相の「相」です。

図50　六気の熱（君火）と火（相火）

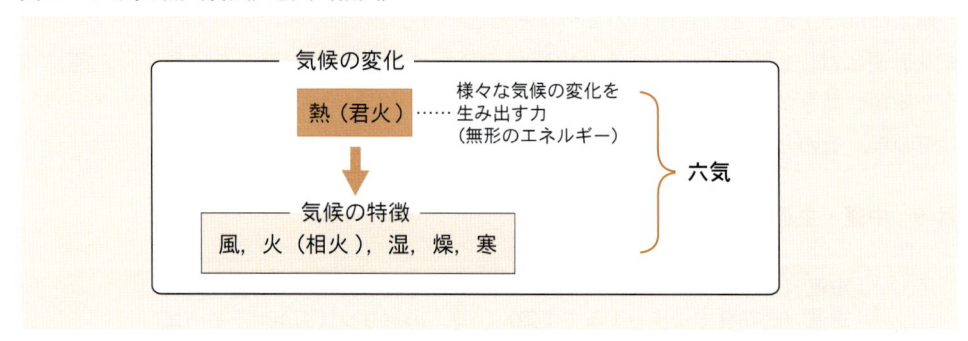

気候の変化
熱（君火）……様々な気候の変化を生み出す力（無形のエネルギー）
気候の特徴
風，火（相火），湿，燥，寒
　　　　　　　　　　　　　　　　　　　　　　　　　　　　　　六気

五運では，五行に陰陽と十干を合わせることで，複雑な気の流れを読んでいきました。そして六気には，陰陽と五行と十二支を合わせます。流れの読み方を見ていく前に，まず十二支について，少しお話しておきます。

十二支というのは，一種のバイオリズムを表す符号です。対象が生きものとは限らないので，「一種の」といいました。簡単にいうと「ものごとが生まれて生長し，盛りを迎えた後でまた衰えていく」そういういう過程を表しているものです。

ここでは，十二支を月にあてはめてみます。そこに1年を通した陰陽の変化を重ね，さらに季節をあてはめたものが図51です。

図51　十二支の気の流れ

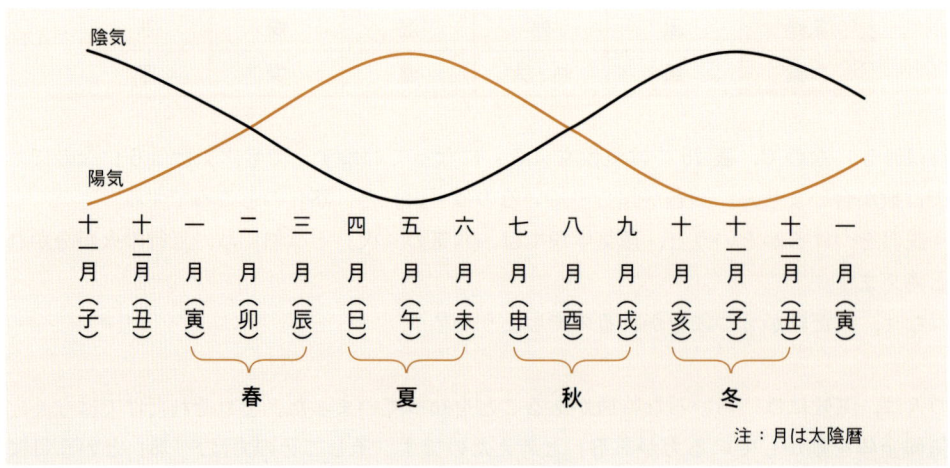

陰気／陽気
十一月（子）／十二月（丑）／一月（寅）／二月（卯）／三月（辰）／四月（巳）／五月（午）／六月（未）／七月（申）／八月（酉）／九月（戌）／十月（亥）／十一月（子）／十二月（丑）／一月（寅）
春：寅・卯・辰　夏：巳・午・未　秋：申・酉・戌　冬：亥・子・丑
注：月は太陰暦

十二支は「子」から始まるのに，「子」は1月ではなく11月になっています。その理由は，図51を見れば分かりますね。春になった1月から，突然陽気が生まれる訳ではありません。陽気は，

その前の 11 月から昇り始めているからです。

つまり図 51 では，十二支は「1 年を通した陽気の盛衰」にあてはめられています。

十二支の意味が分かったところで，六気に十二支を合わせてみます。

表 16　六気と十二支

六気	風	熱	火	湿	燥	寒
十二支	巳（陽） 亥（陰）	子（陰） 午（陽）	寅（陽） 申（陰）	丑（陰） 未（陽）	卯（陽） 酉（陰）	辰（陽） 戌（陰）

春と夏は陽なので，十二支のうち 1 月〜 6 月にあてはまるものは陽になります。
秋と冬は陰なので，7 月〜 12 月にあてはまるものは陰になります（図 51 参照）。

精気学説で，「すべては陰と陽の気の交わりを通して生まれる」という話をしました。そして表 16 でも，十二支は必ず陰陽がペアになって，六気を生み出しています。
　この生み出し方には「臨御之化（りんぎょのか）」と呼ばれる仕組みがあるのですが，ここでは触れません。

次は，さらに陰陽と五行を合わせますが，六気では，五運のときよりも少し複雑になります。陰陽がそれぞれ 3 つに分けられて，三陰三陽になるからです。
　陰と陽を 3 つに分ける方法や，それぞれの名前にはもちろん理由があります。それについては，ここでは触れません。三陰三陽は，六気に対応する「符号のようなもの」だと思ってください。そしてそれが，いちばん大切な意義なのです。三陰三陽をまとめると，図 52 のようになります。

図52　三陰と三陽

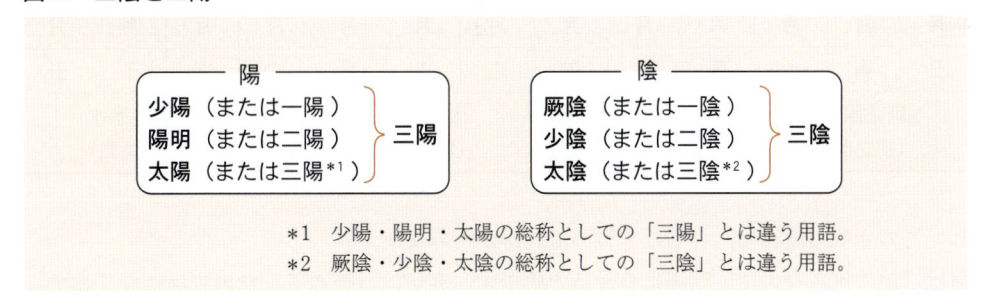

陽
少陽（または一陽）
陽明（または二陽）　　三陽
太陽（または三陽*1）

陰
厥陰（または一陰）
少陰（または二陰）　　三陰
太陰（または三陰*2）

*1　少陽・陽明・太陽の総称としての「三陽」とは違う用語。
*2　厥陰・少陰・太陰の総称としての「三陰」とは違う用語。

それでは，六気に三陰三陽と五行を合わせます。表 17 は，それぞれの関係をまとめたものです。

表 17　六気と三陰三陽・五行

三陰三陽	厥陰	少陰	少陽	太陰	陽明	太陽
六気	風	君火（熱）	相火（火）	湿	燥	寒
五行	木	火		土	金	水

第1篇 第2章 古代人の「世界観・感覚」を知る

五運は五行なので，流れは主に「5歩」ずつ進みました（図46・47参照）。六気は，もちろん6歩ずつ進みます。図53 は，表17 を元に「六気の6歩」をまとめたものです。

図53 六気の6歩

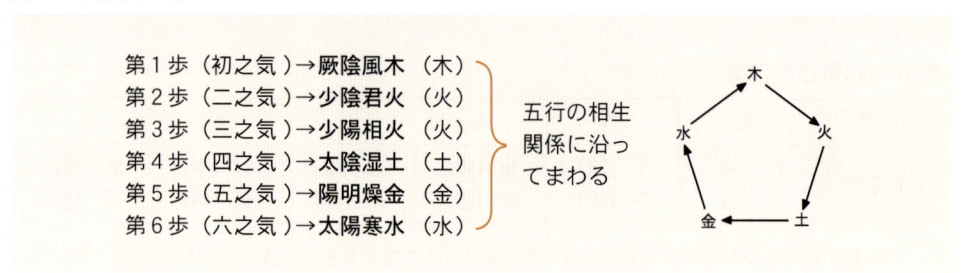

第1歩（初之気）→ 厥陰風木（木）
第2歩（二之気）→ 少陰君火（火）
第3歩（三之気）→ 少陽相火（火）　五行の相生
第4歩（四之気）→ 太陰湿土（土）　関係に沿っ
第5歩（五之気）→ 陽明燥金（金）　てまわる
第6歩（六之気）→ 太陽寒水（水）

六気では，地の気の流れを「主気（しゅき）」と呼び，天の気の流れを「客気（かっき）」と呼びます。どちらも，進み方は6歩ずつです。そして図53 の6歩は，主気の進み方を表しています。1歩は61日弱なので，6歩でちょうど1年です。このように主気は，相生関係に沿って毎年変わることなくまわっていきます。

表18 は，主気の流れを1年の流れにあてはめたものです。「厥陰風木」などというと，なにやら難しそうですが，要するに六気の「風」を意味しています。表18 は，つまり「春さきは風が多く」「春から夏にかけては温かく」「雨期はジメジメしていて」「秋は乾燥し」「冬は寒い」という，あたりまえのことを言っているだけです。

表18 主気の流れ

	春			夏			秋			冬		
12月	1月	2月	3月	4月	5月	6月	7月	8月	9月	10月	11月	12月
丑	寅	卯	辰	巳	午	未	申	酉	戌	亥	子	丑
	厥陰風木（初之気）		少陰君火（二之気）		少陽相火（三之気）		太陰湿土（四之気）		陽明燥金（五之気）		太陽寒水（六之気）	

そしてこの主気の流れに，さらに客気の流れがからみます。

主気は「地の気」なので，陰陽に分けると陰です。客気は「天の気」なので陽になります。つまり主気と客気の関係は，陰と陽の関係です。ここでもまた，陰と陽の交わりを通して，六気が生み出されていることになります。

図54 主気と客気（陰と陽の交わり）

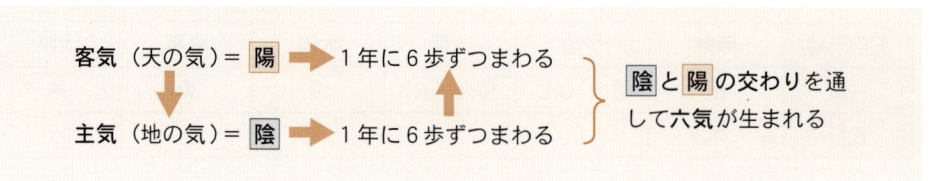

客気（天の気）＝ 陽 → 1年に6歩ずつまわる
　　↓　　　　　　　　　　　　　　　　　　　　陰と陽の交わりを通
主気（地の気）＝ 陰 → 1年に6歩ずつまわる　　して六気が生まれる

ただし客気は、主気とは中味が変わります。そして客気の中にもまた、陰と陽があるのです。これは「司天在泉」と呼ばれます。詳しい話は省略しますが「司天は陽」で「在泉は陰」となることを知っておいてください。つまり「司天という陽」と「在泉という陰」の交わりを通して、客気が生まれるということです。

図55　主気と客気（司天・在泉）

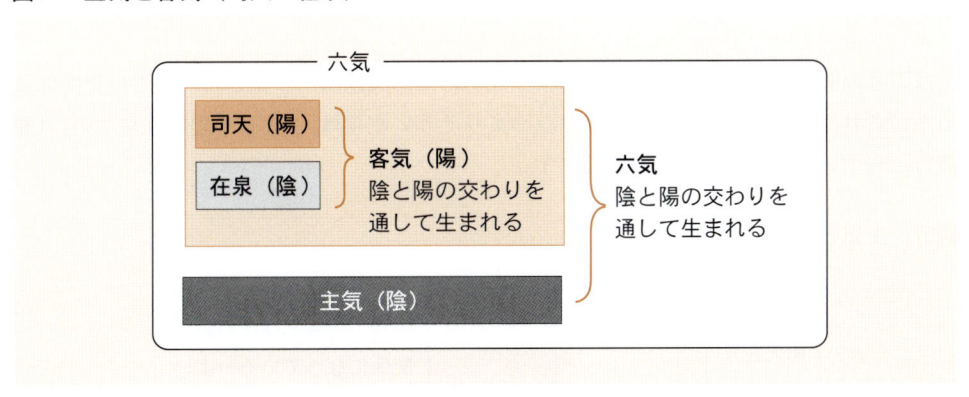

```
────────── 六気 ──────────
┌─────────────────┐
│ 司天（陽）                      │
│ 在泉（陰）   客気（陽）          │
│              陰と陽の交わりを    │  六気
│              通して生まれる      │  陰と陽の交わりを
│                                  │  通して生まれる
│        主気（陰）                │
└─────────────────┘
```

「司天」と「在泉」を2つとすると、客気の6歩はあと4つ残っています。この4つは、どれも「司天」と「在泉」の間にあるものです。そこで、まとめて「四間気」と呼ばれます。司天や在泉と比べると、あまりにも貫禄のない名前ですね。もちろん、それぞれに名前がない訳ではありません。でもやっぱり「司天の左にある間の気」といった名前しかもらえません（**図56** 参照）。

つまり客気の6歩は、大きく見れば「司天」と「在泉」という陰陽の組み合わせなのです。そこで両者は、それぞれ「6歩の中の1歩」という範囲を超えて使われることもあります。それは客気を、6歩ではなく「司天→在泉という2歩」で捉える見方です。具体的には、司天は1年の前半を、在泉は1年の後半を、それぞれ支配すると考えます。詳しく言うと、太陰暦で「12月の大寒から6月の小暑までが前半」で「6月の大暑から12月の小寒までが後半」です。

図56　客気の見方

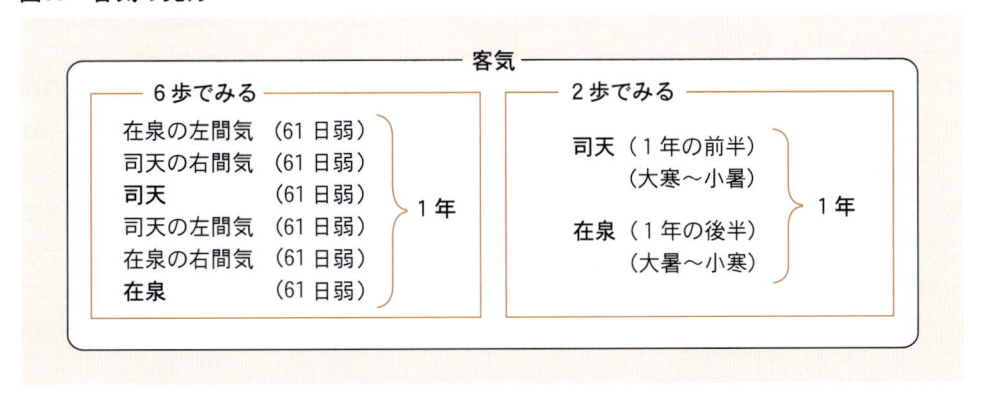

```
─────────────────── 客気 ───────────────────
┌──── 6歩でみる ────┐    ┌──── 2歩でみる ────┐
  在泉の左間気  （61日弱）         司天（1年の前半）
  司天の右間気  （61日弱）         （大寒〜小暑）
  司天        （61日弱）  1年                        1年
  司天の左間気  （61日弱）         在泉（1年の後半）
  在泉の右間気  （61日弱）         （大暑〜小寒）
  在泉        （61日弱）
```

そして司天と在泉は，さらにそれぞれを「南政」と「北政」に分けることもできます。これは，黄道（太陽の通り道）の南緯と北緯を元にした分け方ですが，ここでは触れません。

では主気と客気の関係について，簡単にまとめます。

主気と客気は，進むペースは同じです。でも中味が違うので，周期は同じではありません。つまり毎年，少しずつ関係が変わるのです。そして両者の関係から，その年，そのときの状態を読む方法を「客主加臨」と呼びます。

例えば両者の関係が，五行の相生関係になっていれば，問題はありません。でも相克関係になっていると，これはよくないと考えるのです。つまりそういう年は，「災害が起こりやすい」「悪い病気が流行しやすい」などと考えて警戒します。

図57　主気と客気（客主加臨）

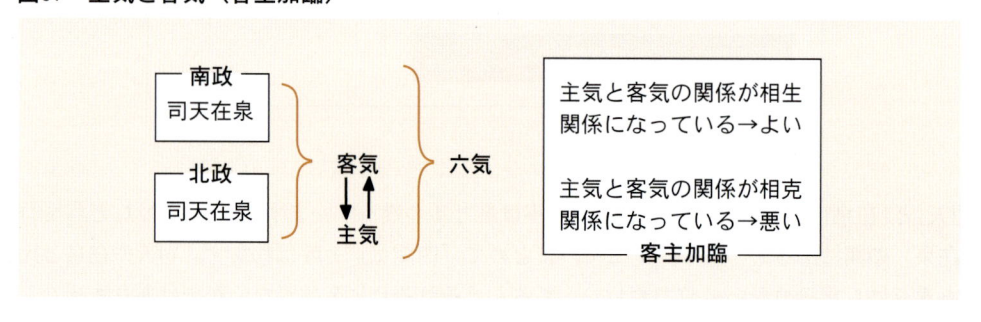

❹ 五運と六気

「五運の主運・客運」と「六気の主気・客気」は，60年で1周する干支の中で，様々な関係を作り出します。互いに相生関係になったり相克関係になったり，またはどちらかが強くなったり弱くなったり色々です。

その中で，五運と六気が同化する関係のことを「運気同化」と呼びます。ここでいう同化とは，「符合する」ということです。例えば五行で見ると「五運が金運」で「六気も金にあたる」年は，運気が同化している年になります。

ただし，同化の仕方にも色々あります。そこで運気同化は，符号の仕方によって，運気の同化を「天符」「歳会」「同天符」「同歳会」「太乙天符」などに分けています。それぞれの具体的な内容には，ここでは触れません。

さて「運気が符号する」というと，なんだか良いことのような感じがしますね。でもそうではないのです。運気学説では「気が純粋すぎるのはよくない」と考えます。そこで運気が同化する年には，天災などに対する備えが必要だと教えるのです。

図58　五運と六気

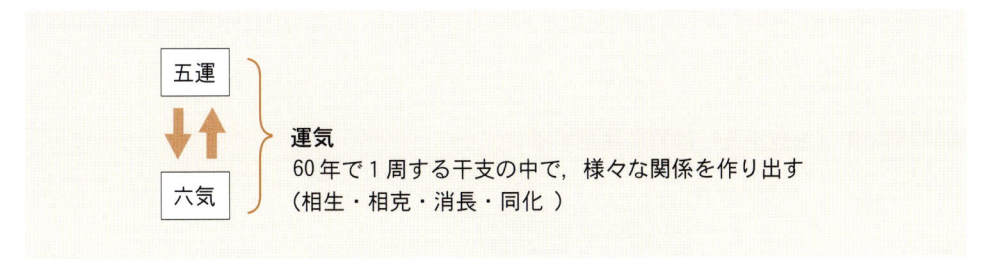

五運 ⇅ 六気 } 運気
60年で1周する干支の中で，様々な関係を作り出す
（相生・相克・消長・同化）

2 ── 中医学の中の運気学説

　昔の人は，「世界という大宇宙」と「人間という小宇宙」は，同じ法則で動いていると考えました。だからこそ陰陽学説や五行学説が，中医学の中でも使われたのです。そしてもちろん，運気学説も使いました。ここではその一部を，ごく簡単に紹介します。

① 主な目的

　中医学が運気学説を使う目的は，「養生」と「医学」に分けられます。もちろん中医学は，養生を含めた「大きな医学」といえるものです。ここでは便宜上，「養生」と「医学」の2つに分けて話をしますが，両者はつながっているものだと思ってください。

図59　中医学と運気学説

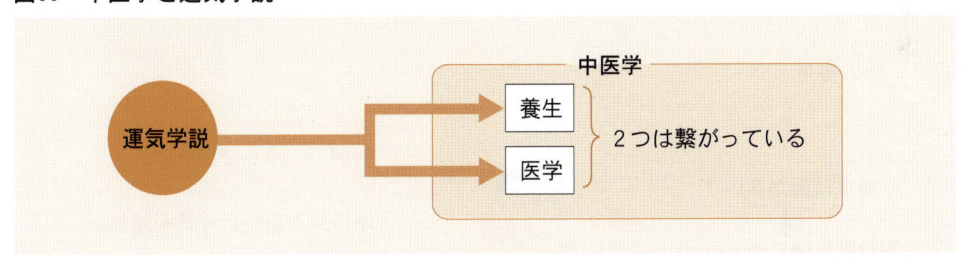

運気学説 → 中医学（養生／医学）　2つは繋がっている

② 養生の知恵として

　運気学説を使うと，その年の運気が判ります。つまり，その年にどんな問題が起こりやすいかが判るわけです。
　例えば辛（かのと）の年には，五行の中の「水」が弱くなります（水運不及）。これは人間でいうと，腎が弱くなりやすいということです。そこで元々腎が弱い人は，腎に負担をかけないように注意する必要があります。そうすることで病気を防いだり，または病気の悪化を防いだりするわけです。
　突然こんな例をあげられても，現実ばなれした話に感じるかもしれません。でもこうした捉え方

こそが，運気学説を利用した認識なのです。

そして注意が必要なのは「不及」の年だけではありません。「太過」や「同化」などの年も，それぞれの特徴に応じた備えが必要です。

図60 辛の年（水運不及）は腎に注意する

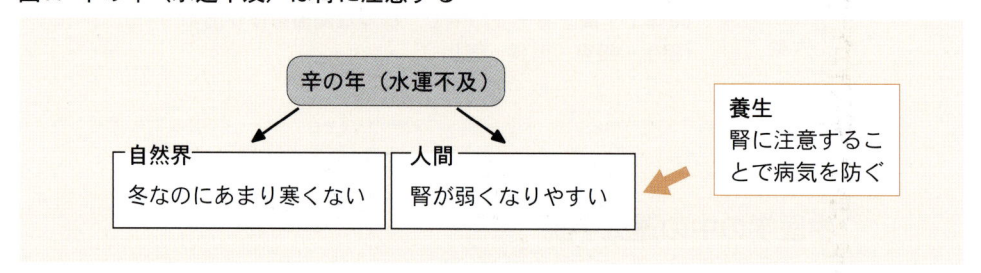

辛の年（水運不及）
↓
自然界：冬なのにあまり寒くない
人間：腎が弱くなりやすい
← 養生 腎に注意することで病気を防ぐ

では次は，「季節に応じた備え」を紹介します。

例えば春は，六気からみて風の多い季節です。そこで昔の人は，春は風に侵されないように特に注意しました。

中国・三国時代の『養生論』という本には，「春は毎朝，くしで頭をよくとき～」という養生法が記載されています。ここでのポイントは，まず「朝」です。具体的に何時かは述べていません。でも中医学は，これを寅の刻～卯の刻（午前3～7時）と考えます。寅と卯の時は，五行の木に属するからです。もちろん春も，五行では木に属します。つまり五行と六気の関係からみると，「春」と「風」と「朝」は1つにつながるのです。そして実は「頭」もつながります。これが次のポイントです。詳しい話はここでは省きますが，中医学は「風は頭を侵しやすい」と考えます。つまり古代の人にとって「風から体を守る」とは，まず「風から頭を守る」ことだったのです。そこで毎朝くしで頭をよくとき，気と血をたくさん流すことで風に侵されないようにしました。

図61 春の養生

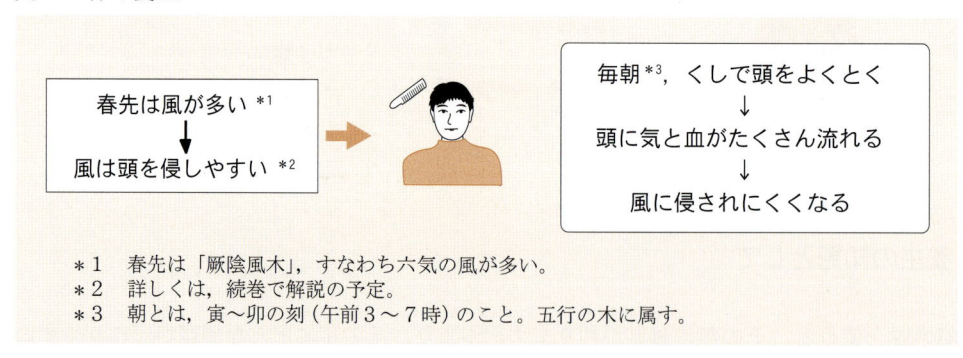

春先は風が多い *1
↓
風は頭を侵しやすい *2

毎朝*3，くしで頭をよくとく
↓
頭に気と血がたくさん流れる
↓
風に侵されにくくなる

*1 春先は「厥陰風木」，すなわち六気の風が多い。
*2 詳しくは，続巻で解説の予定。
*3 朝とは，寅～卯の刻（午前3～7時）のこと。五行の木に属す。

また漢代の『金匱要略』という本には，頭が風に侵されたことによる「頭痛やめまい」を治療する薬がのせられています（頭風摩散）。これは「まず温水で頭をあたため」「さらに気や血の流れをよくする薬を頭にぬりこむ」方法です。前の例と，共通する考え方による薬といえます。

3 医学として──①バイオリズムの発見

　運気学説は，世界を動かしている気の流れを，複雑な法則として捉えました。そして人間も，同じ法則に支配されていると考えます。

　例えば気や血の流れには，24時間で1周するリズムがあると考えました。気の種類によって流れ方も違うので，いろいろなバイオリズムを同時にみていた訳です。例えば衛気（えき）という種類の気の場合，24時間で1周する流れに，十二支をあてはめて説明しました。それをまとめたのが**表19**です。

　　中医学では，気や血の通り道を経絡（けいらく）と呼びます。表の下段にある「胆（経）」「肝（経）」などの「経」は，経絡のことです。臓腑とつながっている経絡は，その臓腑の名をかりて「肝経」「胃経」などと呼ばれます。

表19　24時間で1周する気の流れ

子 23〜 1時	丑 1〜 3時	寅 3〜 5時	卯 5〜 7時	辰 7〜 9時	巳 9〜 11時	午 11〜 13時	未 13〜 15時	申 15〜 17時	酉 17〜 19時	戌 19〜 21時	亥 21〜 23時
胆 （経）	肝 （経）	肺 （経）	大腸 （経）	胃 （経）	脾 （経）	心 （経）	小腸 （経）	膀胱 （経）	腎 （経）	心包 （経）	三焦 （経）

　表19を見ると，例えば子の刻は胆になっています。これは「子の刻には，気が胆にだけある」という意味ではありません。胆（経）にいちばん気がみなぎっている時間が，子の刻だということです。

　こうした経絡を流れる気のリズムは，主に針灸による治療にとりいれられました。例を2つあげます。

例1　針灸による慢性下痢の治療

　ひとくちに「慢性の下痢」といっても，色々なタイプがあります。ここで紹介するのは，中医学が「脾胃が弱っている」と判断したタイプの下痢です。普段から大便がゆるく，ちょっと冷たいものを飲んだり，消化しにくいものを食べたりするとすぐに下痢をする。食欲もあまりなく，いつも疲れやすい，などといった症状が見られます。

　こういう人は，もちろん脾胃を元気にしなくてはいけません。そこで治療にも，脾経や胃経のツボが使われます。脾経に気がみなぎるのは巳の刻で，胃経は辰の刻です。そこで例えば「辰の刻に胃経のツボに灸をして」「巳の刻に脾経のツボに針を打つ」という治療をします。

図62 針灸による慢性下痢の治療

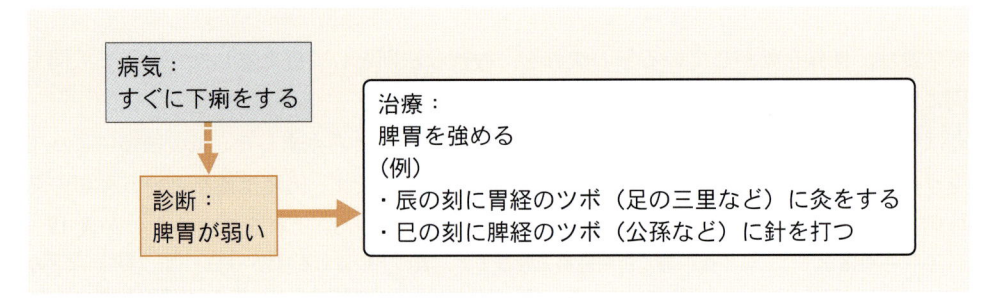

病気：
すぐに下痢をする
↓
診断：
脾胃が弱い
→
治療：
脾胃を強める
（例）
・辰の刻に胃経のツボ（足の三里など）に灸をする
・巳の刻に脾経のツボ（公孫など）に針を打つ

例2　灸による〈さかご〉の治療

　中医学は、〈さかご〉が起きるのは「腎の気に問題がある」と考えます。それがなぜか、また問題とはどんな問題かについては、ここでは触れません。興味のある方は、中医婦人科の本を参照してください。

　さて、腎に問題があるなら「治療は腎経から」というのが普通の考え方です。もちろんそれも1つの方法といえます。でも〈さかご〉の治療に、いちばんよく使われるのは膀胱経のツボです。なかでも、「至陰」というツボがよく使われます。

　なぜ膀胱経を使うかというと、腎と膀胱は「表裏の関係」にあるからです。表裏の関係にある臓と腑は、とても密接な関係にあります。そこで中医学では「膀胱から腎を治療する」「腎から膀胱を治療する」など、表裏関係を応用した治療法が多用されます。

　ではなぜ「至陰」というツボなのかというと、これにはとてもややこしい理由があります。中医学は、臓腑を陰陽や五行で分類しました。臓腑とつながっている経絡も、当然それにしたがって陰陽や五行に分類されます。でも、それだけではありません。中医学は1つ1つのツボまで、陰陽や五行に分類するのです。

　詳しい話はしませんが、至陰というツボは五行でいうと「金」に属します。金は「水の母」でしたよね。つまり水（腎）を治療するので、水の母である金に属するツボをえらんでいる訳です。そして膀胱経に気がみなぎるのは申の刻なので、至陰には申の刻に灸をします。

少し複雑になりましたが、**図63**を見て整理してみてください。

図63　灸による＜さかご＞の治療

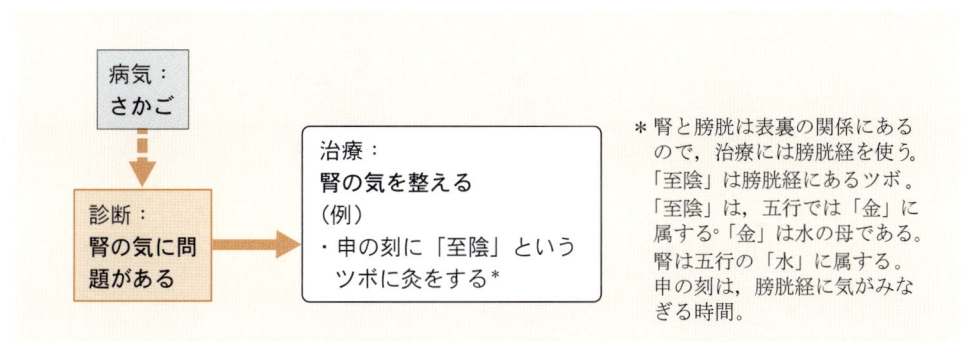

病気：さかご → 診断：腎の気に問題がある → 治療：腎の気を整える（例）・申の刻に「至陰」というツボに灸をする*

＊腎と膀胱は表裏の関係にあるので，治療には膀胱経を使う。「至陰」は膀胱経にあるツボ。「至陰」は，五行では「金」に属する。「金」は水の母である。腎は五行の「水」に属する。申の刻は，膀胱経に気がみなぎる時間。

4　医学として──②五運六気と五臓六腑

　運気学説は，十干・十二支・陰陽学説・五行学説などを使って，天地の気の複雑な流れを読み解きました。そしてこのモノサシは，人間をみるときにも使われます。つまり五運や六気とつながるものとして，五臓六腑や気血の流れなどをみていく訳です。
　例えば『黄帝内経』という本は，五臓を中心にして「病気の治療と環境とのかかわり」をまとめました。ここではその中から，肝病についての内容を紹介します。肝病についての内容だけでもたくさんあるので，表20 にまとめたのは，さらにその一部です。興味のある方は，『黄帝内経素問』の中の「蔵気法時論」を参照してください。

表20　運気と肝病

	治療に向いているとき	病気が重くなるとき	回復に向かうとき
季節	夏	秋	春
日	丙・丁	庚・辛	甲・乙
五行	火	金	木

　肝は，五行の「木」に属します。そして治療に向くとされる夏や丙・丁の日は，どちらも五行では「火」です。つまり肝病は，火が強いときに治療するのが良いことになります。
　さて，ここで五行の相克関係を思い出してください（図64 参照）。
　相克関係では，火は金を抑えます。そして金が抑えているのが木です。つまり火が強いときには金が抑えられるので，木（肝）に負担がかからないと考えます。だから肝病は，火の強いときに治療するわけです。
　そして秋や庚・辛の日は金が強いときなので，木（肝）に対するプレッシャーが強まります。肝病が，秋や庚・辛の日に重くなると考えるのはこのためです。
　また，春や甲・乙の日には肝が元気になります。この時期は，肝と同じ木に属しているからです。いってみれば「肝の季節」「肝の日」なわけですから，肝病は回復に向かうとされました。まとめると図64 のようになります。

図64　五行の相克関係

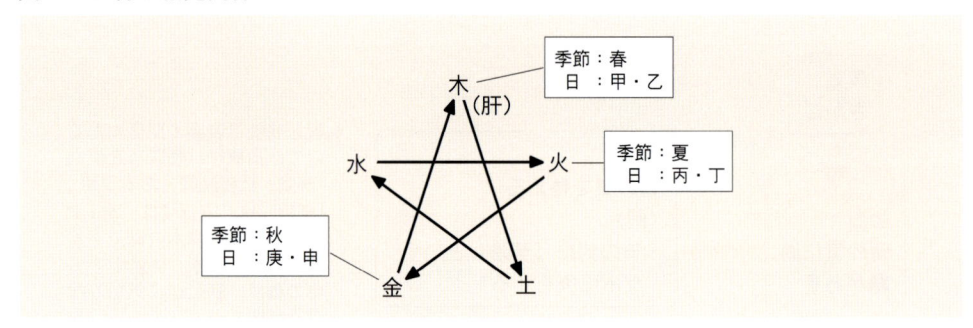

5　運気学説のいま

　ここまで，いくつかの具体例を挙げました。でもこの本で紹介しただけでも，運気学説って，もっと複雑でしたよね。例に出てきた五行・六気・十二支のほかにも，司天とか在泉とか色々ありました。

　いま，そういう内容を応用する人は，とても少なくなっています。「ほとんどいない」と言ってもいいでしょう。それは中医学の教育が，どんどんインスタントになっているからです。中医学を専門とする人材であっても，ほとんどの人は運気学説の内容を知らないのです。

　では運気学説は，大切ではないのでしょうか？

　そんなことはありません。あまりにも難解なため，大学の教育から外されているだけです。また「もう運気学説を教えられる人材もいない」という原因もあります。北京の中医界でいえば，20世紀に任応秋先生が亡くなり，程士徳先生も方薬中先生も亡くなり，「もう運気を語れる人は絶えた」とまで言う人もいます。この言い方は少し大げさだとしても，運気学説を熟知した人材が，減っていることは確かでしょう。

　古代から現代まで，中医学の歴史を作ってきた名医たちの多くは，運気学説を深く学んでいました。彼らは，運気学説の価値を知っていたのだと思います。まだまだヒヨッコの私には，運気学説の価値を，みなさんにきちんと説明することなどできません。でも数千年にわたって先輩たちが学んできたことを，せめて紹介くらいはしたいと思いました。興味のある方は，ぜひ専門の本を読んでみてください。

　では再び，具体的な例を挙げます。20世紀の著名な老中医である蒲輔周氏の医案（診療録）です。主な内容を紹介し，運気学説の視点から簡単な説明をします。

例　蒲輔周氏の医案

【患者】董××，女，22歳

【現病歴】

　　1973年9月に慢性腎炎の再燃で入院。1974年3月に腎炎は回復し退院したが，その前の1974年2月より周期性の発熱が起こるようになる。発熱が起こるようになったきっかけは，体を冷やしたことと，湿気の影響を受けたこと（詳細は不明。例えば雨にあたって濡れるなどを含む）。

　　発熱は，13〜16日おきに起こり，毎回7〜10日続く。発熱時の体温は38〜39度のことが多いが，1日の間に上下する。上は41.2度に達したこともあるが，下がると正常な体温になることもある。また発熱時には，腰痛・膝痛・左右の大腿部が重く感じてだるい・力が入らない・悪心・食欲不振・食後の上腹部痛・口が苦い・動悸・息切れ・手足の中心部の熱感・上半身と顔面部の発汗などがみられる。このほか頭痛や咽痛を伴うこともある。

【蒲氏の所見】（1974年8月7日）

　　発熱（39度），頭痛，腰痛，膝痛，汗が多い，食欲不振，悪心，舌苔黄白膩（じ）（舌の上の苔の部分が黄色を帯びた白で，表面が油っぽい粘膜におおわれた感じになっている），脈弦数（げんさく）（ピンと張った弦のような脈で，脈拍は速い）。

【弁証】（中医の診断）

　　受寒湿，気血不通，脾胃不和，兼有化熱之勢

【弁証についての解説】

①受寒湿，気血不通（体を冷やしたことと，湿気の影響を受けたことで気や血の流れが悪くなる）

- 中医学は「体を冷やす＝寒邪」や「湿気の影響を受ける＝湿邪」はどちらも気血の流れを悪くすると考えます。
- また中医学では，気血の流れが悪くなることは，「痛み」を生む主要な原因です。
- これは「頭痛」「腰痛」「膝痛」などの痛みの症状と符号します。
- また痛みのあるときには，脈は弦となることが多いです。
- そして舌苔が膩であることも，中医学では体に湿気が溜まっている現れと判断します。

②脾胃不和（冷えと湿気によって，消化機能が低下する）

- 中医学では，脾胃は共同で消化機能を受け持っていると考えます。
- 「脾胃不和」とは「脾胃がちゃんと機能していない」，つまり消化機能が低下しているという意味です。
- 中医学は，消化機能が低下したのは「湿気の影響＝湿邪」によると考えます。

　　　　　湿邪は，脾の働きを悪くするとされるからです。
　　　　・「食欲不振」と「悪心」は，脾胃の働きが衰えたことによる症状です。
　③兼有化熱之勢（同時に熱が発生している）
　　　　・中医学では，気や血がきちんと流れないと「熱が生まれる」と考えます。
　　　　・つまり寒邪と湿邪の影響で，気血が流れないことが発熱の原因だと考えた訳です。
　　　　・舌苔は普通の状態では白色ですが，体に熱が生まれると黄色くなります。そこで舌苔黄白からも，体内に熱があると判断します。
　　　　・そして中医学は，熱があるときには脈が速くなると考えます。脈数とは「脈拍が速い」という意味です。

【治療の考え方と処方】
　・治療は，そもそもの原因である「寒邪」と「湿邪」を取り除くことが目的となる。
　・そのためには「温める作用の強い湿気を取る薬」を使う必要がある。
　　（五積散（ごしゃくさん）という薬を使いたい）
　・でも夏の暑い盛りに「温める薬」を飲むことは，かえって体によくない。
　・そこでまず「少し冷やす作用があり，同時に湿気を取る作用もある薬」をあえて使う。
　　（四妙丸（しみょうがん）という薬を使う）
　・そして秋になるのを待って，元々の計画に沿った治療を行う。
　　（四妙丸をやめて，五積散に換える）

【結果】
　　上の方針に沿って治療を行い，3カ月以上発熱がみられなかったので11月末に退院した。

【解説】
　　ではこの治療法を，運気学説の視点からみてみます。
　　まず1974年は「甲寅（きのえとら）」の年です。甲の年は土運が太過となります（p. 72, 図47・48参照）。つまり甲年は，1年を通して「湿気のパワーが強い」年なのです。まさに上の例と一致しますね。そこで治療でも，とにかく「湿気を取る」ことが中心となっています。
　　そして太陽暦の8月7日を太陰暦になおすと，6月20日になります。陰暦の6月20日は節気でいえば大暑，つまり1年でいちばん暑い時期です。そして六気の客気からみると，大暑はまさに司天と在泉の気が交代しようとしている時期になります（p. 77, 図56参照）。この年の司天は「少陽相火」です。つまり，ただでさえ暑い時期を，さらに「火の気」が支えている訳です。そこで五積散という「温める作用のある湿気を取る薬」を使うことは避けられました。代わりに四妙丸という「少し冷やす作用があり，同時に湿気を取る作用もある薬」を使います。とにかく根気強く，湿気だけは除いていこうということです。

そして秋になるのを待ちます。つまり自然界の気から，火の勢いが消えるのを待つ訳です。秋になり涼風がたち始めてから，万全を期して五積散を使います。

少しこじつけになりますが，五積散は「寒」と「湿」だけでなく「風」を除くこともできる薬です。そしてこの年の在泉は「厥陰風木」つまり「風」となります。五積散は，「この年の後半を支配する客気」にも対応しているということです。

図65　蒲輔周氏の治療法

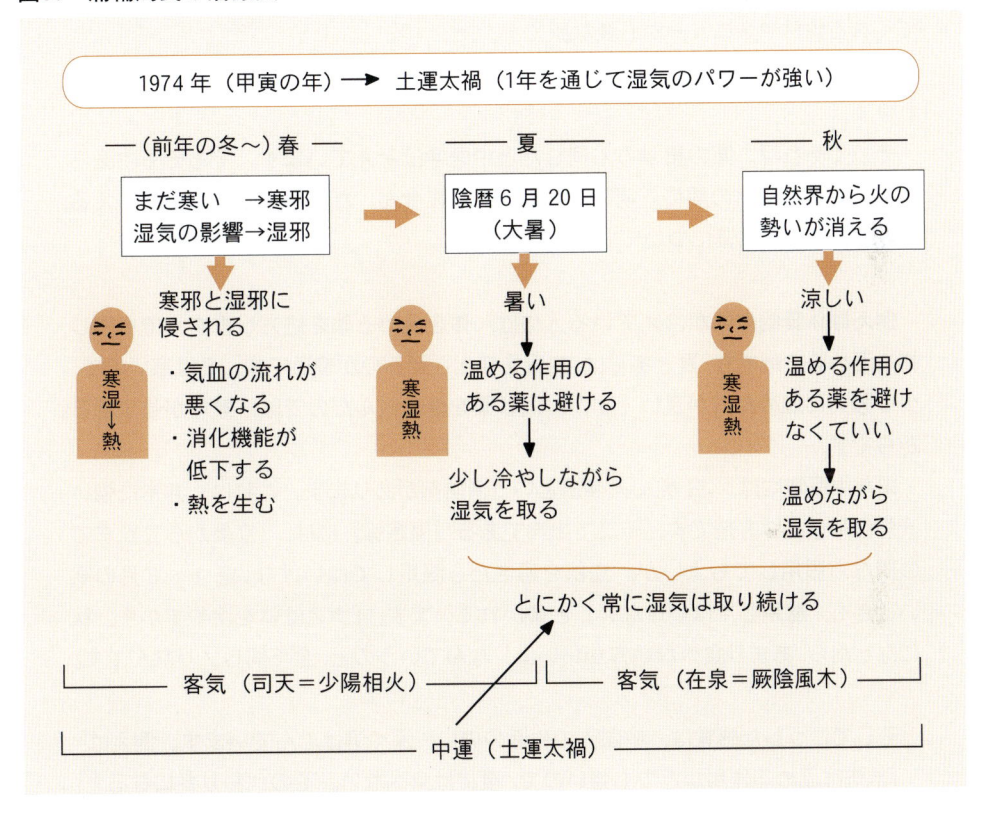

```
1974年（甲寅の年）→ 土運太過（1年を通じて湿気のパワーが強い）
```

――（前年の冬〜）春――　　　――夏――　　　――秋――

まだ寒い　→寒邪　　　　　陰暦6月20日　　　自然界から火の
湿気の影響→湿邪　　　　　（大暑）　　　　　勢いが消える

↓　　　　　　　　　　　　↓　　　　　　　　　↓

寒邪と湿邪に　　　　　　　暑い　　　　　　　涼しい
侵される

・気血の流れが　　　　　温める作用の　　　　温める作用の
　悪くなる　　　　　　　ある薬は避ける　　　ある薬を避け
・消化機能が　　　　　　　　　　　　　　　　なくていい
　低下する
・熱を生む　　　　　　　少し冷やしながら　　温めながら
　　　　　　　　　　　　湿気を取る　　　　　湿気を取る

（人型：寒湿→熱）　（人型：寒湿熱）　（人型：寒湿熱）

　　　　　　　　　　　とにかく常に湿気は取り続ける

|― 客気（司天＝少陽相火）―|― 客気（在泉＝厥陰風木）―|
|――――――― 中運（土運太過）―――――――|

コラム❸

「暦と中医学」

　例えば夏は，「冷やし中華」「冷やっこ」「冷しゃぶ」など，冷たいメニューが好まれます。もちろん冷たい物ばかりじゃいけませんが，暑い夏には，熱を冷ましてくれる食材やメニューが必要な訳です。
　反対に冬には「鍋物」や「シチュー」など，体を温めてくれるメニューが好まれます。
　そしてそれは，薬の摂り方も同じだと中医学は考えています。そもそも中医学には，食材と薬材の間に，明確な区別がありません。だから食材についていえることは，そのまま薬についてもいえる訳です。

　例えば体質的に体が冷えている人には，体を温める薬を処方します。でも同じ様に温める方剤でも，夏と冬では，内容を変化させるのが普通です。冬は寒いので，少し強力に温めた方が良いですが，同じ薬を夏に飲んだのでは，熱性が強すぎるからです。
　また中医学には，白虎加人参湯（びゃっこかにんじんとう）という清熱剤があります。これは，非常に強い清熱作用をもつ方剤です。そこで出典である『傷寒論』には，「立夏から立秋までの間なら服用してもよいが，立秋を過ぎたら服用してはいけない。1～3月の寒いときも，服用してはいけない」と書かれています。「ナスは体を冷やすから，秋になったら，あまり食べない方がいいよ」なんていうのと，全く同じノリなんです。

　そしてこうした感覚は，中国人の生活の中に，深く溶けこんでいます。例えば
「羊肉は温める作用がとても強いので，夏には食べない。その代わり冬になると，羊肉を頻繁に，主食そっちのけで食べる」
「スッポンは体を冷やすので，立秋をすぎたら食べない」
などです。
　こうした方法は，寒熱だけを気にする訳ではありません，乾燥や湿気だって，もちろん気にします。例えば藿香・佩蘭（かっこう・はいらん）という薬には，「暑気払い」の作用と「湿気を取り去る」作用があります。そこでジメジメと蒸し暑い雨期になると，カゼだろうが，関節痛だろうが関係なく，本来の処方に加えて，一律にこの2味の薬を加える中医師もいます。
　また乾燥する秋になると，例えば梨やキクラゲなど，肺やのどを潤す作用のあ

る食材を煮込んで，ジュースを作る習慣も広く残っています。

　人間はいつも，変化する環境の中で，自分自身も変化しながら生きています。そしてその変化に応じて，求めるものも変化します。例えば
　　落ち込んでいるときに聴きたい音楽と，嬉しいときに聴きたい音楽は違います。
　　イライラしている人に話しかける場合と，上機嫌な人に話しかける場合とでは，話し方が違います。

　それと同じように，食材や薬材も，「暑い」「寒い」「乾燥している」「ジメジメしている」「イライラしている」など，環境の変化に応じて変化させる必要があるのです。
　歴代の中医学の書物には，そうした知恵の実践法が，たくさん書かれています。
　中医学が伝える養生の知恵を，ぜひ，色々と発掘してみてください。

第2篇

中医学のキホンを知る

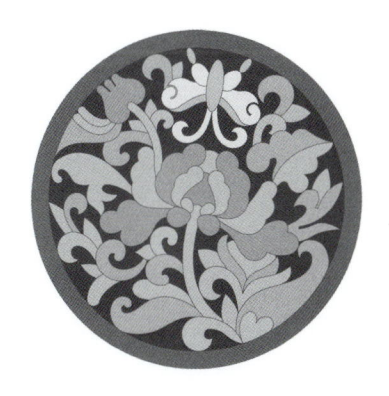

第1章

生命とは

《人間の誕生と死》

　精気学説では,「全てのものは気（精気）から出来ている」という話をしました。もちろん人間も,精気が集まって出来ている訳です。
　そこでここでは「精気」というキーワードを使って,中医学が生命をどう捉えているかを説明していきます。

1 人間の生まれ方と精（精気神学説の続き）

1 人間も，陰陽（男女）の交わりを通して生まれる

　精気学説の2つのポイントは「全ては精気から出来ている」ことと「全ては陰と陽の交わりを通して生まれる」ことでした。

　そして人間もまた，男女という陰陽の交わりを通して生まれます。いまでは体外受精などの方法もありますが，「陰陽の交わり」という原理に変わりはありません。

　そして精子と卵子の結びつきを，中医学は「男女の精の交わり」と説明します。つまり中医学では，精子も卵子も「精」な訳です。

　昔の人は，「男の精」と「女の精」が交わると「新しい精」が生まれると考えました。そしてその「新しい精」から，新しい人間に必要な，全てのものが作られていくと考えます。脳も髄も骨も，脈や筋や肉も，皮や毛髪も，みんな「新しい精」から作られるということです。

図66　人間の生まれ方

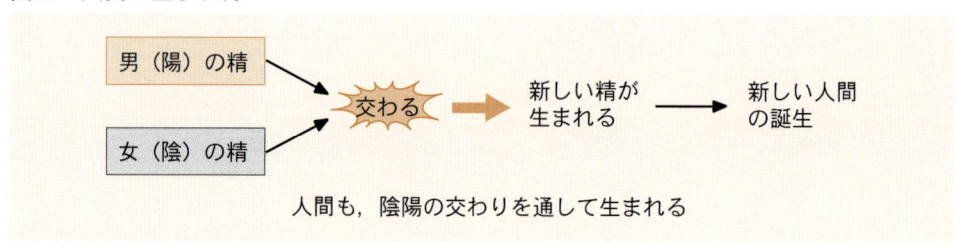

男（陽）の精 ＋ 女（陰）の精 → 交わる → 新しい精が生まれる → 新しい人間の誕生

人間も，陰陽の交わりを通して生まれる

2 神の生まれ方

　さて，人間にはさらに神（精神・意識）があります。神の生まれ方について，いちばん簡単な説明は**図66**の内容と同じです。つまり「新しい精」から色々なものが生まれる過程で，神もまた生まれると考えます。これが，いまの中医の教科書が伝える考えです。

　ほかには，「男女の精気が交わると生命が生まれ」，そこに「天が智慧を与え」「地が形体を与える」という考えもあります。この場合は，「智慧」が，神にあたる言葉だと思ってください。また，ここでの「天」と「地」は，実際の天地ではなく「大きな宇宙の代名詞」だと私は解釈しています。つまり1人の人間の誕生は，たんなる父と母という男女の交わりの結果ではなく，その背後には，父母の影響を超えた，大きな宇宙の力も作用しているのだということです。

　このほか，ここでは触れませんが，神を「後天の神」と「先天の神」に分ける考えもあります。

図67　神の生まれ方

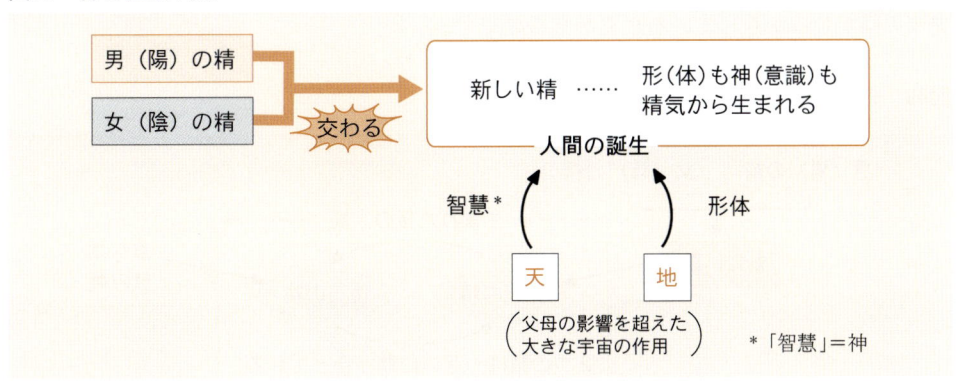

男（陽）の精 ＋ 女（陰）の精 → 交わる → 新しい精 …… 形（体）も神（意識）も精気から生まれる

人間の誕生

智慧* ← 天（父母の影響を超えた大きな宇宙の作用）
形体 ← 地

*「智慧」＝神

3 生命の中の精

　人間の肉体や神は，「新しい精」から作られると言いました。ただし精が人間を作るのは，母親のお腹にいる間だけではありません。ヒトが生まれた後も，精は人間の成長に深く関わっていきます。
　つまり中医学では，「人間は精を宿して生まれる」と考えるのです。この生まれもった精は「先天の精」と呼ばれます。男女の精から生まれた「新しい精」が，そのまま新しい人間の「先天の精」になるということです。

図68　生命の中の精

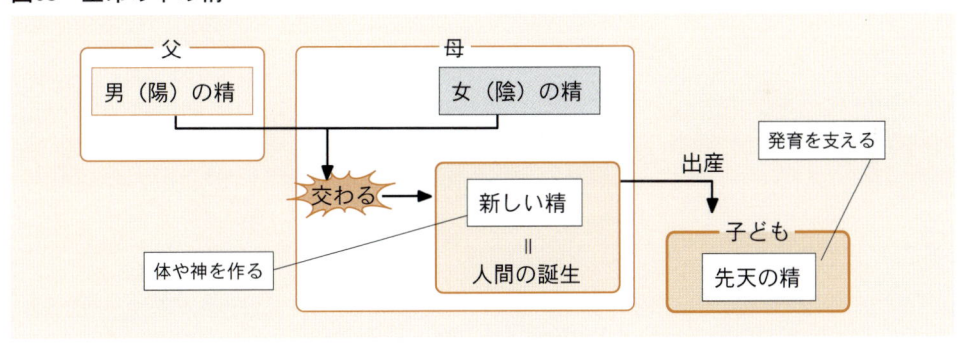

父：男（陽）の精
母：女（陰）の精
→ 交わる → 新しい精 ＝ 人間の誕生
体や神を作る
出産 → 子ども：先天の精
発育を支える

　精は，人間の体や神を作り出す元でした。そこで先天の精が足りないと，体の発育や知能の発達がおくれると，中医学は考えます。また先天の精が足りないと，寿命が短くなるとも考えられました。
　ただし生まれた後の人間は，先天の精だけに頼って成長する訳ではありません。まだおっぱいしか飲めなくても，もう自分の口から栄養を取り始めています。そしてこの栄養もまた，ヒトの成長を支える大切なものです。そこで飲食から得られる栄養のことを，「後天の精」と呼びます。
　つまりヒトは，「先天の精」と「後天の精」に頼って成長していくと考えるのです。そしてこの2つの精には，密接な関係があります。
　例えば先天の精がいくらたくさんあっても，何も食べないでいたら死んでしまいますよね。つまり先天の精を活かすためにも，食べものの栄養は欠かせないものです。また，ちゃんと食べてしっ

かり栄養を取るためには，そもそも体が健康でなければいけません。つまり後天の精を得るためには，先天の精がしっかりしている必要があるのです。

図69　先天の精と後天の精

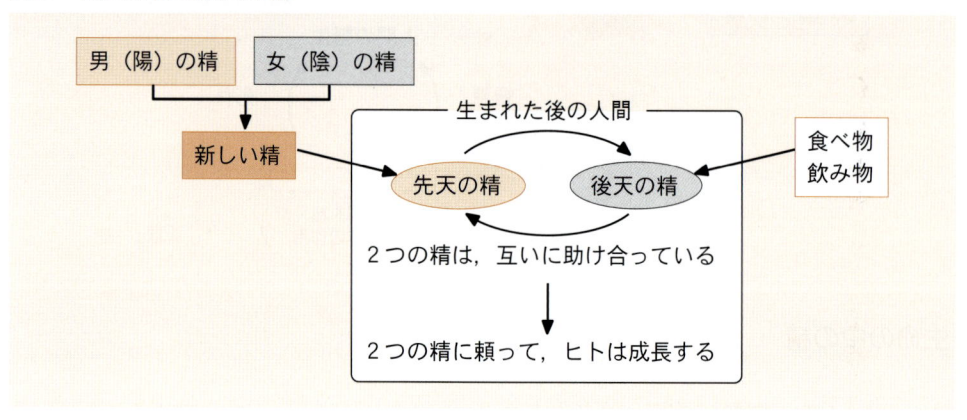

男（陽）の精　女（陰）の精
→ 新しい精

生まれた後の人間
先天の精 ⇄ 後天の精 ← 食べ物 飲み物
2つの精は，互いに助け合っている
↓
2つの精に頼って，ヒトは成長する

2　生命と死

1　生命とは

　人間も物も，全ては精気が集まることで生まれます。つまりヒトが生きているということは，まず「ヒトとして精気が集まっている」ということです。

　そしてヒトとして集った精気は，さらに陰と陽に分かれます。それは世界に満ちている精気が，天地という陰陽に分かれたのと同じです。また天地の気は，常に交わりながら陰陽のバランスを取っていました。そこで中医学は，人間の精気も，いつも動きながら陰陽のバランスを取っていると考えます。具体的なバランスの取り方は，第1篇第2章の陰陽学説でお話した通りです（p. 11参照）。

　そして中医学は，こうしてバランスを取っている気の運動が，生命なのだと考えています。つまり「生命という現象」は「陰陽の気の運動」だと捉えたわけです。

2　生命のプロセス

　ヒトは，「先天の精」と「後天の精」に頼って成長していくとお話しました。そしてこの2つの精は，腎の中に蓄えられていると中医学は考えます。つまり，実際には2つが融合した「1つの精」として貯蔵されている訳です。そこでこの精のことを「腎精」（または「腎中精気」）と呼びます。

図70　腎精（腎中精気）

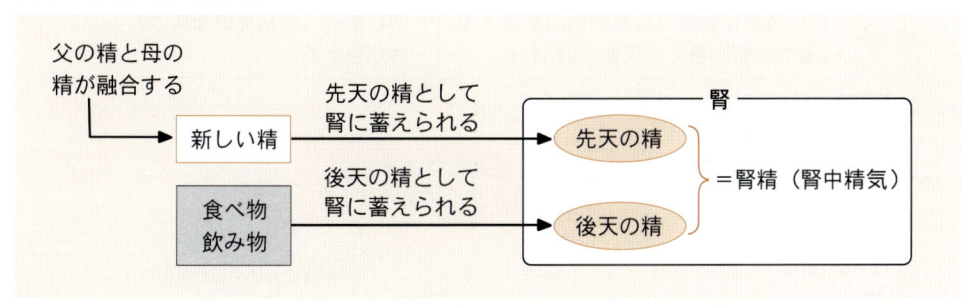

　中医学のバイブルと呼ばれる『黄帝内経（こうていだいけい）』という本には，「腎の精気の盛衰」という視点から，生命のプロセスを捉えた文章があります。細かく説明すると長くなってしまうので，ここでは図表にまとめたものを見てください（**図71**）。

図71 生命のプロセス（『黄帝内経素問』上古天真論のまとめ［部分］）

①女性の「生命のプロセス」
（女性は7年周期で変化する）

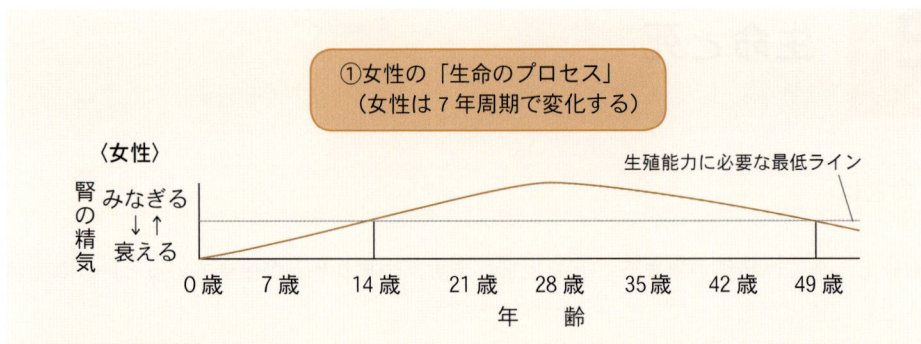

〈女性〉
腎の精気 みなぎる↓↑衰える
生殖能力に必要な最低ライン
0歳　7歳　14歳　21歳　28歳　35歳　42歳　49歳
年齢

年齢ごとの変化

	腎の精気の状態など	体の変化
7歳	・腎の精気がみなぎり始める	・歯が生えかわる ・髪の毛が伸び始める
14歳	・腎精から天癸*が生まれる ・性の成熟に必要な経絡に気血がみなぎる	・初潮を迎える（生殖能力が備わる）
21歳	・腎気がさらに満ちる	・智歯（親知らず）が生える ・生命の充実期を迎える
28歳	（記載なし）	・筋肉や骨が発達する ・髪の毛も豊かに生える ・生命の最盛期を迎える
35歳	・顔に気血を送る経絡が衰え始める	・顔から，いきいきとした輝きが消えていく ・髪が抜け始める
42歳	・顔に気血を送る経絡が，全面的に衰える	・顔の輝きがなくなる・髪が白くなる
49歳	・性の成熟に必要な経絡の気血が衰える ・（腎の精気が衰え）天癸*が枯れる	・閉経する（生殖能力を失う） ・体が衰える

②男性の「生命のプロセス」
（男性は8年周期で変化する）

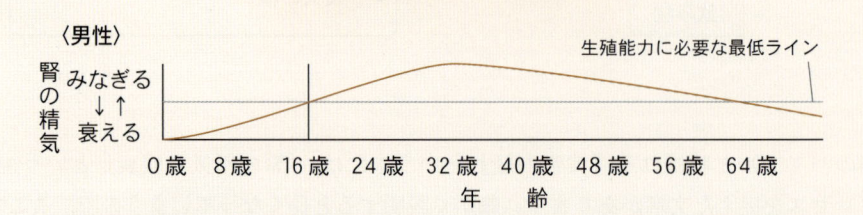

〈男性〉
腎の精気 みなぎる↓↑衰える
生殖能力に必要な最低ライン
0歳　8歳　16歳　24歳　32歳　40歳　48歳　56歳　64歳
年齢

｛ ここでは男性は64歳ごろ生殖能力を失うようになってしまっていますが，原書は男性が何歳で生殖能力を失うか述べていません。養生していれば100歳を超えても可能だと述べています。｝

年齢ごとの変化

	腎の精気の状態など	体の変化
8歳	・腎の精気がみなぎり始める	・髪の毛が伸び始める ・歯が生えかわる
16歳	・腎精から天癸*が生まれる	・射精できるようになる 　（生殖能力が備わる）
24歳	・腎気がさらに満ちる	・智歯（親知らず）が生える ・生命の充実期を迎える
32歳	（記載なし）	・筋肉や骨が発達する ・生命の最盛期を迎える
40歳	・腎の精気が衰え始める	・髪が抜け始める ・歯に艶がなくなる
48歳	・体の上部の陽気が衰え始める	・顔の輝きがなくなる ・髪が白くなる
56歳	・肝の気も衰え始める ・（腎の精気が衰え）天癸*が枯れる	・キビキビと動けなくなる ・体が目に見えて衰える
64歳	（記載なし）	・髪も歯も抜け落ちる

＊　天癸とは，各種「性腺刺激ホルモン」の意味を含む用語といえます。そして中医学は，「腎の精気がみなぎって，あるレベルに達すると天癸が生まれる」と考えました。西洋医学の認識では，性ホルモンは脳の下垂体から分泌されますが，中医学は，脳もまた腎精から生まれるものだと考えます。

①腎精と生命のプロセスについて

図71で示したように，腎の精気は，ヒトが生きている間に「みなぎり→盛りを迎え→次第に衰える」という変化をたどります。そしてこの変化が，生命のプロセスを生み出していると中医学は考えました。

②天癸と生殖能力について

またこのプロセスの中で，ヒトは一定の時間「生殖能力」をもちます。これを中医学は「天癸が生まれる」というしくみで説明しました。

それは
- 天癸が生まれると，ヒトは生殖能力を備える。
- 天癸が生まれ続けている間は，生殖能力がある。
- 天癸が衰えると，ヒトの生殖能力は衰える。
- 天癸の衰えが一定のレベルを超えると，ヒトは生殖能力を失う。

ということです。

そして天癸は，腎の精気から生まれると考えました。腎の精気は「先天の精＋後天の精」なので，人によって強かったり弱かったりします。だから「天癸がいつ生まれるか」も，または「生殖能力の強さ」も，人によって差があると考えるのです。

③性別による生命プロセスの周期の違いについて

そして中医学は，男と女では，生命プロセスの周期が違うとも考えました。図71で示したように「女性は7年周期」「男性は8年周期」で進むと考えたのです。

また中医学では，ヒトの生命の変化を「生（生まれる）→長（成長する）→壮（盛りを迎える）→老（老いる）→已（死ぬ）」というプロセスとしても捉えます。これは自然界のプロセスである「生→長→化→収→蔵」に対応したものです。例えば植物でいうと「生（芽が出る）→長（生長する）→化（花が咲く／実がなり始めるなど）→収（花が散る／実が落ちる）→蔵（次の発芽に向けて備える）」となります。

つまり人間の生命のプロセスは，大きな目でみれば，やはり自然界のプロセスと共通しているということです。

図72　人間の生命プロセスと自然界のプロセス

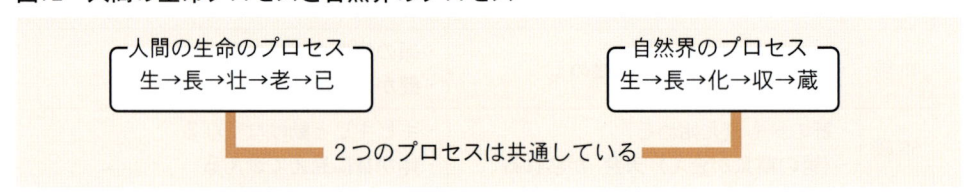

```
┌─ 人間の生命のプロセス ─┐      ┌─ 自然界のプロセス ─┐
    生→長→壮→老→已              生→長→化→収→蔵
└───────────┬──────────┘      └──────────┬───────┘
            └──── 2つのプロセスは共通している ────┘
```

❸ 死とは

ヒトは精気の集まりです。だから精気が散れば，人間は死ぬことになります。これが，死についてのいちばん基本的な説明です。

また人間が生きているということは，陰陽の気がバランスを取っている状態でもありました。そこで陰と陽の気が分かれてしまうと，ヒトは死ぬのだという説明もあります。そもそも「相手がいなければ自分もいない」はずの陰と陽が，分かれるなんてありえません（p. 12 陰陽学説「陰と陽の関係」参照）。でもその「ありえないこと」が起こった場合，それはつまり死だということです。

図73　死とは？

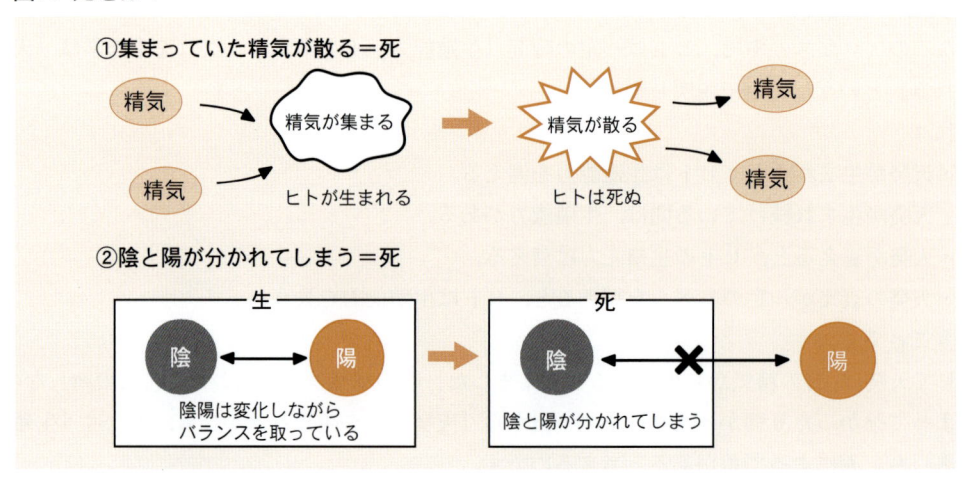

①集まっていた精気が散る＝死

精気 ＋ 精気 → 精気が集まる（ヒトが生まれる） → 精気が散る（ヒトは死ぬ） → 精気・精気

②陰と陽が分かれてしまう＝死

【生】陰 ⇔ 陽　陰陽は変化しながらバランスを取っている
【死】陰 ✕ 陽　陰と陽が分かれてしまう

3 大切な視点のまとめ

　人間の生命についての説明は終わりました。ここでは、これまでの話に含まれていた2つの視点を、簡単に紹介します。

① 人間は自然界の一部（天人合一・天人相応）

　人間は自然界の一部だというと、「あたりまえじゃないか」と感じる人も多いと思います。でもそれは、「自然界の一員だ」という意味で捉えているのではないでしょうか？
　ここでは「一員」といわずに「一部」といっています。
　つまり人間というシステムは、自然界という大きなシステムの一部で、全ては同じ法則に従って動いているということです。
　この視点は、「天人合一」「天人相応」または「人と自然の整体観」などと呼ばれています。整体観というのは、「全てを1つのまとまりとしてみる視点」のことです。
　中医学は整体観という視点を大切にするので、人間をみるときにも、人間だけを見ることはしません。いつも世界の一部として、人間をみていきます。
　そして中医学の中で、この視点はさらに発展しました。それは、病気をみるときにも、病気だけを見たりはしないということです。常に人間の一部として、病気をみていきます。だから例えば肝臓病であっても、肝ばかりを見たりはしません。肝臓の症状を通して、その背後にある「こころとからだを含めたその人全体の姿」や「その人を取り巻く環境の影響」なども捉えようとします。
　こうした捉え方は、中医学の大きな特徴の1つです。本当に大切な視点なので、いつも忘れないようにしてください。この視点をもっていれば、「木を見て森を見ず」「病気を見て人間を見ず」ということにはならないからです。

② 人間は「こころ＋からだ」（形神統一）

　形神統一の「形」とは、目に見えるカラダ、つまり肉体のことです。そして「神」という言葉は、意識や精神を表わしています。
　もう何度も言いましたが、中医学では「こころ」と「からだ」を分けません。これも中医学らしさを作っている、大切な視点の1つです。
　例えば『針灸甲乙経』*という、中国でいちばん古い針灸の専門書があります。この本は、中国でも日本でも、昔は医学生の教科書として使われていたものです。そしてこの本の第1巻は、五臓と精神活動の関係を説明する話から始まります。つまりいちばん始めに、「こころ」と「からだ」の話をしているのです。このことからも、形神統一という視点を、中医学がどれほど大切にしているのかが分かると思います。

そしてこの視点は，病気をみるときだけでなく，健康な人間をみるときにも，同じように使われます。

　まず病気をみるときですが，中医学は「こころ」の問題を，常に病気の原因の1つとして意識しています。生理不順であろうと，リウマチによる関節痛であろうと，表向きはどんな疾患・症状であろうとも，その背後に，何か精神的な影響はないかを知ろうとします。それは「精神的な原因が，病気を作る」というだけではなく，その人の「こころの在り方が，そのままからだの在り方，つまり体質となっている」と考えるからです。また反対に，「病気によって気の在り方が変化すると，それはこころの在り方にも影響する」とも考えます。

　そしてこの関係は，人間が健康な状態にあっても変わりません。もうお分かりでしょうが，普段の「気のもち方」は，人間が病気にならないためにも大切なことなのです。こころの状態がよくなければ，からだの状態もよくはなりません。反対にからだの状態がよくなければ，こころの状態もよくならないのです。

　つまり形神統一という視点は，病気の治療だけでなく，養生をするときにも重要なものといえます。

　　＊　晋代の医家・皇甫謐の著作。現存する最古の針灸学専門書。
　　　　正式な書名は『黄帝三部針灸甲乙経』だが，一般には『針灸甲乙経』と呼ばれることが多い。

Q&A　　　　　　　　　　　　　　　　　　　　　　　　　よくある質問❹

Q　「中医学は，人間の精神活動を，どう捉えていたの？」

A　古代の中医学は，人間の精神活動を色々な方法で語りました。その内容の一部は，現在「情志」としてまとめられています。

　情志とは「七情＋五志」のことです。このうち七情，つまり「喜・怒・憂・思・悲・恐・驚」と五臓の関係については，本書の蔵象学説のなかでお話しています。そこでここでは，五志について説明をしていきます。

　五志とは何かというと「神・魂・魄・意・志」のことです。約2千年前の書物である『黄帝内経』は『素問』宣明五気篇で，五志について「心は神を蔵し，肺は魄を蔵し，肝は魂を蔵し，脾は意を蔵し，腎は志を蔵す」と言っています。これはつまり，人間の精神活動を「神・魂・魄・意・志」という5方面に分類し，それぞれが特定の臓の働きと，深くつながっていることを説明したものです。

　では，1つ1つの意味についてお話しましょう。

　まず神ですが，これはあらゆる精神活動の総称です。そこで五志については，まず，「五志の中の神は，残り4つを統括している」という認識が基本となります。人間の精神活動はいろいろな方面に分けられるが，最終的には，どれも心（こころ）の出来事，神の出来事なのだという意味です。この大きな意味での精神活動は「心神・神志・神明」などと呼ばれます。つまり五志というときの「志」は，神志の「志」な訳です。ただしこれは，「広義の志」です。五志の内容の1つとしての「志」は，「狭義の志」を指しています。神の話に戻りますが，心と神の関係については，蔵象学説・心のなかで説明しているので，そちらを参照してください（p.176）。

　次に魂と魄ですが，これらについても蔵象学説・肝のなかで説明しているので，そちらを参照してください（p.204）。

　蔵象学説に出てこないのは，残りの意と志です。まず意ですが，これは「注意・記憶・思惟・推測などと関係する精神活動」と説明されます。注意にも色々な意味がありますが，例えば思春期になると，異性に対する興味が強まります。この「意＝注意」を収めておくのは，脾の働きです（脾の蔵意機能）。そこであまりにも異性に対する興味が強く，異性と関係する幻聴や幻想が現われ，統合失調症と診断された患者を，脾熱による病証と判断した症例があります。治療にも，脾熱を解消する薬（瀉黄散）を使い，3カ月ほどで治癒しました。ある程度の興味（＝注意）は健康なことですが，ここでは度を越えたものを，脾の「蔵意」機能がおかしくなっていると判断した訳です。

最後は志です。すでにお話したように，広義の志は，神つまり神志と同じ意味です。そして狭義の志には，2つの意味があります。1つは「記憶力」のことです。ただし記憶は，意の内容にも含まれていました。この意味で意と志は，つながりの強いものといえます。例えば『黄帝内経霊枢』本神篇は「意が保存されたものが志である」といっています。一口に記憶といっても，短期記憶・長期記憶など，いくつかの層に分けることができると解釈することもできます。
　そして志の2つ目の意味は，「動機・意志」などの意味と重なるものといえると思います。狭義の志は，腎に収められます。そこで中医学は，「強い意志」「不屈の精神」などは，腎の精気が充実しているかどうかと，深い関係があると考えています。

第2章

人間のしくみ

　西洋医学では，人間のしくみを「解剖学」や「組織学」などを通して学びます。また人間というシステムについて学ぶには，「生理学」や「生化学」などがあります。

　そしてこれからお話するいくつかの学説や理論は，どれも中医学が考える「人間のしくみとシステム」についてのまとめです。いくつもの学説に分かれていますが，それぞれの内容は，互いに深く関係しています。なぜなら学説が違っても，見ているものは同じ人間だからです。

　では「学説が違う」とは，どういうことなのでしょうか？

　それは，「視点が違う」ということです。そこでそれぞれの学説の視点について，はじめに簡単にまとめておきます。

表21　人間システムを説明する諸学説とその視点

学説	視点
精気神学説	精という視点から，人間の誕生・成長（変化）・寿命などを捉える。人間を，「精」「気」「神」という3つの要素が融合したものとして捉える。
経絡学説	気血の通り道である「経絡」を通して，人間という存在・システムを捉える。
蔵象学説	個々の臓腑の働きや，臓腑間の関係を通して，人間という存在・システムを捉える。
命元三焦系統理論	命門から生まれる「元気というエネルギー」が，三焦を通じて全身に行き渡ることで，人間という存在・システムは維持されていると捉える。
気血津液	人間を構成している重要な要素である「気」「血」「津液」にスポットを当てて，人間という存在・システムを捉える。

表から分かるように，諸学説の視点には，それぞれ違いがあります。ただし上でお話したように，どの学説であっても，「見ているものは同じ人間」です。
　ですから1つ1つをバラバラに学ぶのではなく，「学説という，いくつもの視点を合わせて，さらに大きな視点を手に入れるのだ」という意識を，もち続けるようにしてください。

1 経絡学説

1 ── 経絡学説とは

❶ 経絡学説の意義

　経絡学説は，中医学の出発点です。
　「全ての中医理論は，経絡学説の上にある」といっても過言ではありません。例えば次節でお話する「蔵象学説」はとても大切な学説ですが，その蔵象学説だって，経絡学説がなければ成り立ちません。
　ですから中医を学ぶ人は，いちばん始めに，経絡学説をしっかりと学ぶ必要があります。「とにかく全ての基礎！」そんなつもりで学んでみてください。

❷ 経絡学説の本質

　突然ですが，「風水」をご存じですか？
　知っているという方は，おそらく「あの黄色い財布を持つと金運がアップするとかいうやつでしょ」なんて思われたのではないでしょうか。もちろん，あれも風水です。けっして間違った内容ではありません。でも，風水の元々の姿は，あれとは少し違うものです。
　精気学説のところでお話しましたが，古代の中国人は「全ては気から出来ている」と考えました。つまりこの大地も，気が集まって出来ている訳です。
　でも，それで終わりではありません。古代の人は，さらに「大地には巨大な気の流れがある」と考えたのです。そしてこの流れを「龍脈」と呼びました。
　元々の風水とは，龍脈の流れを読み取ることで，その土地の吉凶を判断する術だったのです。そして龍脈の上には，特に気が集中しているツボがあります。このエネルギー・スポットのことを「龍穴」と呼びます。古代の風水術の使命は，よい龍穴を見つけ出すことでした。「龍穴の上に城を建てれば，その国は栄える」「龍穴の上にお墓を建てれば，その家は栄える」「龍穴の上に店を構えれば，その店は繁盛する」と考えたからです。そしてこの風水の考え方を，そのまま人体にあてはめたものが経絡学説です。
　つまり，
　　・「大地に龍脈という気の流れがある」
　　　　のと同様に
　　「人体には経絡という気（血）の流れがある」

・「龍脈の上に龍穴というツボ（エネルギー・スポット）がある」
　　　のと同様に
　「経絡の上には経穴というツボがある」
と考えます。
　経絡という流れを足がかりにして「気の集まりとしての人間」「気（血）が流れる場としての人間」の姿を明らかにしていくのが，経絡学説の本質です。

３ 「現代の中医教育の問題点」と経絡学説

①問題１「経絡学説は，針灸をする人だけのものではない」

　いまの中医学の世界には，経絡学説に関して大きな誤解があると私は感じています。それは「経絡学説は，針灸をする人たちのもの」という誤解です。
　この誤解をそのままにしたら
　「私は中医学を学びました。でも薬の処方をするだけなので，経絡については知りません」
　「中医学を学んだけど，薬膳が専門なので経絡については知りません」
　などという，とんでもない言い分がまかり通ってしまいます。
　精気学説でお話したように，人間とは気の集まりです。そして人間として集まった気は，常に動いています。もし「気の集まり方」や「気の運動」に異常があれば，人間は病気になります。
　つまり人が病気になった状態というのは，それを「陰陽のバランスの崩れ」として語ろうと，または「臓腑の問題」として語ろうと，その本質は「気の在り方の変調」なのです。
　だから病気を治療するということは，たとえ針や灸を使おうと，または薬を使おうと，どちらも「気の在り方に影響を与えている」わけです。中医を学んだ人材であれば，薬を処方する場合でも，このことを分かっていなければいけません。
　例えば，白虎湯という方剤があります。この方剤の作用を，方剤学の教科書は「清熱生津」（清熱作用と津液を生み出す作用）といい，『傷寒論』の教科書は「清熱，益気養陰」（清熱作用と気・陰を補う作用）といいます。でも，もしここまでしか知らなかったとしたら，その人は中医学の専門家とは言えないでしょう。専門家であるならば，白虎湯は辛甘寒剤であることを，よく知っている必要があります。つまりその清熱作用は，甘さを備えた清熱薬（甘寒薬）によっていること，また単なる甘寒剤でなく，さらに辛味を備えた方剤であることも知らなくてはいけません。そして「どうして辛味が必要なのか」も，当然知っている必要があります。ここでは辛味を利用して，体の気を発散させているのです。
　でも辛味で気を発散させる方剤は，ほかにも麻黄湯・桂枝湯・葛根湯・麻黄附子細辛湯などたくさんあります。そこで「白虎湯の辛味は，ほかの方剤の辛味とどう違うのか」，つまり，「気の在り方に対する影響の仕方に，どんな違いがあるのか」についても，当然知らなくてはいけません。
　このように薬を使う場合でも，「薬の作用が人間の気の在り方をどう変えるのか」を，きちんと分かって処方しなければ，それは中医学とはなりません。そのためにも，経絡学説のもつ，人間を「気の集まり・気の運動体」として見る視点は，不可欠なものなのです。

②問題2 「経絡図や経絡模型（人形）が示す経絡は，未完成な図にすぎない」

みなさんは「経絡図」をご存じですか？

よく針灸治療院の壁に貼ってある，経絡の通り道を示した図のことです。そして経絡図を人形にしたものが「経絡模型」です。

でも，経絡図に描いてある気血の通り道は，全体のごく一部にすぎません。あれは簡単にいうと，「国道しか描いていない地図」のようなものなのです。つまり，メイン・ストリートしか載っていません。メイン・ストリートの間にある細かいつながりは，全て省略されているのです。そんな地図は，地図として不完全ですよね。それは経絡図も同じです。だから中医を学ぶ人は，自分で，間にある細かいつながりを埋めていかなくてはなりません。そのためには，これからお話する経脈・絡脈・経別などの流れを，1つ1つ覚えていく必要があります。それを知らなければ，気血の流れ方を知っていることにはならないからです。

例えば「肺経はどこから始まるの？」と聞かれて，もし「中府から」と答えたら，その人は，やはり中医学の専門家とは言えないでしょう。もちろん針灸を専門とする針灸師さんではあるのですが，中医学の人材として「専門家とは言えない」という意味です。中医学の専門家であれば，「中焦から」と答えます。もっと詳しい人なら，「肺経の1つ目のツボである中府とは，『中焦の府』という意味であること」，だから「中府は肺経のツボでありながら，肺だけでなく中焦にも作用すること」なども教えてくれるかもしれません。

1つだけ紹介しましたが，ツボの名前には，それぞれに意味があります。中には中府のように，名前が気の流れ方を表しているものもあります。できればそうした名称や意味についても，学んでみてください。

2 ── 経絡とは

1 経と絡

中医学では，人体には気と血が流れていると考えます。経絡は，その気と血が流れる専用の道のことです。

経絡のうち，幹線道路のような主流となる道を「経」または「経脈」と呼びます。そして主流に対する支流のような道のことを「絡」または「絡脈」と呼びます。つまり経絡とは，経脈と絡脈を合わせた呼び方なのです。

図74　経絡とは

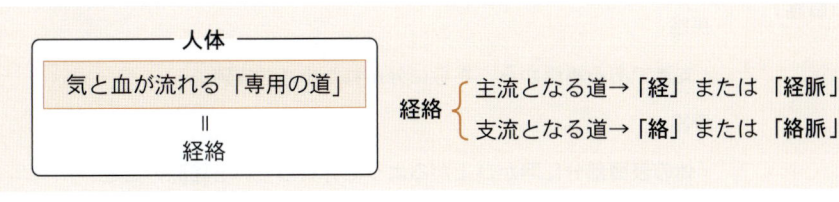

```
┌─ 人体 ──────────────┐          ┌ 主流となる道→「経」または「経脈」
│ 気と血が流れる「専用の道」│   経絡 ┤
│        ＝          │          └ 支流となる道→「絡」または「絡脈」
│        経絡         │
└────────────────┘
```

2 経絡の分類

経絡とは，経と絡を合わせた言葉です。そして経も絡も，さらにいくつかの種類に分けることができます。

まず経には，「十二正経」「奇経八脈」「十二経別」の3つが含まれます。それぞれどういうものなのかは，図75を見てください。

図75　経（脈）の分類

経（経脈）
- 十二正経（十二経脈）
  - 全身に気血を通す12のメイン・ストリート。
  - 「正経」とは、「基本となる道」という意味。
  - 内部では臓腑とつながり、また外側の関節などにも通じることで体中に気血を行きわたらせている。
- 奇経八脈
  - 十二正経とは別に、全身を走る8本の通り道。
  - 「奇」とは「（十二正経とは）ちがう」という意味。
  - 十二正経のつながりを強める働きをしている。
- 十二経別
  - 十二正経から1本ずつ出ている別れ道。
  - 別れ道ではあっても重要な道なので、絡ではなく経に分類される。
  - 「経別」とは「別を行く正経」という意味。
  - 十二正経を補佐するとともに、特に顔面や頭部に気血がたくさん届くようにしている。

そして絡には，「十五絡脈」「孫絡」「浮絡」が含まれます。それぞれどういうものかは，図76を見てください。

図76　絡（脈）の分類

絡（脈絡）
- 十五絡脈
  - 「十二正経からそれぞれ1本ずつ出ている支流」（12本）に「奇経のなかの督脈・任脈から出ている支流」（2本）と「十二正経のなかの脾経からもう1本出ている支流」（1本）を加えた15本の支流。
  - 経脈を助けて、体のすみずみまで気血が通るようにしている。
- 孫絡
  - 支流である絡脈から、さらに分かれた小さな支流。
- 浮絡
  - 体の表面部分に浮かび上がるように分布している絡脈のこと。

第1節　経絡学説

そして経脈・絡脈のほかに，さらに「十二経筋」「十二皮部」と呼ばれるものがあります。

①十二経筋
- 全身の体表部の筋肉を，十二正経の分布を利用して12群に分類したもの。
- 骨と骨のつながりを強めたり，筋肉や関節の運動を支えている。

②十二皮部
- 十二正経や絡脈を流れる気血は，体の表面にも行き渡る。
- その表面の部分を特に「皮部」と呼ぶ。
- 皮部は，十二正経の通り道に沿って12に分けられる。
- 経絡の気血が皮部を満たすと，バリアーのように体を守る働きをする。
- また臓腑に病気があるときには，その異常が経絡を通じて皮部にも現われる。

> 注意：ここでは「十二経筋」と「十二皮部」を，経脈・絡脈とは別のものとして扱いますが，本によっては，どちらも経脈に分類されています。ただし説明からわかるように，「十二経筋」と「十二皮部」は，経脈とは違うものです。「十二経筋」は，経でも絡でもありません。また「十二皮部」は，経でもあり絡でもあるものです。

「経脈」「絡脈」「経筋」「皮部」を合わせたものを「経絡系統」と呼びます。経絡系統とは，「経絡シリーズ」または「経絡ファミリー」というような意味です。

経絡系統を1つにまとめると，図77のようになります。

十二正経のところにいろいろな名前が並んでいますが，それについては，この後でお話します（p.131～参照）。

図77　経絡系統

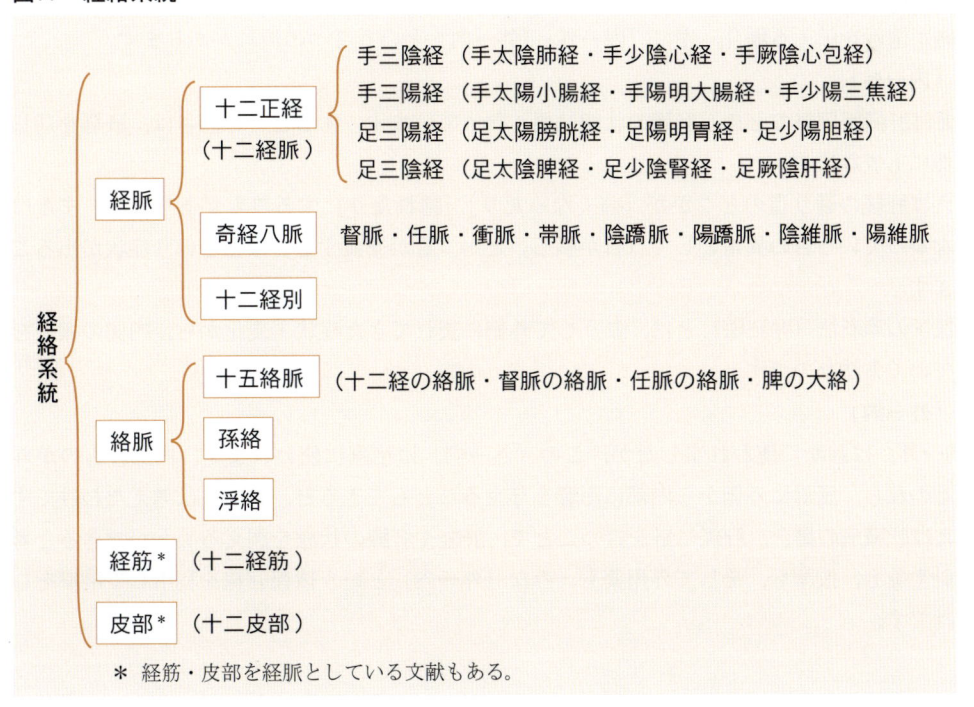

経絡系統
- 経脈
  - 十二正経（十二経脈）
    - 手三陰経（手太陰肺経・手少陰心経・手厥陰心包経）
    - 手三陽経（手太陽小腸経・手陽明大腸経・手少陽三焦経）
    - 足三陽経（足太陽膀胱経・足陽明胃経・足少陽胆経）
    - 足三陰経（足太陰脾経・足少陰腎経・足厥陰肝経）
  - 奇経八脈　督脈・任脈・衝脈・帯脈・陰蹻脈・陽蹻脈・陰維脈・陽維脈
  - 十二経別
- 絡脈
  - 十五絡脈（十二経の絡脈・督脈の絡脈・任脈の絡脈・脾の大絡）
  - 孫絡
  - 浮絡
- 経筋＊（十二経筋）
- 皮部＊（十二皮部）

＊　経筋・皮部を経脈としている文献もある。

③ 経絡の働き

もうお分かりかもしれませんが，経絡とは「全身を結ぶネットワーク」です。逆に言うと，人間の体は，経絡に結びつけられることで「1つの整体」つまり「1つのまとまり」となっています。全身の臓腑・器官・組織が，経絡を通して，有機的につながっている訳です。

ではこのしくみのなかで，経絡には，どのような働きがあるのでしょうか？

1つ目の働きは，気血を運ぶ働きです。ここでいう気血とは，「エネルギーと営養」のような意味だと思ってください。気血が体中に行き渡るということには，全身にエネルギーや営養が届けられるという意味があります。

そして経絡には，さらに「情報回線」としての役割があります。これが，2つ目の働きです。体は経絡を流れる気を通して，様々な情報をやり取りしています。

このように経絡には，「気血の通り道」と「情報回線」という，2つの働きがある訳です。この2つは切っても切れない関係にありますが，ここでは説明のために，それぞれに分けてお話していきます。

①気血の通り道として

経絡は，「気血を運ぶ道」として全身に「エネルギーと栄養」を届けます。その結果，体は元気になり，臓腑も器官もきちんと働くことができる訳です。また体に気がみなぎるので，外から人間を侵そうとする邪気に対しても，対抗できるようになります。

②情報回線として

経絡が情報を伝える場合，主に「内→外」「外→内」という2つの流れがあります。

（1）「内→外」

例えば肝臓が病気のとき，肝臓の状態は悪くなっています。するとその悪さは，肝経を通じて体の外側にも表れます。

例えば肝経の通り道のどこかが「痛くなったり」「腫れたり」することがあります。または肝経とつながっている目の異常として「目が張る」とか「目が充血する」などという症状が出ることもあります。

中医学の診断法（弁証法）とは，こうして外側に表れてきた症状・変化から，内側の様子を読み取っていく方法なのです。

（2）「外→内」

「内→外」は診断に使われましたが，この「外→内」は治療に使われます。内部のものが外側に伝わるのなら，反対に外側から内部に影響を与えることもできると，昔の人は考えたわけです。

例えば肝臓病の場合，肝経に針を打つことで，肝経や肝臓の状態を調えることができると考えます。針や灸も，按摩も，そして外用薬も，みな「外→内」という情報回線を利用して治療をしているわけです。

第 1 節　経絡学説

> [参考] 内服薬の作用について
>
> 　薬を内服した後，薬の作用が，経絡を通して伝わる場合も多くあります。その場合，薬はまず体内に入るので，作用は「内→外」または「内→内」と伝わります。
> 　例えば内服薬で湿疹を治療する場合は「内→外」ですが，肝臓病を治療する場合は「内→内」となるわけです。

以上をまとめると，図 78 のようになります。

図 78　経絡の働き

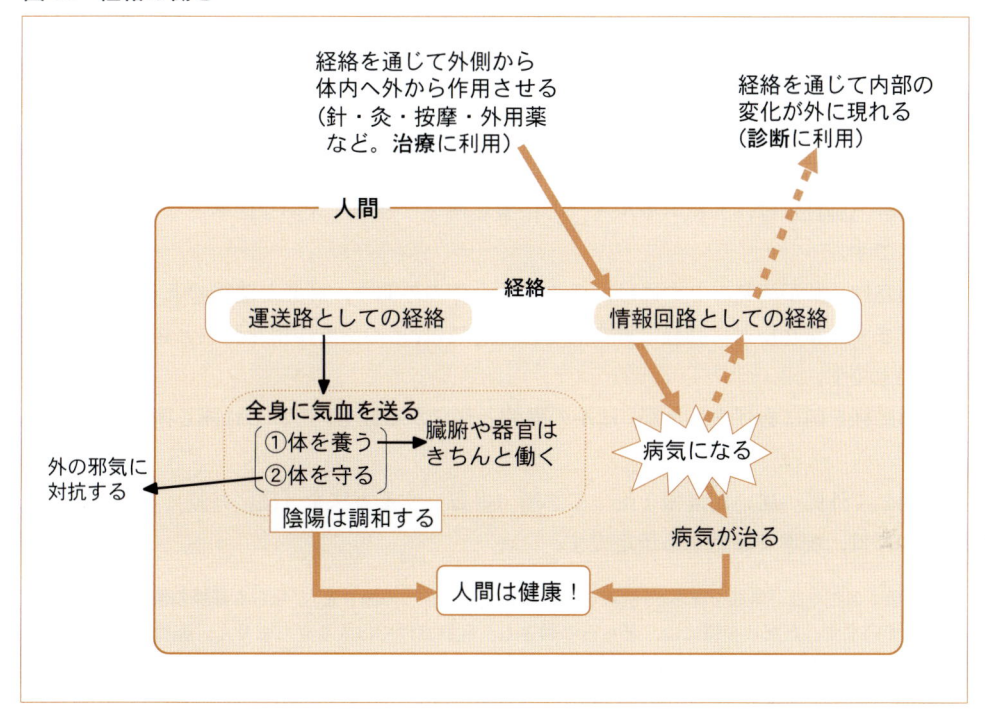

④ 経絡の気（経気）

　経絡には，「気血を運ぶ」「情報を伝える」という 2 つの大きな働きがありました。では誰が，この仕事をしているのでしょうか？　答えはもちろん経絡なのですが，中医学はさらに「経絡の気（＝経気）」というものがあると考えます。つまり気血が勝手に経絡を流れるのではなく，「経絡の気」が気血を流しているのだということです。そして様々な情報も，この「経絡の気」が伝えていると考えます。

3 ── 十二正経について

① 十二正経（十二経脈）とは

　上でお話したように，十二正経は「経絡系統」の中心です。
　具体的に言うと，十二正経は，まず体内で，全ての臓腑と直接つながっています。そして体の外側にも通じて関節とつながり，さらに目・鼻・耳などの器官ともつながるのです。
　十二経脈は，こうして頭・顔・軀体（胴体）・手足の全てに行き渡ることで「経絡系統」という大きなネットワークの中心となっています。
　だから十二経脈は，「十二正経」つまり「12本の基本的な経脈」と呼ばれているのです。

② 1本1本の経の働き

　十二正経は，1本1本が，それぞれ1つの臓や腑とつながっています。そこで例えば，肺とつながっている経（肺経）は，肺にエネルギーと栄養を運ぶことが，大切な仕事となります。これが1つ目の働きです。
　そして肺経は，肺が病気のときには，その情報を体の外側や，肺経と連絡のあるほかの臓腑・器官へと届けます。また反対に肺経に針を刺した場合には，その治療作用を肺へと届けます。これが，2つ目の働きです。
　ここでは肺経を例にあげましたが，ほかの臓腑とつながる経も，それぞれ同じ働きをしています。

　経絡を通して外側へ届いた情報を使って診断（弁証）する方法を「経絡弁証」と呼びます。経絡弁証については，続巻でお話する予定です。

> 注意：ここでは「気血を運ぶ」「情報を届ける」という2つの働きを，どちらも経脈の働きとして語っています。ただし実際には，どちらの働きも，経脈だけでは成り立ちません。経脈とつながる多くの絡脈も，これらの働きには関与しています。

③ 通り方と分類

　まず基本的な通り方ですが，12本の経は「1本目の最後と2本目の頭がつながり」「2本目の最後と3本目の頭がつながり……」というように，12本全てがつながっています。もちろん12本目の最後と，1本目の頭もつながります。
　そして12本の経は「4本を1セットとして，合計3セット」に分かれます。話が少し複雑になりましたが，12本全てがつながっていることに変わりはありません。
　つまり「1セット目の最後（1セット目の4本目）」と「2セット目の頭（2セット目の1本目）」はつながり，「2セット目の最後（2セット目の4本目）」と「3セット目の頭（3セット目の1本目）」はつながり，というようにして，12本はつながっています。

第1節　経絡学説

まずはここまでの話を，図79で確認してください。

図79　十二正経の基本的な通り方

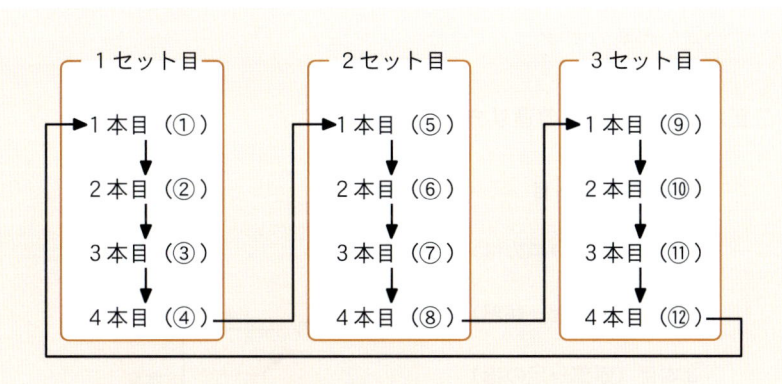

```
┌─1セット目─┐  ┌─2セット目─┐  ┌─3セット目─┐
→ 1本目（①）    → 1本目（⑤）    → 1本目（⑨）
  ↓               ↓               ↓
  2本目（②）      2本目（⑥）      2本目（⑩）
  ↓               ↓               ↓
  3本目（③）      3本目（⑦）      3本目（⑪）
  ↓               ↓               ↓
  4本目（④）──→   4本目（⑧）──→   4本目（⑫）──┐
└──────────────────────────────────────────────┘
```

・12本は，全てがつながっている。
・12本は，「4本を1セットとして，合計3セット」に分かれる。

　4本を1セットとしたものが，合計3セットあるということは，例えば「1セット目の1本目」「2セット目の1本目」「3セット目の1本目」というように，各セットの1本目の経は，全部で3本あることになります。同じように，各セットの2本目も3本目も4本目も，それぞれ3本ずつあります。

　この各セットの1本目にあたる3本を「手三陰経」(てのさんいんけい)（手を通る3本の陰経）と呼び，各セットの2本目にあたる3本を「手三陽経」(てのさんようけい)（手を通る3本の陽経）と呼びます。

　中医学では，体の陰の部分（ここでは内側）を通る経を「陰経」と呼び，陽の部分（ここでは外側）を通る経を「陽経」と呼びます。

　同じように各セットの3本目にあたる3本を「足三陽経」(あしのさんようけい)（足を通る3本の陽経）と呼び，各セットの4本目にあたる3本を「足三陰経」(あしのさんいんけい)（足を通る3本の陰経）と呼びます。

　ではここまでを，図80で確認してください。

図80　十二正経の呼び名

	1セット目	2セット目	3セット目
手三陰経 ←	1本目（①）	1本目（⑤）	1本目（⑨）
手三陽経 ←	2本目（②）	2本目（⑥）	2本目（⑩）
足三陽経 ←	3本目（③）	3本目（⑦）	3本目（⑪）
足三陰経 ←	4本目（④）	4本目（⑧）	4本目（⑫）

さて今度は，1つ1つのセットが，体のどの部位を通るのかについてお話します。それぞれのセットは，具体的には図81のような通り方をしています。各セットの流れ方は基本的には同じです。ただし，例えば手の指といっても「1セット目は親指と人差し指」「2セット目は小指」というように，具体的には少しずつ違いがあります。

図81　十二正経各セットの体の通り方

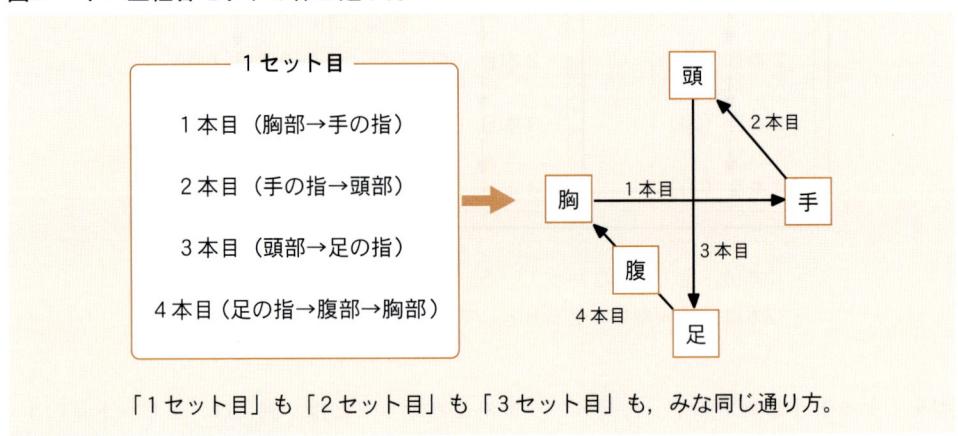

```
┌─── 1セット目 ───┐
│ 1本目（胸部→手の指）      │              頭
│                           │             ↑ ＼ 2本目
│ 2本目（手の指→頭部）      │   →    胸  ──1本目──→  手
│                           │         ↑           │
│ 3本目（頭部→足の指）      │        腹          3本目
│                           │         ↑           ↓
│ 4本目（足の指→腹部→胸部） │        4本目        足
└──────────────────────┘
```

「1セット目」も「2セット目」も「3セット目」も，みな同じ通り方。

では今度は，各セットの「1本目」「2本目」「3本目」「4本目」という捉え方を中心にして，十二正経の通り方を見てみましょう。

図82を見て，意味がわかれば結構です。わからない場合は，頑張ってもう一度，いままでの説明を理解してから見てください。

図82　十二正経の通り方

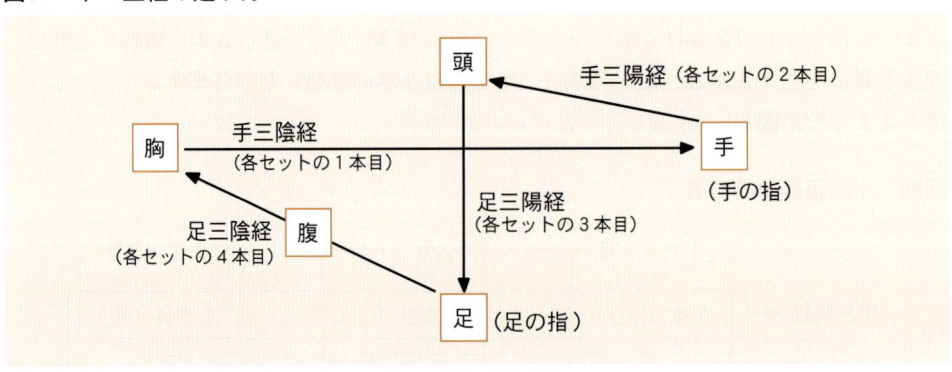

```
                              頭 ←── 手三陽経（各セットの2本目）
                              ↑
        胸 ── 手三陰経 ─────────────────→ 手
             （各セットの1本目）    │      （手の指）
              ↑                   │
              │    足三陽経         │
        足三陰経   （各セットの3本目）│
       （各セットの4本目） ↑          ↓
                    腹              足 （足の指）
```

さて，分類はまだ続きます。

運気学説で六気の説明をしたとき，陰と陽をそれぞれ3つずつの「三陰三陽」に分けました（p.75，図52参照）。この三陰三陽の分け方は，そのまま三陰経と三陽経の分類にも使われます。つまり三陽経は「太陽経」「陽明経」「少陽経」に，三陰経は「太陰経」「少陰経」「厥陰経」に分かれます。そして三陽経も三陰経も，それぞれ手と足があるので，例えば「太陽経」は，さらに「手太陽経」と「足太陽経」に分けられます。そのほかの経も，同じように「手〜経」「足〜経」に分かれます（図83参照）。

図83　三陽経と三陰経の分類

三陽経 ｛ 太陽経（手太陽経／足太陽経）
　　　　 陽明経（手陽明経／足陽明経）
　　　　 少陽経（手少陽経／足少陽経）

三陰経 ｛ 太陰経（手太陰経／足太陰経）
　　　　 少陰経（手少陰経／足少陰経）
　　　　 厥陰経（手厥陰経／足厥陰経）

　また十二正経は，1本1本が，それぞれ1つの臓や腑とつながっていました。そこで経脈の名前には，臓腑の名も加わります。つまり例えば肺とつながる経は「肺経」，胃とつながる経は「胃経」となります。細かくいうと，肺とつながる経は「手太陰経」なので，正式には「手太陰肺経」という名前となります。同様に「胃経」も「足陽明胃経」となります。

　これで，名前と関係する分類は終わりです。以上全てをまとめると，図84のようになります。

図84　十二正経の分類のまとめ（十二経脈流注）

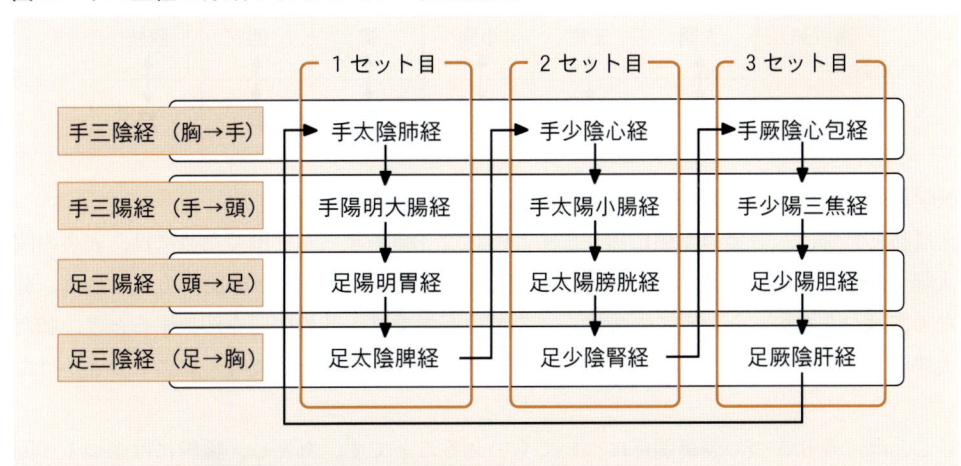

	1セット目	2セット目	3セット目
手三陰経（胸→手）	手太陰肺経	手少陰心経	手厥陰心包経
手三陽経（手→頭）	手陽明大腸経	手太陽小腸経	手少陽三焦経
足三陽経（頭→足）	足陽明胃経	足太陽膀胱経	足少陽胆経
足三陰経（足→胸）	足太陰脾経	足少陰腎経	足厥陰肝経

注：図は「十二経脈流注」と呼ばれる気血の流れ方です。
　　そして十二正経を流れる気血には，同時にもう1つの流れ方があります。
　　それは「十四経脈流注」と呼ばれる流れです。その場合，最後の肝経から最初の肺経に戻る
　　間に，奇経の督脈と任脈を通ります。つまり「肝経→督脈→任脈→肺経」と流れます。

　十二正経は，体の両側を左右対称に通っています。例えば肺経は，胸から手へ流れますが「胸から右手へ行く流れ」と「胸から左手へ行く流れ」がある訳です。このように全ての経は，左右に1本ずつあります。

　十二正経1本1本の，具体的な通り方については，後述の「十二経・絡と経穴（ツボ）」（p.130）で紹介します。

4 名前の呼び方

図77（p. 111）には「手太陰肺経」「手陽明大腸経」などの名前があげられていました。これが十二正経の正式な名前です。でも，少し長いですよね。

そこで多くの場合には「肺経」「大腸経」などと，臓腑の名前だけを取って呼んでいます。これが一番ポピュラーな呼び方です。反対に，臓腑の名前だけを抜いて「手太陰経」「手陽明経」などと呼ぶこともあります。

5 表裏の関係

中医学では，臓と腑は「表裏の関係」にあると考えています。「表裏一体」という言葉がありますが，この言葉通り「臓と腑は切りはなせないほど密接な関係にある」ということです。どうしてそんな関係が成り立つのかというと，互いに，経絡を通してつながっているからです。

具体的には，**表22**のように，臓と腑が1つずつペアになって，合計6つの表裏関係を作っています。

表22　臓腑の表裏関係

表（腑）	大腸	三焦	小腸	胃	胆	膀胱
	↕	↕	↕	↕	↕	↕
裏（臓）	肺	心包	心	脾	肝	腎

中医学を知るうえで，この6つの表裏関係は，とても大切です。

例えば肺と大腸は，表裏の関係にあります。それは「肺がきちんと働くためには，表裏の関係にある大腸の働きが正常でなければいけない」，反対に「大腸がきちんと機能するためには，肺が正常でなくてはならない」ということです。そこで中医学では，肺の問題を解決するとき，肺だけでなく大腸にも働きかけたり，大腸の問題を解決したいとき，大腸だけでなく肺にも働きかけたりします。

同じことは，残り5つの表裏関係についてもいえることです。ただし，臓腑には1つ1つ固有の働きがあるように，6つの表裏関係にも，それぞれの特徴があります。具体的な内容については，蔵象学説（p. 170）を参照してください。

また，どうして「臓が裏」で「腑が表」なのかというと，中医学では「臓は腑よりも奥にある」と考えるからです。ただしこれは，実際の物理的な位置関係を指しているわけではありません。あくまでも抽象的な言い方として捉えてください。

中医学では，一般に「臓病の方が，腑病よりも重い」とされてきました。それは「臓病とは，邪気が臓を侵した状況，つまり邪気が体の奥まで侵入した状況」であると捉えるからです。

ところで**表22**では，五臓六腑ではなく「六臓六腑」になっていて，しかも「三焦」や「心包」という，新しい用語が出てきました。これらの意味についても，蔵象学説を参照してください。

さて十二正経は，1本1本が，それぞれ1つの臓や腑とつながっていました。そこで臓腑の表裏関係は，そのまま経脈同士の表裏関係にもなります。**表23**は，その関係をまとめたものです。

経絡の表裏関係も，臓腑の表裏関係と同じように，中医学にとって大切なものです。

表23　十二正経の表裏関係

表	手陽明大腸経 ↕	手少陽三焦経 ↕	手太陽小腸経 ↕	足陽明胃経 ↕	足少陽胆経 ↕	足太陽膀胱経 ↕
裏	手太陰肺経	手厥陰心包経	手少陰心経	足太陰脾経	足厥陰肝経	足少陰腎経

6　気血の量の違い

十二正経は，気と血の通り道です。ただし気と血は，全ての経脈で，同じように流れている訳ではありません。経によって流れている気血の量には違いがあると，中医学は考えています。では，具体的にどう違うのか？　まずは**表24**にまとめたものを見てください。

表24　十二正経──気血の量の違い

三陽経		三陰経	
経の種類	気と血の量	経の種類	気と血の量
太陽経	血が多く，気は少ない（多血少気）	少陰経	血が少なく，気が多い（少血多気）
陽明経	気も血も多い（多気多血）	太陰経	気が多く，血は少ない（多気少血）
少陽経	血が少なく，気が多い（少血多気）	厥陰経	血が多く，気は少ない（多血少気）

中医学では**表24**のように，「太陽経─少陰経」「陽明経─太陰経」「少陽経─厥陰経」はそれぞれ対応する関係にあるとされています。

そこで気と血の量は，ペアになっている2つの経では，ちょうど反対になっていると考えました。つまり「相手が多いものは自分は少なく，自分が少ないものは相手が多い」というふうにして，バランスを取っているということです。

ただし陽明経は「気も血も多い」ので，太陰経をこれの反対にすると「気も血も少なく」なってしまいます。昔の人は「健康な状態で，それはありえない」と考えたのでしょう。そこで太陰経は「多気少血」とされました。

①針灸への応用

さて，こうした気血の量の違いは，まず針で治療をするときに応用されます。

具体的には，針を打つとき「血の多い経は出血しやすく」「気の多い経は出気しやすい」ので注意するようにと教えます。

「出気」なんて，きっと初めて聞く言葉ですよね。経絡は，気と血の通り道です。そこで針を打って経脈に穴をあけると，血だけでなく，気も漏れてしまうと中医学は考えました。「出気」とは，

気が外に漏れ出してしまう状況を指しています。

②中医外科への応用

十二経の気血の量の違いは，中医外科の治療にも応用されます。例えば体の表面にできた潰瘍を治療するとき，潰瘍が「血が多い経」の上にある場合は「血を通す」ことが中心の治療となります。「気が多い経」の上にある場合は「気を通す」ことが中心となります。

こうした方法は，例えば急性乳腺炎やリンパ節結核など，潰瘍以外の病気にも応用されています。

7 十二経と中薬（漢方薬）の関係

中医学には，「薬には，特定の経に強く作用するものがある」という考えがあります。例えば黄連という薬がありますが，この薬は手少陰心経に強く作用すると考える訳です。そしてこの考えにそって，経ごとに薬を分類して使う方法が作られました。こうした考え方を「薬物帰経（理論）」と呼びます。具体的な内容は，表25のようなものです。

表25　薬物帰経

経の種類		中薬（漢方薬）
少陰経	手少陰心経	黄連，細辛
	足少陰腎経	独活，桂，知母，細辛
太陰経	手太陰肺経	桔梗，升麻，葱白，白芷
	足太陰脾経	升麻，蒼朮，葛根，白芍
厥陰経	手厥陰心包経	柴胡，牡丹皮
	足厥陰肝経	青皮，呉茱萸，川芎，柴胡
太陽経	手太陽小腸経	藁本，黄柏
	足太陽膀胱経	羌活
陽明経	手陽明大腸経	白芷，升麻，石膏
	足陽明胃経	白芷，升麻，石膏，葛根
少陽経	手少陽三焦経	（上焦）連翹，柴胡／（中焦）青皮／（下焦）附子
	足少陽胆経	柴胡，青皮

例えば「頭頂部が痛い」タイプの頭痛を，中医学は「厥陰頭痛」と呼びます。厥陰肝経は，頭頂部に通じているからです。そこで治療には，肝経に入る呉茱萸が使われることがあります。

また薬物帰経は，内科だけでなく中医外科でも使われます。例えば急性乳腺炎は，足陽明胃経の上（乳房）に起こる病気です。そこで胃経に入る白芷・升麻などを使えば，治療の効果を高めることができると考えます。

第1節　経絡学説

> 注意：薬物帰経理論は，中薬を理解・使用するうえでの，1つの視点を提供するものです。この理論だけで，薬を使う訳ではありません。実際に薬を使うときには，多くの視点を同時にもつ必要があります。

4 ── 十二正経と関係する気血の流れ

1 根結（こんけつ）

　中医学には，気血は「手先や足先の末端部分」から流れ始め，「体の中心部や上部」を通って，最後は「頭や顔」に達するという考えもあります。これはすでに紹介した十二正経の流れ方とは，また別に設定されている流れです。

　この場合，スタート地点である手や足を「根（こん）」と呼び，ゴールである体（ここでは胴体）・頭・顔を「結（けつ）」と呼びます。

図85　根結

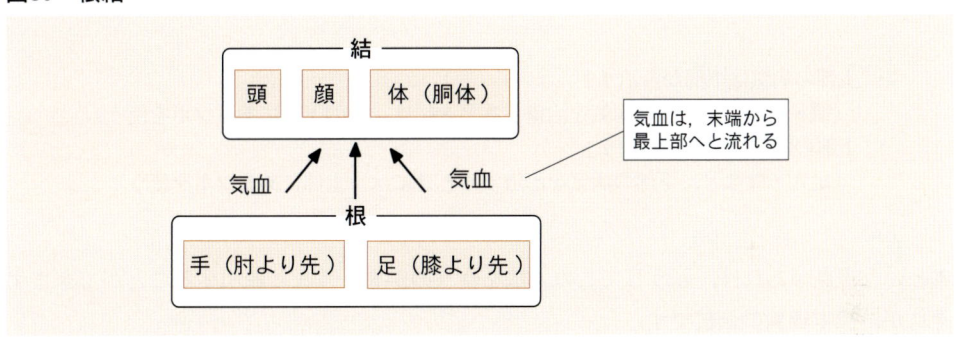

```
              結
        ┌──┬──┬──────┐
        │頭│顔│体（胴体）│
        └──┴──┴──────┘
           ↖ ↑ ↗         気血は，末端から
        気血   気血        最上部へと流れる
              根
        ┌──────┬──────┐
        │手（肘より先）│足（膝より先）│
        └──────┴──────┘
```

　これは「末端から中心部・上部」を，1つのまとまり（整体）としてみる見方です。例えば手や足にあるツボには，体の中心部や頭部などに強く作用するものがあります。そうした作用を，根結という流れを設定することで，うまく説明できるわけです。

　表26は，根と結にあたるツボをまとめたものです。ツボについては，後述の「十二経・絡と経穴（ツボ）」（p.130）を参照してください。

表26　根結と経穴（『黄帝内経霊枢』根結篇のまとめ［部分］）

経の種類	根	結
太陽経	至陰（しいん）	命門（めいもん）（目）
陽明経	厲兌（れいだ）	顙大（そうだい）（鉗耳（けんじ））（どちらも頭維のこと）（こめかみの上）
少陽経	竅陰（きょういん）	窓籠（そうろう）（耳の中）
太陰経	隠白（いんぱく）	太倉（たいそう）（胃）
少陰経	湧泉（ゆうせん）	廉泉（れんせん）（喉）
厥陰経	大敦（だいとん）	玉英（ぎょくえい）（膻中（だんちゅう）にも通じる）（ともに胸）

2 標本

ここでの標本は、「標＝上」「本＝下」を指しています*。つまり標本とは、気血の流れを「上←→下」という視点で捉えたものです。

例えば中医学が針灸を使って治療をするときには、次のような方法があります。

> ・「上部の病気は下部から治す」
> 　　（頭・目など、上部の病気を治療するときには、体の下部にあるツボを使う）
> ・「下部の病気は上部から治す」
> 　　（足先・膝など、下部の病気を治療するときには、上部にあるツボを使う）

標本という視点があれば、どうしてこの方法を使うのかを、うまく説明することができます。そしてそれが、標本理論の価値です。

　　* 中医学が「標と本」という用語を使うとき、まったく別の意味をもつこともあります。あくまでも気血の流れ方の一種としての「標本」では、「標は上」「本は下」という意味になるということです。

標と本にあたるツボをまとめると、表27 のようになります。ただし、標本の言い出しっぺである『黄帝内経霊枢』衛気篇には、体の部位が書いてあるだけで、具体的なツボの名前はほとんど書いてありません。表27 は、『黄帝内経』が提示した部位に、ツボをあてはめてみたものです。

具体的にどのツボを当てはめるかについては、色々な見解があります。ここでは、楊甲三（ようこうぞう）氏（1919〜）がまとめたものを表にしてみました。

ツボについては、「十二経・絡と経穴（ツボ）」（p.130）を参照してください。

表27　標本

経の種類		本		標	
		体の部位	ツボ	体の部位	ツボ
足三陽経	足太陽経	跟以上五寸中 （かかとの上5寸）	跗陽	両絡命門（両目）	睛明
	足少陽経	竅陰之間 [竅陰（ツボの名前）の間]	足竅陰	窓籠之前（耳の前）	聴会
	足陽明経	厲兌（ツボの名前）	厲兌	人迎頬挟頏顙 [人迎（ツボの名前），頬から咽の後壁・鼻道にかけての部位]	人迎
手三陽経	手太陽経	外踝之後 （外側のくるぶしの後ろ）	養老	命門之上一寸 （目の上1寸）	攢竹
	手少陽経	小指次指之間上二寸 （小指と薬指の間から上へ2寸）	中渚	耳後上角下外眥 （耳の後ろより，耳の上へのぼり，そこから下って目の外側にきたところ）	絲竹空
	手陽明経	肘骨中，上至別陽 （ヒジの骨から，別陽にいたるところ。 別陽とは①陽明の絡，②商陽（ツボの名前））	曲池	顔下合鉗上 （顔（＝額）の下鉗上（頭維）のところ）	頭維
手三陰経	手太陰経	寸口之中 （寸口とは，手首のわき。脈をとる部位）	太淵	腋内動（わきの下の動脈）	天府
	手少陰経	鋭骨之端 （尺骨頭の端，つまり豆状骨のところ）	神門	背腧 （背中にある特定のツボ）	心兪
	手厥陰経	掌後両筋之間二寸中 （手のひら後ろにある2本の筋肉の間2寸）	内関	腋下下三寸 （わきの下から下へ3寸）	天池
足三陰経	足少陰経	内踝上上三寸中 （内側のくるぶしの下より，上へ3寸）	復溜，交信	背腧与舌下両脈 （背腧（背中にある特定のツボ）と舌下にある血管のところ）	腎兪，金津と玉液
	足厥陰経	行間上五寸所 （行間（ツボの名前）から上へ5寸）	中封	背腧 （背中にある特定のツボ）	肝兪
	足太陰経	中封前上四寸之中 （中封（ツボの名前）の前より上へ4寸）	三陰交	背腧与舌本 （背腧（背中にある特定のツボ）と舌の根元の部分）	脾兪，廉泉

第2篇 第2章　人間のしくみ

◆3　根結と標本の比較

　もうお気付きでしょうが，根結と標本はとても似ています。ただし似てはいても，両者はやはり，違うものです。ここでは「共通点」と「違い」に分けて，両者を比較してみます。この見解も，楊甲三氏の考えをまとめたものです。

①共通点

　どちらも「末端」と「中心部・上部」の関係にスポットを当てた視点といえます。つまり「根結」「標本」という2つ視点は，どちらも
　内臓に近い胴体部分のツボだけでなくて，手足にあるツボであっても，十分な効果は得られる
といっている訳です。

②違い

（1）**根結**は足の六経（足三陽経と足三陰経）にしかありませんが，**標本**は十二経全てにあります。

（2）同じ「末端」でも，**根結**の「根」は本当の末端です。つまりその経のいちばん端のツボが「根」になっています。
　これに対し**標本**の「本」は，「膝や肘より先のどこかにあるツボ」です。

（3）どちらも「特定の気血の流れ方」を説明している視点ですが，根結と標本とでは，流れ方という言葉が指すニュアンスが違います。
　根結では「両極を結ぶ線」というニュアンスで，気血の流れを捉えています。つまり「始発駅・終着駅と，それを結ぶ線路」という「点と線」のイメージです。
　これに対し**標本**は，「本＝エネルギーの溜まっている場所」「標＝溜まったエネルギーが解き放たれるエリア」というニュアンスで捉えています。ここには，「点と線」というシャープなイメージはありません。

図86　根結と標本

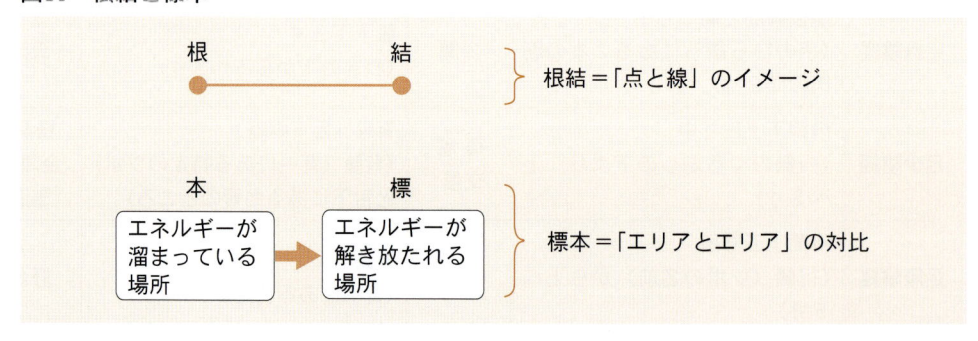

根 ●———————● 結　｝ 根結＝「点と線」のイメージ

本［エネルギーが溜まっている場所］→ 標［エネルギーが解き放たれる場所］　｝ 標本＝「エリアとエリア」の対比

◆4　気街（きがい）

　十二正経は，気血が通るメイン・ストリートですが，さらに独自のバイパス道路（迂回路）のよ

うなものも備わっています。これが「気街」と呼ばれるものです。

　例えば寒いときには，体の気血の流れが悪くなります。そんなとき気血は，十二正経だけでなく，気街も使って進んでいくのだと考えるのです。

　そして中医学は，体には4つの大きな気街があると考えました。これを「四街」と呼びます。具体的には「頭」「胸」「腹」「脛（すね）」の4つの部分にある気街のことです。まとめると**表28**のようになります。

　気街という気血の流れは，針灸による治療をするときに，特に大切なものです。例えば針灸による治療には，「背中のツボ」（背兪穴）と「胸部や腹部のツボ」（募穴）をセットで使って，臓腑に作用させる方法があります（「兪募配穴法」という）。これはつまり，胸部や腹部の気街を使って治療をしていると考えるわけです。

表28　四街

気街	部位	主な働き
頭	脳	脳と頭部について ・脳は髄の集まりなので，中医学では「髄海」とも呼ばれます。 ・そして髄を生み出しているのは，精です（p. 218「蔵象学説―腎」参照）。 ・つまり脳は，精気や髄といった大切な気の集まる場所だと考えられました。 ・また十二正経の気血は，陽経を中心にして全て頭に集まります。これも，頭に気街がある理由です。 ・頭とその周辺には，「脳」のほかにも「目」や「耳」など，大切な器官が並んでいます。つまり頭部には，それだけ気血がたくさん流れているということです ・そうした大切な場所に，安定して気血を届けるためのセンターが，頭にある気街の働きといえます。
胸	①胸部（の募穴［ツボ］） ②背兪穴（背中にあるツボ）	・臓腑の気血が，体の内側から外側に流れて背中に注がれたところが「背兪穴」となり，胸部や腹部に注がれたところが「募穴」となります。 ・そして胸の気街は，この「背兪穴」と「募穴」を結ぶ連絡路となります。 ・つまり臓腑の気血は，胸の気街を通って，背中から胸まで通じているということです。
腹	①背兪穴 ②へその両側の動脈（これも募穴を指す）	・腹部にある気街も，働きは胸の気街と同じです。 ・つまり臓腑の気血は，腹部の気街を通って，背中から腹部まで通じています。
脛	気衝（ツボの名前）	・気衝は，股のつけ根に近い下腹部にあるツボです。 ・下肢の気血はここに集められ，気街を通って腹部へ送られています。

5 ── 奇経八脈について

1 奇経八脈とは

奇経八脈とは「督脈・任脈・衝脈・帯脈・陰蹻脈・陽蹻脈・陰維脈・陽維脈」という，8本の経脈の総称です。

奇経も，十二正経と同じく重要な経なのですが，十二正経とは流れ方が違います。そこで「違う道」という意味で「奇経」と呼ばれるわけです。

具体的には，次のような違いがあります。

- 臓腑とつながっていない（だから表裏の関係もない）。
- 十二正経のように，全ての経に経穴（ツボ）があるわけではない。
- 奇恒の腑と深い関係がある（「奇恒の腑」については蔵象学説を参照してください）。

また奇経の「奇」には，奇数という意味もあります。これは十二正経のように偶数で，2経ずつがペアになってはいないという意味です。

奇経の具体的な通り方については，「十二経・絡と経穴（ツボ）」（p.130）で紹介します。

2 奇経の働き

十二正経は，経絡というネットワークの中心だといいました。そして奇経は，ネット・ワークがよりよく機能するために，大切な仕事をしている存在です。主な仕事には，次のようなものがあります。

①気血の流れを，さらによくする（連絡路を増やす）

奇経には，十二正経のつながりを強める働きがあります。十二正経のうち，近くを走るもの同士を結びつけてあげるわけです。

すると「経と経」，さらに間接的には「経と臓腑」のつながりまでが，いっそう強まることになります。それは気血の連絡路が増えるので，それぞれの経や臓腑の働きがよくなるということです。

②仕事の効率化をはかる（経をまとめて，管理する）

奇経にはまた，似たような性質をもつ経と経を結びつける働きもあります。それは例えば，「陽経をまとめる」とか「陰経をまとめる」といった働きです。性質が似ていて，仕事も似ている経をつなげば，仕事の効率は高まります。

ただし奇経は，「単なる仲介役」ではありません。自分自身もそのチームに参加して，にらみをきかせている存在なのです。

例えば陽経をまとめているのは督脈ですが，督脈は陽経全体に対して大きな影響力をもっていま

す。そこで陽気が弱った状況に対しては，督脈から治療をするのも主要な方法となります。

③気血の「ため池」として

　また奇経には，気と血をためておく働きもあります。十二正経や臓腑の気血にゆとりがある場合，その一部を奇経にためておくのです。そして十二正経の気血が足りないときに，必要に応じてためておいた気血を戻します。

　十二正経に対して，「ため池」の働きをしている主役は陰維脈と陽維脈です。では陰維脈と陽維脈の気血が不足したらどうなるのでしょうか？　それはもう非常事態です。例えば『難経』という本には「疲れ果てて力がなくなり自由に動けなくなる」*と書いてあります

　　　　　　＊『難経』二十九難「……怅然失志，溶溶不能自収持」

④奇恒の腑の働きに，大きな影響力をもっている。

　さらに奇経は，「子宮」や「脳」といった奇恒の腑の働きに，大きな影響力をもっています（「奇恒の腑」については蔵象学説 p.246 参照）。

　例えば衝脈と任脈は，どちらも子宮とつながっている奇経です。この2つの経に気血が足りないと，子宮は正常に働けなくなります。するとそれは，婦人科の様々な病気の原因になるのです。具体的には「生理不順」だったり「ひどい生理痛」だったり色々ですが，治療するときには，どれも「衝脈と任脈を整える」ことがポイントになります。例えば漢方製剤としても売られている「四物湯」という薬には，衝脈と任脈の不足を補う作用があります。

3　1本1本の経の働き

①督脈

　経絡というネット・ワークは，大きく「陽経」と「陰経」に分けることができます。そして督脈は，「陽脈の海」とも呼ばれる陽経ネットワークの中心です。

　なぜかというと，督脈にはいろいろな方法で陽気が集まっているからです。まず督脈は，背中や頭など陽気が集まる場所を通っています。そしてさらに，手足の三陽経や陽維経など，多くの陽経とつながっています。

　だから督脈は，多くの陽経から情報を受け取ることができますし，反対に影響を与えることもできるのです。具体的には，腎・脾胃・肝・心・肺など，様々な臓腑の病気に使われます。

　また背中の真ん中を通って脳ともつながる督脈は，「脳」や「脊髄」とも深い関係があります。そこでてんかんや麻痺などの脳や神経の病気や，そのほか精神の病気を治療するときにも，督脈を使うことができます。

②任脈

　任脈は，「陰脈の海」とも呼ばれる陰経ネット・ワークの中心です。足の三陰経，陰維脈など多くの陰経と交わっている任脈は，全身の陰経に大きな影響力をもっています。

　具体的には，任脈の通り道である腹部（胃腸）・胸部（心肺），また顔面部の様々な病気に使われます。

そしてすでにお話しましたが、任脈で大切なのは「子宮とのつながり」です。月経や妊娠にまつわる病気を治療するとき、任脈を忘れるわけにはいきません。

また男性の場合も、下腹部や陰部の病気に、任脈を使うことができます。例えば遺精・陰部のかゆみ・痔などといった病気です。このほか中医学で「疝（せん）」＊と呼ばれる病気にも使うことができます。

> ＊ 下腹部〜陰部に生じる痛みを主訴とする病気で、多くは腫れ・冷えなどを伴う。例えば鼠径ヘルニア・各種外生殖器の疾患（の一部）・陰嚢象皮病（フィラリア症）・陰嚢水腫・膀胱炎・前立腺炎・腹部の腫瘤・イレウスなどが含まれる。

③衝脈（しょうみゃく）

衝脈には、別名がたくさんあります。「十二経の海」・「経絡の海」・「五臓六腑の海」・「血海」の4つです。

衝脈という奇経は、とにかく体中を走りまわっています。明代・張景岳の言葉を借りれば「上は頭から、下は足先まで、後ろは背中、前は腹、中は筋肉のすきまから、外は筋肉の表面まで、陰も陽も、表も裏も、関わらない場所がない」＊といった感じです。

そこで衝脈には、陰経・陽経にかかわらず、全身の気血を調える働きがあるとされました。だから衝脈は、「十二経の海」・「経絡の海」・「五臓六腑の海」などと呼ばれるのです。

ただし、「血海」だけは少し意味が違います。前に「先天の精」「後天の精」の話をしたのを覚えていますか？

この「先天の精」と「後天の精」は、腎経や胃経とのつながりを通じて、どちらも衝脈に集まっているのです。そこで衝脈は、ヒトの生殖機能、つまり「精の力」と大きな関係があると考えられました。つまり血海の「血」は、たんなる「気血」ではなく「精血」の意味もあるのです。そして生殖能力といえば「天癸」でしたね（p. 99「生命のプロセス」参照）。精血が集まる衝脈は、天癸の発生とも深い関係があります。

また衝脈は、任脈と同じく子宮とつながっている奇経です。衝脈や任脈の気血は、子宮が正常に働くために、なくてはならないものといえます。

> ＊『類経』巻九・経絡類（明代・張景岳）
> 「且其上頭目，下自足，後自背，前自腹，内自渓谷，外自肌肉，陰陽表裏無所不渉」

④帯脈（たいみゃく）

帯脈は、その名の通り「帯（おび）のように腰のまわりを1周している経」です。そこで帯脈には、縦に走るたくさんの経を束ねて調節する働きがあるとされました。

なかでも、特に腎気の作用に大きな影響力をもつと考えられています。具体的には、女性の月経やおりもの、男性の生殖機能を支える働きです。支えるといっても色々ですが、1つには「漏れを防ぐ」といったニュアンスがあります。

帯脈が正常に働かないと、例えば女性なら「おりものが増える」とか「不妊症」とか、男性なら「遺精」などという症状が現れます。これはどれも、帯脈の束ねる力が不足している結果だと考えるわけです。

また帯脈は、腰から腹部を1周しているので、腰痛や腹痛などとも関係の深い経とされています。

⑤陰蹻脈・陽蹻脈

　陰蹻脈と陽蹻脈は、どちらもかかとから始まって、目まで上っています。陽蹻脈は、さらに頭へ上がり、後ろにまわって後頭部から頸部（クビ）まで伸びています。

　どちらも目とつながっているので、陰蹻脈と陽蹻脈は、目を潤す働きがあるとされました。ただし陰蹻脈・陽蹻脈と目の関係は、それだけではありません。2つの経は、「目の開閉」とも深い関係があるとされました。それはつまり「起きている」「眠っている」という意味です。

　中医学では「衛気が陽経にあると意識がはっきりし、陰経にあると意識がもうろうとして眠くなる」と考えます。陰蹻脈と陽蹻脈は、この衛気の運行と深く関係しているのです。

　またこのように「意識」と関係しているのは、2つの経の支流が脳とつながっているからでもあります。そこで陰蹻脈と陽蹻脈に灸をすることで、てんかんを治療する方法も考えられています。

⑥陰維脈・陽維脈

　すでにお話しましたが、陰維脈と陽維脈は、十二正経に対して「ため池」の働きをしている経です。陰維脈にためられている気血は、必要に応じて陰経に注がれます。同じように陽維脈の気血は、陽経に注がれます。

　また陽維脈は督脈に、陰維脈は任脈に、それぞれつながっています。つまり陰維脈と陽維脈の働きには、督脈・任脈の働きが大きく影響しているということです。

　こうしたつながりからも「督脈は陽経ネット・ワークの中心、任脈は陰経ネット・ワークの中心」であることが分かります。

4　八脈交会穴

　8本の奇経は、1本に1つずつ、十二正経と交わる「点」があります。つまり奇経と十二正経は、この「8つの点」を通じても気血のやり取りをしているのです。

　これら8つの点は、どれも十二正経にあるツボですが、特に「八脈交会穴」と呼ばれています。表29にまとめました。

表29　八脈交会穴

奇経	八脈交会穴
督脈	後渓（小腸経のツボ）
任脈	列缺（肺経のツボ）
衝脈	公孫（脾経のツボ）
帯脈	足臨泣（胆経のツボ）
陰蹻脈	照海（腎経のツボ）
陽蹻脈	申脈（膀胱経のツボ）
陰維脈	内関（心包経のツボ）
陽維脈	外関（三焦経のツボ）

八脈交会穴には，奇経が関わる病気を治療する作用があります。例えば後渓は小腸経のツボですが，督脈と関係する病気にも使われるということです。

6 ── 十二経・絡と経穴（ツボ）

ツボ（腧穴）とは「臓腑や経絡の気血が，体の表面に集っている部位」*1，または「臓腑や経絡の気血が，集中して出入りしている部位」*2 のことです。部位といっても，「点」といえるほどの小さなエリアなので，体中に何百もあります。そのうち，経脈の上にあるツボを「経穴」，経脈の上にないツボを「奇穴」，決まった部位ではなく患者の感覚（痛みや圧痛）に応じて設定されるツボを「阿是穴」と呼んでいます。

*1 『腧穴学』楊甲三主編，上海科学技術出版社，p.1
*2 『中医大辞典』中国中医研究院・広州中医学院主編，人民衛生出版社，p.1622

図87 ツボ（腧穴）の分類

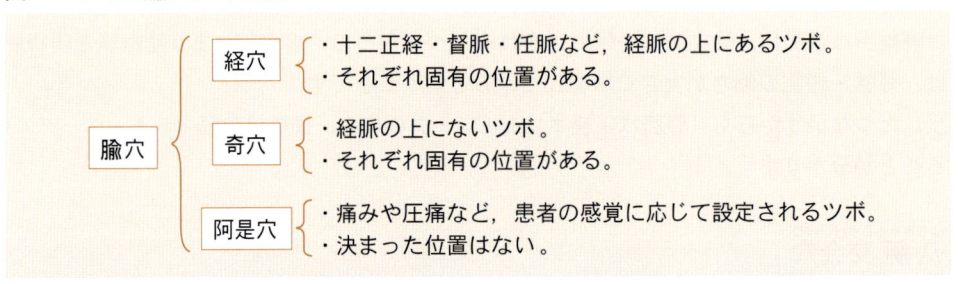

腧穴
- 経穴：・十二正経・督脈・任脈など，経脈の上にあるツボ。
  ・それぞれ固有の位置がある。
- 奇穴：・経脈の上にないツボ。
  ・それぞれ固有の位置がある。
- 阿是穴：・痛みや圧痛など，患者の感覚に応じて設定されるツボ。
  ・決まった位置はない。

では十二正経について，「経と絡の流れ方」と「経の上にあるツボ（つまり経穴）」を紹介していきます。各図の下にある「経と絡の流れ方」についての文は，『黄帝内経』の原文を，やさしい言葉を使って大まかに訳したものです。

1 手太陰肺（経・絡・経穴）

図88　手太陰肺経

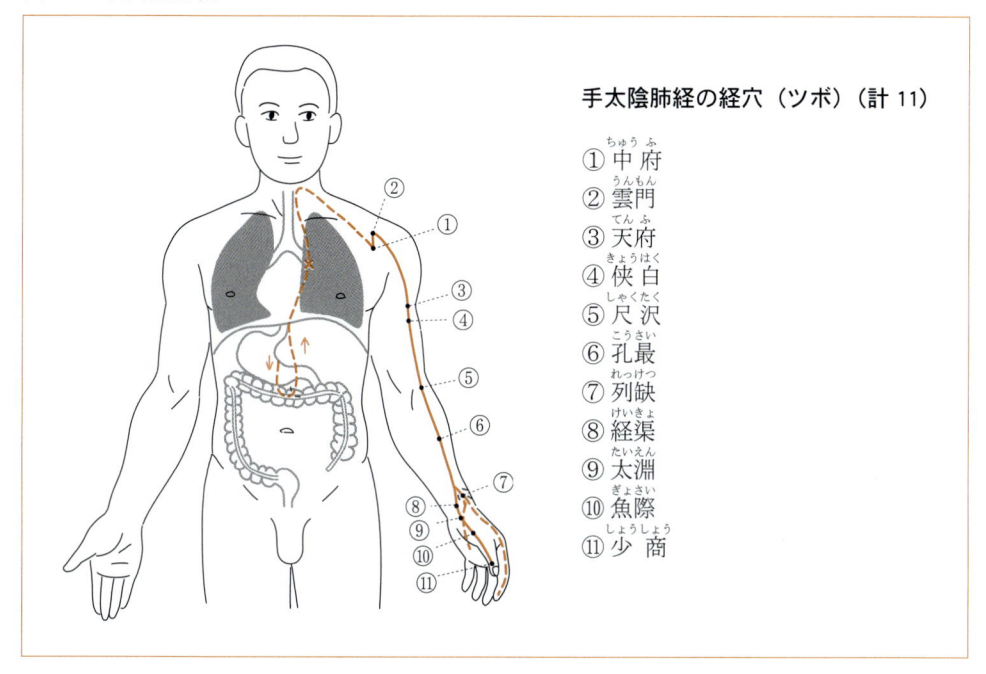

手太陰肺経の経穴（ツボ）（計11）
① 中府（ちゅうふ）
② 雲門（うんもん）
③ 天府（てんぷ）
④ 侠白（きょうはく）
⑤ 尺沢（しゃくたく）
⑥ 孔最（こうさい）
⑦ 列欠（れっけつ）
⑧ 経渠（けいきょ）
⑨ 太淵（たいえん）
⑩ 魚際（ぎょさい）
⑪ 少商（しょうしょう）

◆手太陰肺経
- 中焦（胴体の真ん中の部分）から始まり，下行して大腸とつながる。
- 大腸から，また上に戻り，胃の上部→横隔膜と進んで肺とつながる。
- 肺系（肺が気管やのどとつながる部分）から横に進み，わきの下に出る。
- そのまま腕の内側を進み，肘を越えて寸口（脈を取る部位）まで行く。
- 寸口から手のひらに進み，親指の先まで行く。

◆手太陰の絡脈
- 手首のわきにある列欠（**図88**―ツボ⑦）で分かれる。
- 手のひらへ進み，魚際（親指のつけ根の肉が厚い部分）で分散する。

（注意：ここでの魚際は，**図88**―ツボ⑩の魚際そのものではありません）

- その後もさらに進み，人さし指の先で，次の「大腸経」とつながる。

2 手陽明大腸（経・絡・経穴）

図89　手陽明大腸経

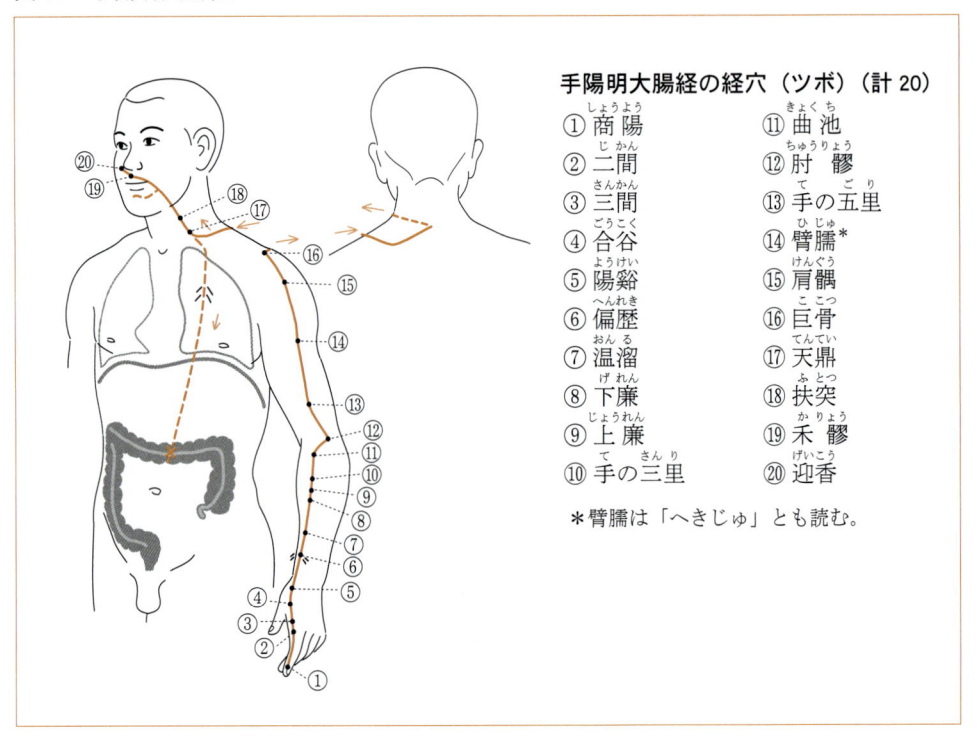

手陽明大腸経の経穴（ツボ）（計20）

① 商陽（しょうよう）　⑪ 曲池（きょくち）
② 二間（じかん）　⑫ 肘髎（ちゅうりょう）
③ 三間（さんかん）　⑬ 手の五里（てのごり）
④ 合谷（ごうこく）　⑭ 臂臑*（ひじゅ）
⑤ 陽谿（ようけい）　⑮ 肩髃（けんぐう）
⑥ 偏歴（へんれき）　⑯ 巨骨（ここつ）
⑦ 温溜（おんる）　⑰ 天鼎（てんてい）
⑧ 下廉（げれん）　⑱ 扶突（ふとつ）
⑨ 上廉（じょうれん）　⑲ 禾髎（かりょう）
⑩ 手の三里（てのさんり）　⑳ 迎香（げいこう）

＊臂臑は「へきじゅ」とも読む。

◆手陽明大腸経
- （手の）人さし指の先から始まり，そのまま指に沿って進む。
- 手の甲を縦断して手首を越え，腕の外側に沿って肘を越え，肩までのぼる。
- 肩から背中の上部にまわりこみ，背骨に向かって進んで，大椎（任脈のツボ。首の後ろで背骨が出っ張っているあたり）まで行く。
- 大椎から，また肩に戻って鎖骨の上のくぼみまで来る。ここから体内に入り肺とつながる。
- 肺からさらに下行し，横隔膜を通過して大腸とつながる。

[支流]
- 鎖骨のくぼみの上から分かれたもう1本は，首をのぼって顔へ行き，頰から口のなかに入って下の歯とつながる。
- その後，また顔へ戻り，上唇の上の中央で左右が交差する。つまり左から来た経は右へ，右から来た経は左へ行く。そのまま鼻の穴の外側へ行き，次の「胃経」とつながる。

◆手陽明の絡脈
- 手首の外側より3寸（約9cm）上にある偏歴（図89—ツボ⑥）から，2本の支流が出る。
- 1本は，そのまますぐそばを走る肺経とつながる。
- もう1本は，主流と同じように腕→肩→首→頰と進み，ここでさらに2本に分かれる。そのうち1本は歯の根元へつながり，もう1本は上行して耳のなかに入る。

3 足陽明胃（経・絡・経穴）

図90 足陽明胃経

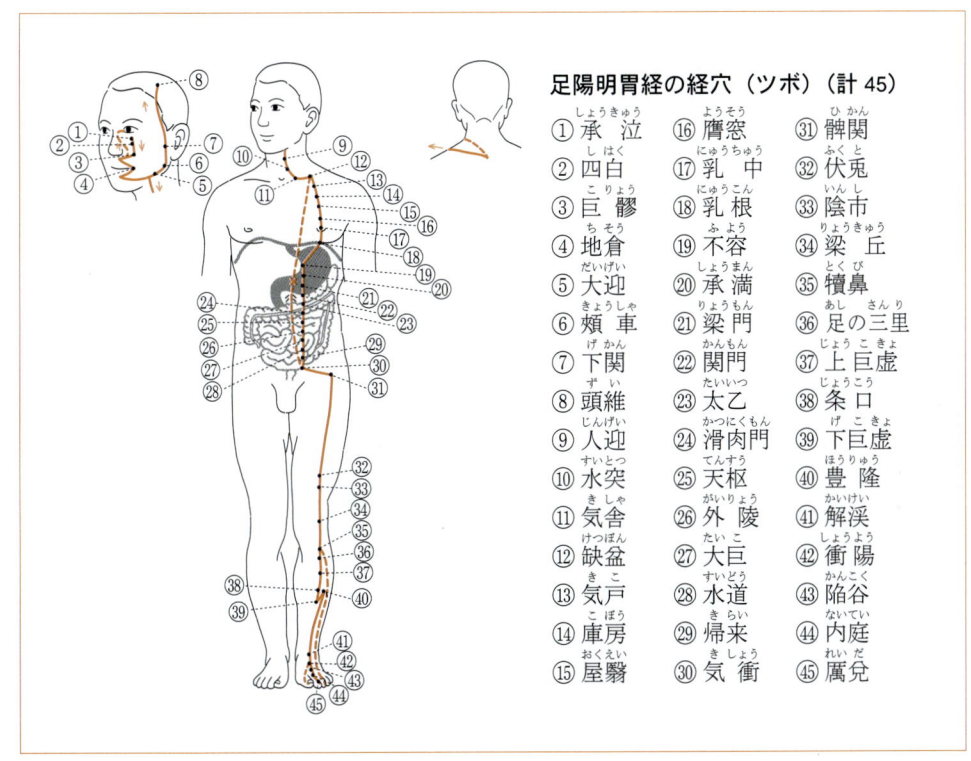

足陽明胃経の経穴（ツボ）（計45）

① 承泣（しょうきゅう）
② 四白（しはく）
③ 巨髎（こりょう）
④ 地倉（ちそう）
⑤ 大迎（だいげい）
⑥ 頬車（きょうしゃ）
⑦ 下関（げかん）
⑧ 頭維（ずい）
⑨ 人迎（じんげい）
⑩ 水突（すいとつ）
⑪ 気舎（きしゃ）
⑫ 缺盆（けつぼん）
⑬ 気戸（きこ）
⑭ 庫房（こぼう）
⑮ 屋翳（おくえい）
⑯ 膺窓（ようそう）
⑰ 乳中（にゅうちゅう）
⑱ 乳根（にゅうこん）
⑲ 不容（ふよう）
⑳ 承満（しょうまん）
㉑ 梁門（りょうもん）
㉒ 関門（かんもん）
㉓ 太乙（たいいつ）
㉔ 滑肉門（かつにくもん）
㉕ 天枢（てんすう）
㉖ 外陵（がいりょう）
㉗ 大巨（たいこ）
㉘ 水道（すいどう）
㉙ 帰来（きらい）
㉚ 気衝（きしょう）
㉛ 髀関（ひかん）
㉜ 伏兎（ふくと）
㉝ 陰市（いんし）
㉞ 梁丘（りょうきゅう）
㉟ 犢鼻（とくび）
㊱ 足の三里（あしさんり）
㊲ 上巨虚（じょうこきょ）
㊳ 条口（じょうこう）
㊴ 下巨虚（げこきょ）
㊵ 豊隆（ほうりゅう）
㊶ 解渓（かいけい）
㊷ 衝陽（しょうよう）
㊸ 陥谷（かんこく）
㊹ 内庭（ないてい）
㊺ 厲兌（れいだ）

◆足陽明胃経

- 顔の中で鼻の穴の外側あたりから始まり，上行して鼻梁の上端に出る。ここで左右の経は交差し，そのまま横へ走って目の下まで行くが，その途中で足太陽経と交わる。
- 目の下から鼻の外側を下がり，上の歯とつながる。口の外へ出て，唇のまわりに沿って下唇の下へ行く。ここで左右の経が交差する。
- 下アゴに沿ってアゴの外側まで行き，そこから上へのぼる。耳の前を通って額の端まで行く。

［支流①］
- 下アゴの部分で分かれた１本は，ノドの部分を通って下行し，鎖骨の上のくぼみまで行く。
- くぼみから体内入って，下行する。横隔膜を通過して胃とつながり，さらに脾ともつながる。

［支流②］
- 鎖骨の上のくぼみで分かれたもう１本は，体内に入らずに胸の表面を下行する。
- 乳頭→へその外側と下がって行き，気衝（股のつけ根に近い下腹部。**図90**―ツボ㉚）まで行く。

［支流③］
- （体内で）胃の下の口から始まり，腹部を下行する。そのまま気衝（**図90**―ツボ㉚）まで下行して［支流②］と合流する。
- 気衝から表面へ出て，太ももの前面→膝→すねのやや外側→足の甲と下行し，足の中指の内

側へ行く。

［支流④］
- スネの部分で［支流③］から分かれたもう１本は，足の甲から，足の中指の外側へ行く。

［支流⑤］
- 足の甲で分かれたもう１本は，足の親指の先へ行き，次の「脾経」とつながる。

◆足陽明の絡脈
- 外側のくるぶしの８寸（約24cm）上にある豊隆（図90－ツボ㊵）から，２本の支流が出る。
- １本は，下行して次の「脾経」とつながる。
- もう１本は，上行して頭や首まで行く。そこでたくさんの経と合流してから，のどとつながる。

4 足太陰脾（経・絡・経穴）

図 91　足太陰脾経

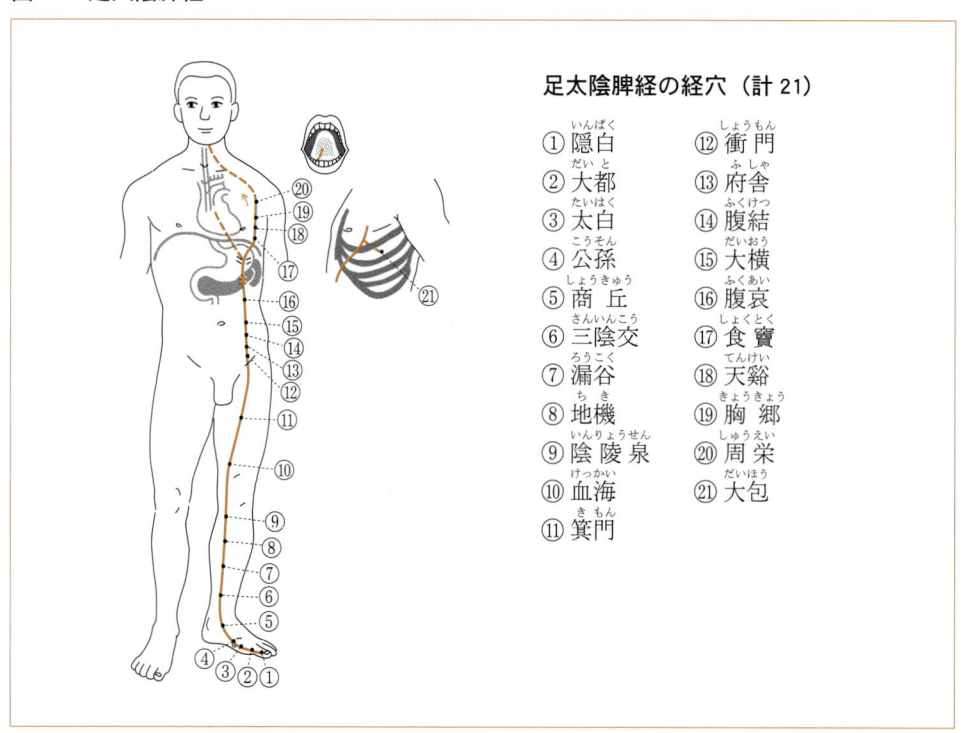

足太陰脾経の経穴（計 21）

① 隠白（いんぱく）
② 大都（だいと）
③ 太白（たいはく）
④ 公孫（こうそん）
⑤ 商丘（しょうきゅう）
⑥ 三陰交（さんいんこう）
⑦ 漏谷（ろうこく）
⑧ 地機（ちき）
⑨ 陰陵泉（いんりょうせん）
⑩ 血海（けっかい）
⑪ 箕門（きもん）
⑫ 衝門（しょうもん）
⑬ 府舎（ふしゃ）
⑭ 腹結（ふくけつ）
⑮ 大横（だいおう）
⑯ 腹哀（ふくあい）
⑰ 食竇（しょくとく）
⑱ 天谿（てんけい）
⑲ 胸郷（きょうきょう）
⑳ 周栄（しゅうえい）
㉑ 大包（だいほう）

◆足太陰脾経
- （足の）親指の先から始まる。指の内側に沿って後ろへ進み，指を通過したらやや上行して内側のくるぶしの前まで行く。
- そのまますねの内側→膝の内側→太ももの内側を上行して下腹部から体内に入り，脾とつながり，さらに胃ともつながる。
- さらに上行して横隔膜を通過し，のどの両側を通って舌の根元とつながり，さらに舌の下の部分で分散する。

［支流］
- 胃で分かれたもう1本は，上行して横隔膜を通過し，心に入って次の「心経」とつながる。

◆足太陰の絡脈
- 足の親指の第2関節より1寸（約3cm）後ろにある公孫（図91－ツボ④）から，2本の支流が出る。
- 1本は，足陽明胃経とつながる。
- もう1本は，上行して腹部に入り，腸や胃とつながる。

◆脾の大絡（脾経には「脾之大絡」と呼ばれるもう1本の絡脈がある）
- わきの下から下に3寸（約9cm）のところにある大包（図91－ツボ㉑）から出て，胸部や脇部に分散する。

5 手少陰心（経・絡・経穴）

図92　手少陰心経

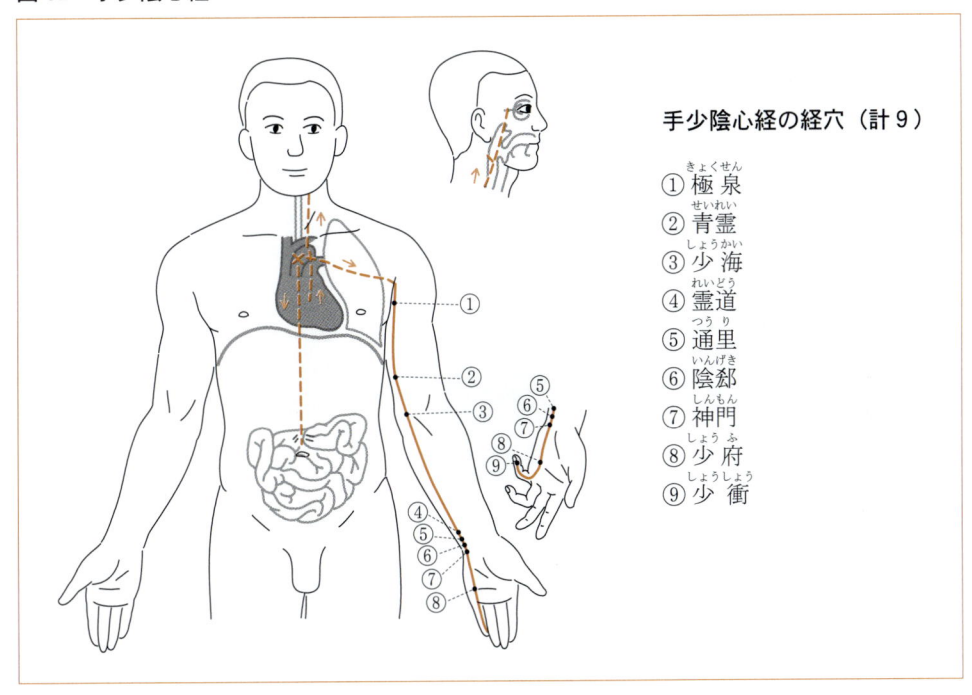

手少陰心経の経穴（計9）
① 極泉（きょくせん）
② 青霊（せいれい）
③ 少海（しょうかい）
④ 霊道（れいどう）
⑤ 通里（つうり）
⑥ 陰郄（いんげき）
⑦ 神門（しんもん）
⑧ 少府（しょうふ）
⑨ 少衝（しょうしょう）

◆手少陰心経
- 心の中から始まる。心から出て心系（心と肺・脾・肝・腎がつながって形成されている脈絡）とつながり，下行して横隔膜を通過し，小腸とつながる。

［支流①］
- 心系で分かれた1本は，上行してのどの両側を通り，目系（眼球・目のまわりの筋肉・脳がつながって形成されている脈絡）とつながる。

[支流②]
- 心系で分かれたもう1本は，上行して肺へ行き，そのまま横へ進んで，わきの下に出る。
- 腕の内側を下行し，手のひらに入って小指の先まで行き，次の「小腸経」とつながる。

◆手少陰の絡脈
- 手首の内側より1寸（約3cm）上にある通里（図92－ツボ⑤）で分かれる。
- 元の経（心経）に沿って上行し，心の中に入る。さらに上行して舌の根元とつながり，さらに目系（上述）ともつながる。
- 手少陰の絡脈はまた，通里から出て次の「小腸経」ともつながる。

⑥ 手太陽小腸（経・絡・経穴）

図93　手太陽小腸経

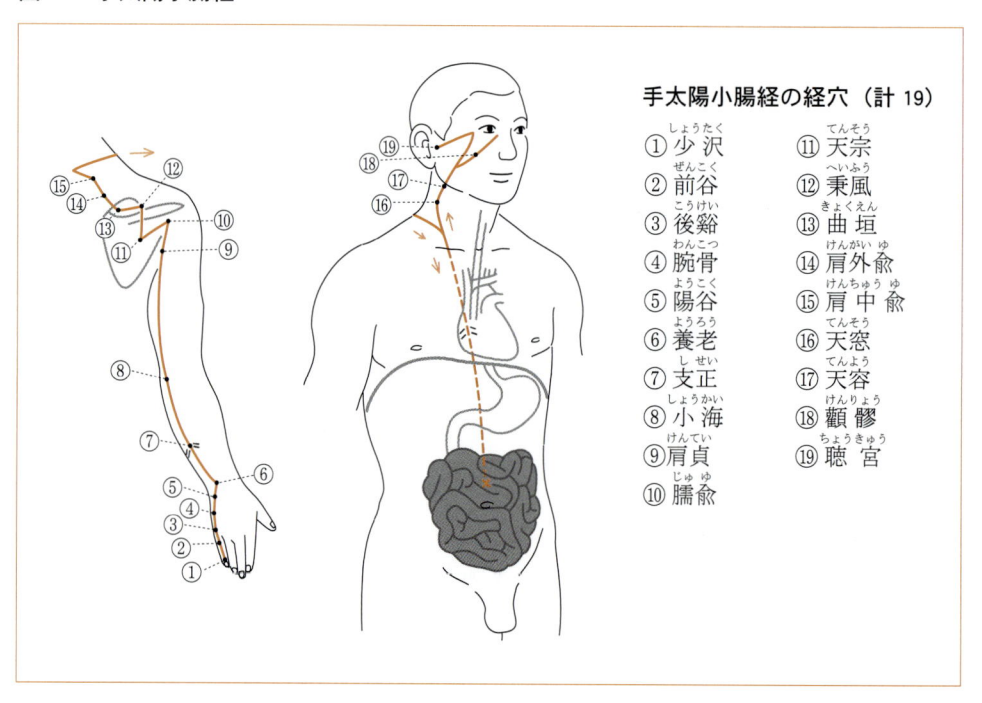

手太陽小腸経の経穴（計19）
① 少沢（しょうたく）
② 前谷（ぜんこく）
③ 後谿（こうけい）
④ 腕骨（わんこつ）
⑤ 陽谷（ようこく）
⑥ 養老（ようろう）
⑦ 支正（しせい）
⑧ 小海（しょうかい）
⑨ 肩貞（けんてい）
⑩ 臑兪（じゅゆ）
⑪ 天宗（てんそう）
⑫ 秉風（へいふう）
⑬ 曲垣（きょくえん）
⑭ 肩外兪（けんがいゆ）
⑮ 肩中兪（けんちゅうゆ）
⑯ 天窓（てんそう）
⑰ 天容（てんよう）
⑱ 顴髎（けんりょう）
⑲ 聴宮（ちょうきゅう）

◆手太陽小腸経
- （手の）小指の先から始まる。指の外側→腕の外側を上行して肩まで行く。
- 肩甲骨の上部を通って首の後ろの大椎（任脈のツボ）まで行き，左右の経が交わる。
- 大椎から再び前へ出て，鎖骨の上のくぼみへ行き，そこから体内に入って心とつながる。さらに食道に沿って下行し，横隔膜を通過して胃まで行き，小腸とつながる。

[支流①]
- 鎖骨の上のくぼみで分かれた1本は，首→頬→目の外側と上行し，耳のなかへ入る。

[支流②]
- 頬で分かれたもう1本は，目の下から鼻のつけ根まで行き，目の内側で次の「膀胱経」とつ

第 1 節　経絡学説

　　ながる。
- その後また頬に戻って終わる。

◆手太陽の絡脈
- 手首の外側より 5 寸（約 15cm）上にある支正（**図 93** —ツボ⑦）から，2 本の支流が出る。
- 1 本は，内側へ進んで手少陰経とつながる。
- もう 1 本は，腕を上行して肩までのぼり，肩髃（大腸経のツボ）とつながる。

⑦ 足太陽膀胱（経・絡・経穴）

図 94　足太陽膀胱経

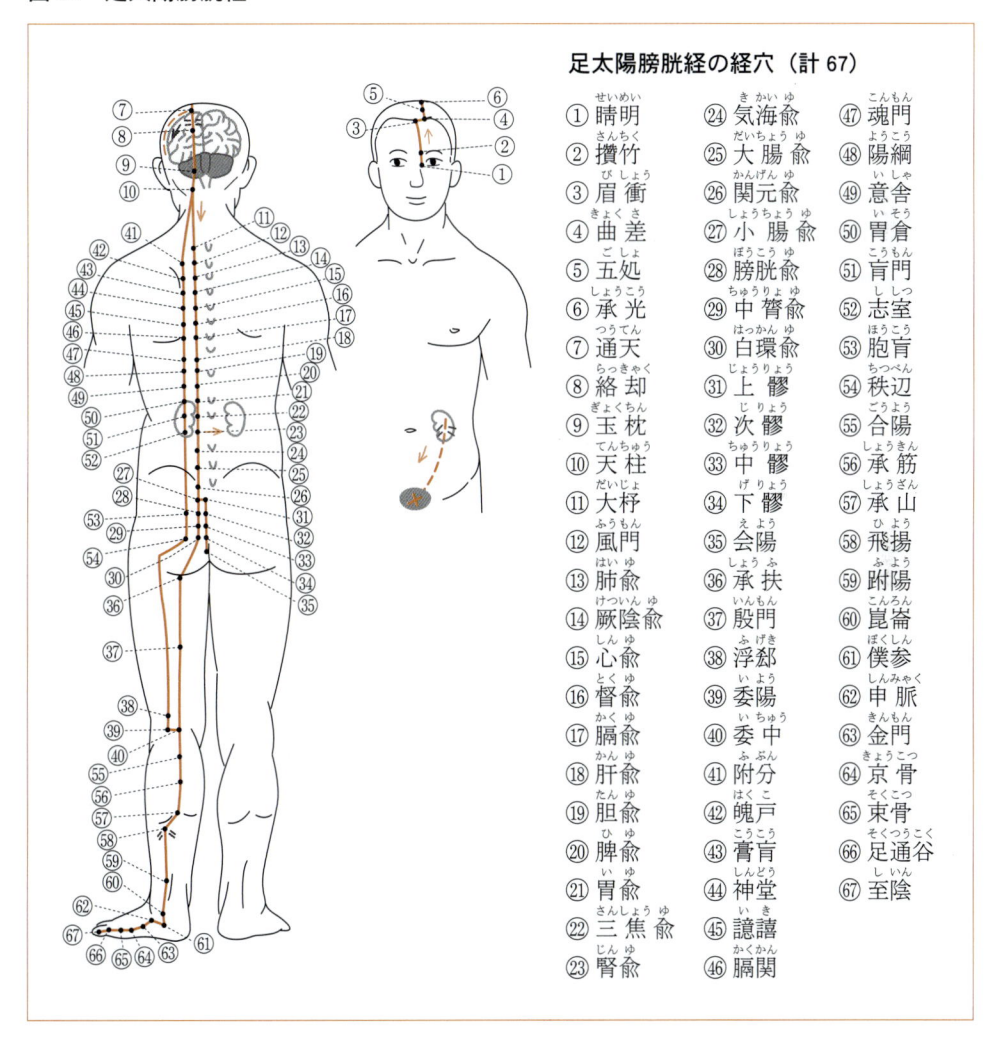

足太陽膀胱経の経穴（計 67）

① 睛明（せいめい）	㉔ 気海兪（きかいゆ）	㊼ 魂門（こんもん）
② 攢竹（さんちく）	㉕ 大腸兪（だいちょうゆ）	㊽ 陽綱（ようこう）
③ 眉衝（びしょう）	㉖ 関元兪（かんげんゆ）	㊾ 意舎（いしゃ）
④ 曲差（きょくさ）	㉗ 小腸兪（しょうちょうゆ）	㊿ 胃倉（いそう）
⑤ 五処（ごしょ）	㉘ 膀胱兪（ぼうこうゆ）	51 肓門（こうもん）
⑥ 承光（しょうこう）	㉙ 中膂兪（ちゅうりょゆ）	52 志室（ししつ）
⑦ 通天（つうてん）	㉚ 白環兪（はっかんゆ）	53 胞肓（ほうこう）
⑧ 絡却（らっきゃく）	㉛ 上髎（じょうりょう）	54 秩辺（ちつぺん）
⑨ 玉枕（ぎょくちん）	㉜ 次髎（じりょう）	55 合陽（ごうよう）
⑩ 天柱（てんちゅう）	㉝ 中髎（ちゅうりょう）	56 承筋（しょうきん）
⑪ 大杼（だいじょ）	㉞ 下髎（げりょう）	57 承山（しょうざん）
⑫ 風門（ふうもん）	㉟ 会陽（えよう）	58 飛揚（ひよう）
⑬ 肺兪（はいゆ）	㊱ 承扶（しょうふ）	59 跗陽（ふよう）
⑭ 厥陰兪（けっちいんゆ）	㊲ 殷門（いんもん）	60 崑崙（こんろん）
⑮ 心兪（しんゆ）	㊳ 浮郄（ふげき）	61 僕参（ぼくしん）
⑯ 督兪（とくゆ）	㊴ 委陽（いよう）	62 申脈（しんみゃく）
⑰ 膈兪（かくゆ）	㊵ 委中（いちゅう）	63 金門（きんもん）
⑱ 肝兪（かんゆ）	㊶ 附分（ふぶん）	64 京骨（きょうこつ）
⑲ 胆兪（たんゆ）	㊷ 魄戸（はくこ）	65 束骨（そくこつ）
⑳ 脾兪（ひゆ）	㊸ 膏肓（こうこう）	66 足通谷（そくつうこく）
㉑ 胃兪（いゆ）	㊹ 神堂（しんどう）	67 至陰（しいん）
㉒ 三焦兪（さんしょうゆ）	㊺ 譩譆（いき）	
㉓ 腎兪（じんゆ）	㊻ 膈関（かくかん）	

◆足太陽膀胱経
- 目の内側から始まる。
- 上行して額から頭頂（頭のてっぺん）まで行き，ここで左右の経が交わる。

［支流①］
　・頭頂からまた左右に分かれ，耳の上部まで行く。

［支流②］
　・頭頂から頭のなかに入り，脳とつながる。
　・再び頭頂に戻り，頭の後方→首の後方→背骨の両側→腰と下行する。
　・背骨の両側にある筋肉から体内に入り，腎とつながり，さらに膀胱とつながる。

［支流③］
　・腰で分かれた1本は，そのまま背骨の両側を下行し，おしりを通って膝の後ろまで行く。

［支流④］
　・首の後ろで分かれた1本は，支流②の少し外側を，やはり背骨の両側→腰と下行する。
　・さらにおしり→太ももの外側→膝の後ろ→外側のくるぶしの後ろまで下行する。
　・くるぶしの後ろやや下から前へ向かい，足の外側に沿って小指の先まで行き，ここで次の「腎経」とつながる。

［支流⑤］
　・足太陽膀胱経には首の後ろから脳へつながる支流がある。この支流は，さらに目の根元とつながるので目系と呼ばれ，陰蹻脈や陽蹻脈とつながる。

◆足太陽の絡脈
　・外側のくるぶしの7寸（約21cm）上にある飛揚（**図94**―ツボ㊽）から分かれて，足少陰経とつながる。

⑧ 足少陰腎（経・絡・経穴）

図 95　足少陰腎経

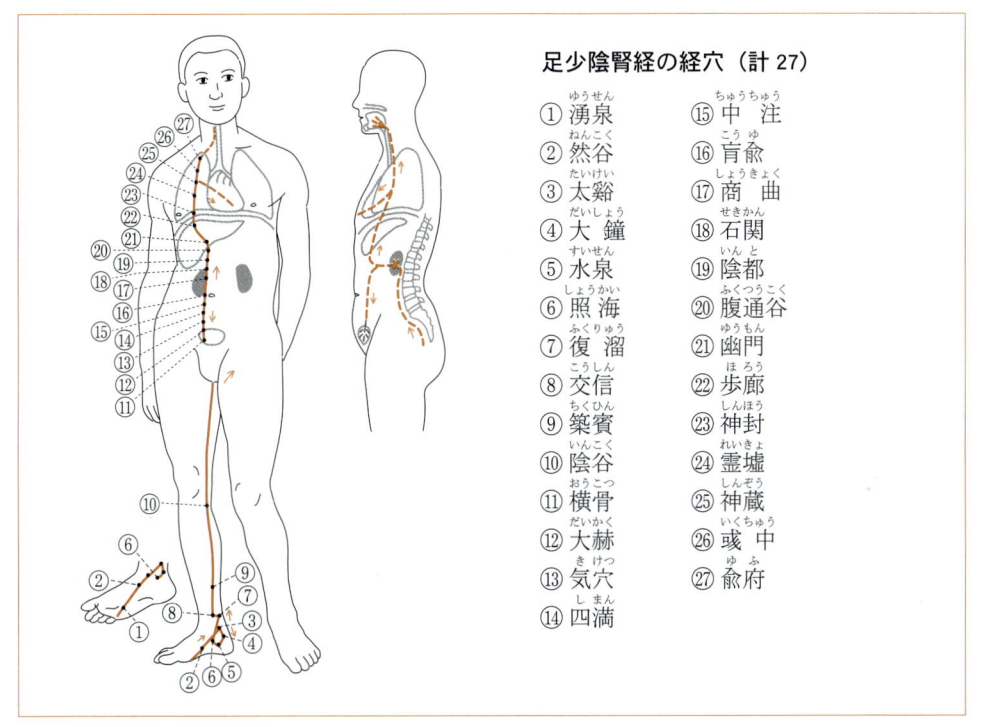

足少陰腎経の経穴（計 27）

① 湧泉（ゆうせん）
② 然谷（ねんこく）
③ 太谿（たいけい）
④ 大鐘（だいしょう）
⑤ 水泉（すいせん）
⑥ 照海（しょうかい）
⑦ 復溜（ふくりゅう）
⑧ 交信（こうしん）
⑨ 築賓（ちくひん）
⑩ 陰谷（いんこく）
⑪ 横骨（おうこつ）
⑫ 大赫（だいかく）
⑬ 気穴（きけつ）
⑭ 四満（しまん）
⑮ 中注（ちゅうちゅう）
⑯ 肓兪（こうゆ）
⑰ 商曲（しょうきょく）
⑱ 石関（せきかん）
⑲ 陰都（いんと）
⑳ 腹通谷（ふくつうこく）
㉑ 幽門（ゆうもん）
㉒ 歩廊（ほろう）
㉓ 神封（しんぽう）
㉔ 霊墟（れいきょ）
㉕ 神蔵（しんぞう）
㉖ 彧中（いくちゅう）
㉗ 兪府（ゆふ）

◆足少陰腎経
- （足の）小指の下から始まり，足の裏の中心部まで行く。そこから内側へ向かい，内側のくるぶしの下（よりやや前）に出る。
- 内側のくるぶしの後ろへ上った後，再びかかとまで下がり，そこからまた足の内側→膝の後ろ→太ももの後ろを上行していく。
- 太ももの後方からおしりへ行き，その後，脊柱の中を進むかたちで体内に入り，腎とつながり，さらに膀胱ともつながる。

［支流①］
- 腎から出て上行し，肝と横隔膜を通過して肺の中に入る。その後ものどに沿って上行し，舌の根元まで行く。

［支流②］
- 肺で分かれた１本は，心とつながる。その後，さらに胸の中へと流れこみ，次の「心包経」とつながる。

◆足少陰の絡脈
- 内側のくるぶしの後ろ（の少し下）にある大鐘（図 95 －ツボ④）より２本の支流が出る。
- １本は，足太陽経とつながる。
- もう１本は，元の経（腎経）に沿って胸部まで上行し，心包の下まで行く。その後，腰の骨（腰

椎）を通って下行する。

⑨ 手厥陰心包（経・絡・経穴）

図96　手厥陰心包経

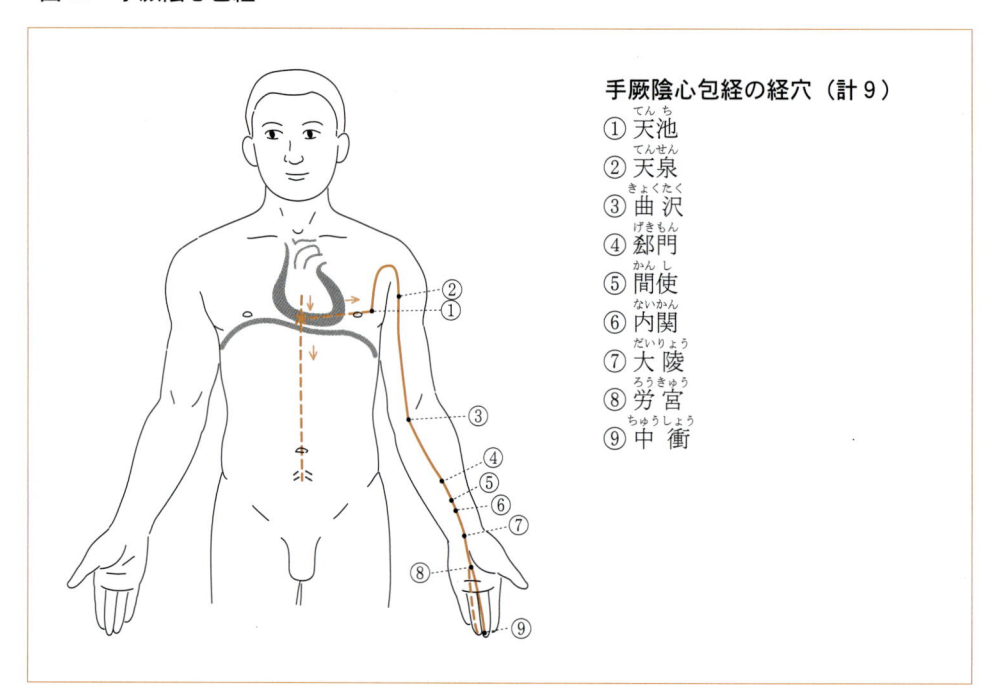

手厥陰心包経の経穴（計9）
① 天池（てんち）
② 天泉（てんせん）
③ 曲沢（きょくたく）
④ 郄門（げきもん）
⑤ 間使（かんし）
⑥ 内関（ないかん）
⑦ 大陵（だいりょう）
⑧ 労宮（ろうきゅう）
⑨ 中衝（ちゅうしょう）

◆手厥陰心包経
- 心（心系）に属するものとして胸のなかから始まり，やや表に出て心包絡とつながる。
- 下行して横隔膜を通過し，その過程（胸→腹）で三焦（上焦・中焦・下焦）とそれぞれつながる（三焦については，蔵象学説を参照してください）。

［支流①］
- 胸から横へ進み，わきの下から3寸（約9cm）下に出る。そこからわきの下まで上行し，その後は腕の内側を下行していく。
- 肘も越えて，手首の内側の真ん中を通って手のひらに入り，そのまま中指の先まで行く。

［支流②］
- 手のひらで分かれた1本は，薬指の先へ行き，そこで次の「三焦経」とつながる。

◆手厥陰の絡脈
- 手首の内側中央より2寸（約6cm）上の内関（図96─ツボ⑥）から，2本の支流が出る。
- 1本は，手少陽経とつながる。
- もう1本は，元の経（心包経）に沿って上行し，心包とつながり，心系ともつながる。

10 手少陽三焦（経・絡・経穴）

図97　手少陽三焦経

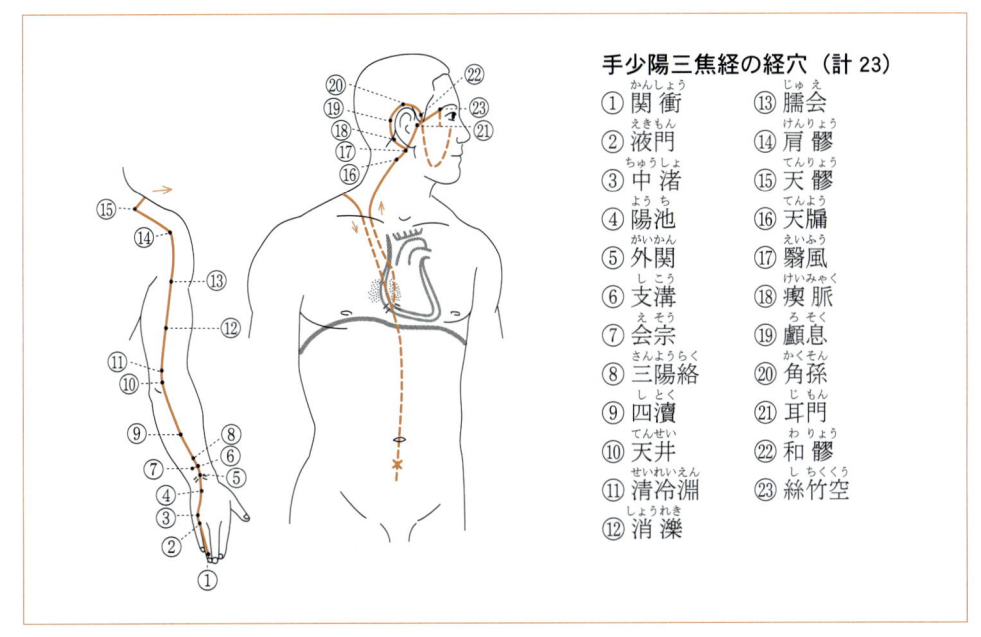

手少陽三焦経の経穴（計23）

① 関衝（かんしょう）
② 液門（えきもん）
③ 中渚（ちゅうしょ）
④ 陽池（ようち）
⑤ 外関（がいかん）
⑥ 支溝（しこう）
⑦ 会宗（えそう）
⑧ 三陽絡（さんようらく）
⑨ 四瀆（しとく）
⑩ 天井（てんせい）
⑪ 清冷淵（せいれいえん）
⑫ 消濼（しょうれき）
⑬ 臑会（じゅえ）
⑭ 肩髎（けんりょう）
⑮ 天髎（てんりょう）
⑯ 天牖（てんゆう）
⑰ 翳風（えいふう）
⑱ 瘈脈（けいみゃく）
⑲ 顱息（ろそく）
⑳ 角孫（かくそん）
㉑ 耳門（じもん）
㉒ 和髎（わりょう）
㉓ 絲竹空（しちくくう）

◆ **手少陽三焦経**
- （手の）薬指の先から始まる。小指と薬指の間を進み，手の甲→腕の外側→肩へと上行する。
- 肩から鎖骨の上のくぼみへ行き，そこから体のなかに入る。
- 胸の中心まで進み心包とつながる。下行して横隔膜を通過し，その過程（胸→腹）で三焦（上焦・中焦・下焦）とそれぞれつながる（三焦については，蔵象学説を参照してください）。

［支流①］
- 胸の中心部で分かれた1本は，また鎖骨の上のくぼみに戻り，ここから体の外に出る。
- そのまま上行して，首→耳の後ろ→耳の上までのぼる。
- 耳の上から前へ進み，頬を通って目の下まで行く。

［支流②］
- 耳の後ろで分かれた1本は，耳の中→耳の前と進む。
- 耳の前から頬まで進んで，支流①と合流する。その後，上行して目の外側まで行き，次の「胆経」とつながる。

◆ **手少陽の絡脈**
- 手首の外側中央より2寸（約6cm）上の外関（図97－ツボ⑤）から分かれる。
- 腕の外側を上行して胸のなかに入り，手厥陰心包経とつながる。

11 足少陽胆（経・絡・経穴）

図 98　足少陽胆経

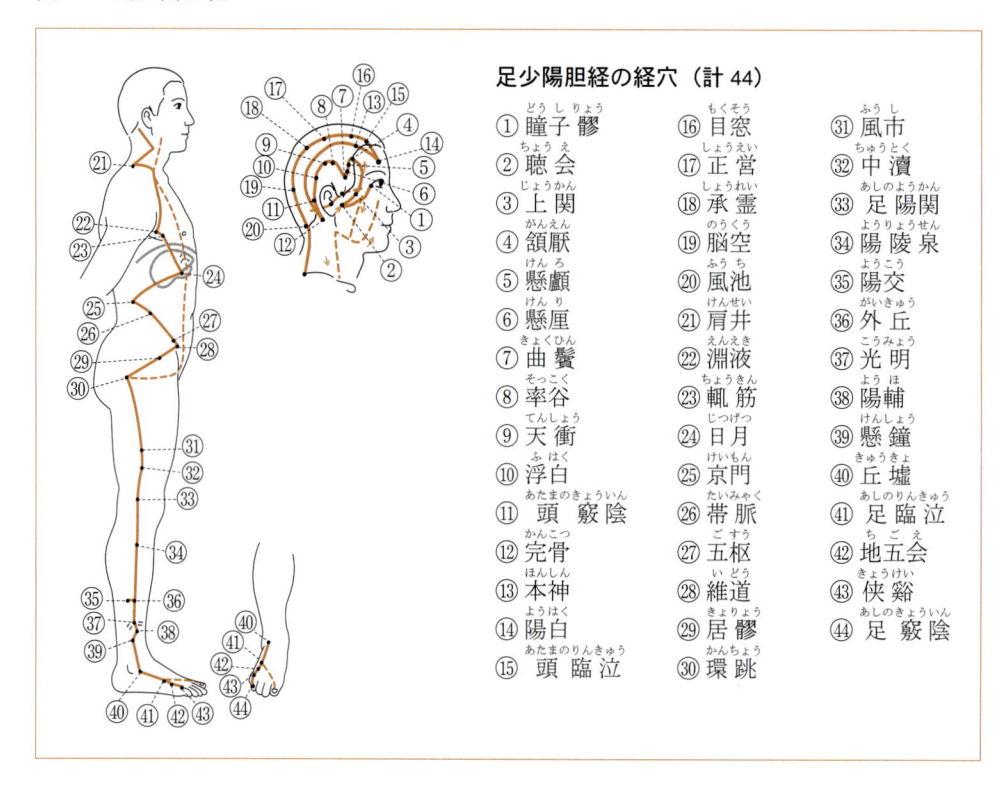

足少陽胆経の経穴（計 44）

① 瞳子髎（どうしりょう）
② 聴会（ちょうえ）
③ 上関（じょうかん）
④ 頷厭（がんえん）
⑤ 懸顱（けんろ）
⑥ 懸厘（けんり）
⑦ 曲鬢（きょくひん）
⑧ 率谷（そっこく）
⑨ 天衝（てんしょう）
⑩ 浮白（ふはく）
⑪ 頭竅陰（あたまのきょういん）
⑫ 完骨（かんこつ）
⑬ 本神（ほんしん）
⑭ 陽白（ようはく）
⑮ 頭臨泣（あたまのりんきゅう）

⑯ 目窓（もくそう）
⑰ 正営（しょうえい）
⑱ 承霊（しょうれい）
⑲ 脳空（のうくう）
⑳ 風池（ふうち）
㉑ 肩井（けんせい）
㉒ 淵液（えんえき）
㉓ 輒筋（ちょうきん）
㉔ 日月（じつげつ）
㉕ 京門（けいもん）
㉖ 帯脈（たいみゃく）
㉗ 五枢（ごすう）
㉘ 維道（いどう）
㉙ 居髎（きょりょう）
㉚ 環跳（かんちょう）

㉛ 風市（ふうし）
㉜ 中瀆（ちゅうとく）
㉝ 足陽関（あしのようかん）
㉞ 陽陵泉（ようりょうせん）
㉟ 陽交（ようこう）
㊱ 外丘（がいきゅう）
㊲ 光明（こうめい）
㊳ 陽輔（ようほ）
㊴ 懸鐘（けんしょう）
㊵ 丘墟（きゅうきょ）
㊶ 足臨泣（あしのりんきゅう）
㊷ 地五会（ちごえ）
㊸ 侠谿（きょうけい）
㊹ 足竅陰（あしのきょういん）

◆ 足少陽胆経

・目の外側から始まり，上行して額の端まで行く。
・額から，耳の後ろ→首→肩と下行し，鎖骨の上のくぼみで支流②と合流する。

［支流①］

・耳の後ろで分かれた１本は，耳の中→耳の前と進み，目の外側の後方まで行く。

［支流②］

・目の外側から出ているもう１本は，アゴまで下行し，大迎（胃経のツボ）で手少陽経と合流して，目の下までのぼる。
・目の下から再び下行し，アゴ→首を通って鎖骨の上のくぼみへ行き，そこで本経（胆経）と合流する。
・鎖骨の上のくぼみから体内に入り，下行して胸，横隔膜を通過してから肝とつながり，さらに胆とつながる。
・その後，わきの内側を下行して下腹部の気衝（胃経のツボ）に出る。それから陰毛の生え際を後ろに進み，おしりにある環跳（図98－ツボ㉚）まで行く。

［支流③］

・鎖骨の上のくぼみで分かれたもう１本は，脇の下→脇を下行し，おしりにある環跳（上図－

ツボ㉚）で支流②と合流する。
- その後も，太ももの外側→ひざの外側→すねの外側を下行し，外側のくるぶしの前を通って足の甲まで行く。
- さらに足の甲を進んで，小指と薬指の間に入る。

［支流④］
- 足の甲で分かれた1本は，足の親指と人さし指の間に入り，親指の先まで行く。
- 指の先からまた戻り，爪を通過し，指の関節を越えて毛の生えているところへ出る。そこで，次の「肝経」とつながる。

◆足少陽の絡脈
- 外側のくるぶしの上5寸（約15cm）のところにある光明（図98－ツボ㊲）から，2本の支流が出る。
- 1本は，足厥陰経とつながる。
- もう1本は，元の経（胆経）に沿って下行し，足の甲につながる。

12 足厥陰肝（経・絡・経穴）

図99　足厥陰肝経

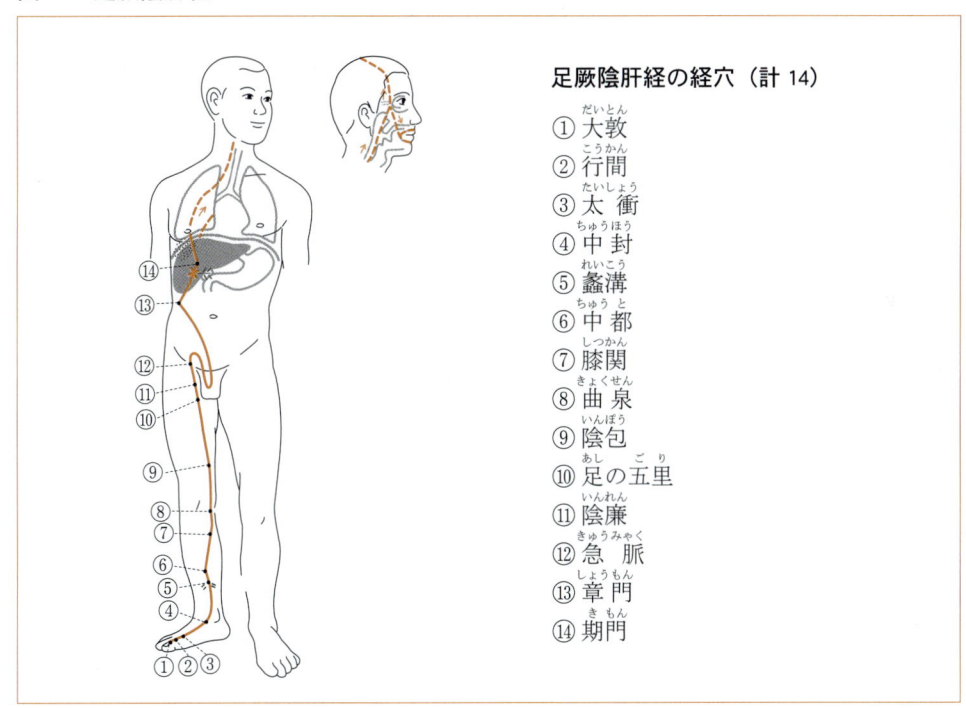

足厥陰肝経の経穴（計14）
① 大敦（だいとん）
② 行間（こうかん）
③ 太衝（たいしょう）
④ 中封（ちゅうほう）
⑤ 蠡溝（れいこう）
⑥ 中都（ちゅうと）
⑦ 膝関（しつかん）
⑧ 曲泉（きょくせん）
⑨ 陰包（いんぽう）
⑩ 足の五里（あしのごり）
⑪ 陰廉（いんれん）
⑫ 急脈（きゅうみゃく）
⑬ 章門（しょうもん）
⑭ 期門（きもん）

◆足厥陰肝経
- （足の）親指の毛が生えている部位から始まり，足の甲→内側のくるぶしの前まで行く。
- くるぶしの前から，すねの内側→膝の内側→太ももの内側を上行し，陰毛が生えているなかに入る。

- 陰部を通って体内を上行して下腹部へ行き，そのまま上行し胃のそばを過ぎて肝とつながり，さらに胆とつながる。
- さらに上行して横隔膜を通過し，脇部や肋部に分布する。
- 続けてのどの後ろ→咽頭→鼻の後ろを上行して，目系（眼球・目のまわりの筋肉・脳がつながって形成されてる脈絡）とつながる。
- さらに上行して額から頭頂（頭のてっぺん）まで行き，そこで督脈と交わる。

［支流①］
- 目系より分かれた１本は，頬を下行して唇へ行き，唇のまわりを走る。

［支流②］
- 肝から出たもう１本は，上行して横隔膜を通過し，肺に入って，次の「肺経」とつながる。

◆足厥陰の絡脈
- 内側のくるぶしの上５寸（約15cm）にある蠡溝（**図99**－ツボ⑤）より，２本の支流が出る。
- １本は，足少陽経とつながる。
- もう１本は，元の経（肝経）に沿って下行して足の甲につながる。

第1節　経絡学説

7 ── 奇経と経穴（けいけつ）（ツボ）

　ここでは奇経について，「経の流れ方」と「経の上にあるツボ」を紹介していきます。ただし奇経のなかで，オリジナルなツボをもっているのは督脈と任脈だけです。ほかの奇経にもツボはありますが，どれも十二正経からの借りものです。そこでツボは，督脈と任脈のものだけを紹介します。

　また各図の下に紹介する「経の流れ方」も，『黄帝内経』の原文を，やさしい言葉を使って大まかに訳したものです。

1 督脈

図100　督脈

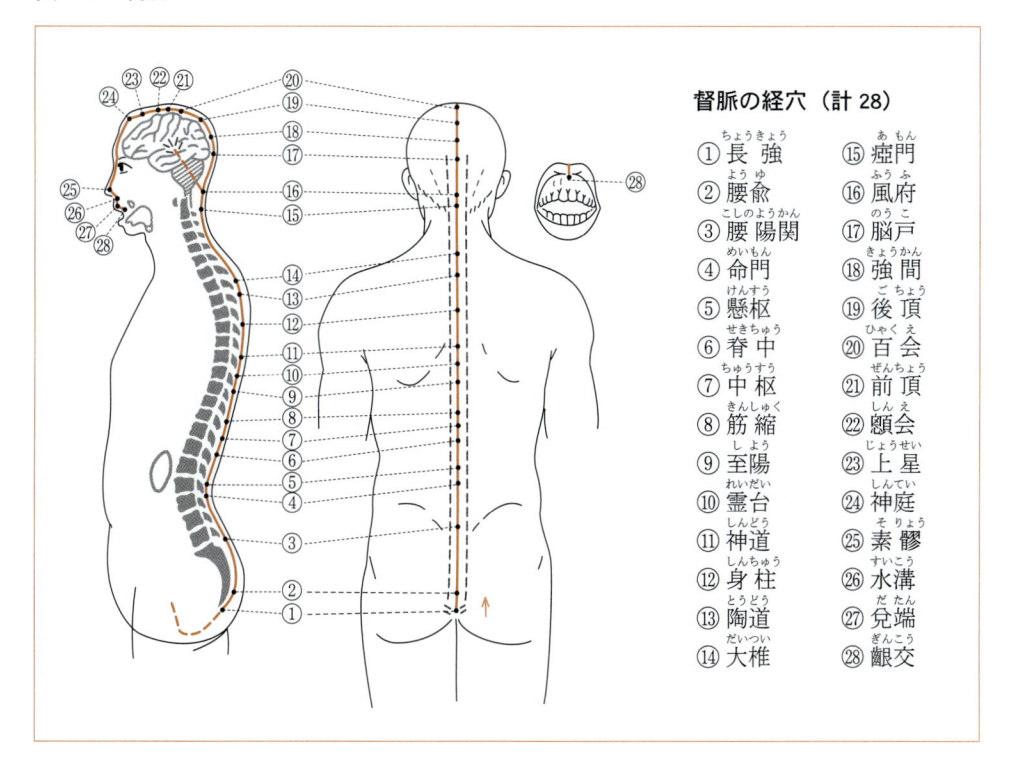

督脈の経穴（計28）

① 長強（ちょうきょう）
② 腰兪（ようゆ）
③ 腰陽関（こしのようかん）
④ 命門（めいもん）
⑤ 懸枢（けんすう）
⑥ 脊中（せきちゅう）
⑦ 中枢（ちゅうすう）
⑧ 筋縮（きんしゅく）
⑨ 至陽（しよう）
⑩ 霊台（れいだい）
⑪ 神道（しんどう）
⑫ 身柱（しんちゅう）
⑬ 陶道（とうどう）
⑭ 大椎（だいつい）
⑮ 瘂門（あもん）
⑯ 風府（ふうふ）
⑰ 脳戸（のうこ）
⑱ 強間（きょうかん）
⑲ 後頂（ごちょう）
⑳ 百会（ひゃくえ）
㉑ 前頂（ぜんちょう）
㉒ 顖会（しんえ）
㉓ 上星（じょうせい）
㉔ 神庭（しんてい）
㉕ 素髎（そりょう）
㉖ 水溝（すいこう）
㉗ 兌端（だたん）
㉘ 齦交（ぎんこう）

◆督脈

［流れ①］
・額から頭頂（頭のてっぺん）まで行き，そこから首の後ろを下がり，脊中（背骨）に沿って尾底骨まで行く。

［流れ②］
・下腹部から始まり，下行して骨盤前面の真ん中へ行く。
・その後，男性の場合は，陰茎に沿って肛門へ行く。女性の場合は尿道口の上まで行き，そこ

から2本の支流が出る。
　1本は，陰部を通って肛門まで行く。
　もう1本は陰部から肛門・おしりを通って内股の後ろへ行く。そこで足少陰経と交わり，さらに足太陽経の絡脈とも交わる。
- それから腰の骨を通って腎とつながる。

［流れ③］
- 目の内側から始まり，額から頭頂（頭のてっぺん）まで行き，頭の中に入って脳とつながる。
- また外側に出て，首→肩と下行する。それから背骨の両側を腰まで下行し，腰の骨を通って腎とつながる。

［流れ④］
- 下腹部から始まり，上行して「へそ→心臓→のど→下あご」と通過していく。
- 下あごから唇の端をまわり，両目の下まで行く。

◆**督脈の絡脈**
- 尾底骨の先と肛門の間にある長強（**図100**－ツボ①）から出る。
- 背骨の両側を上行して首まで行き，さらに頭まで行って分散する。
- それからまた下行して肩甲骨まで行く，そこで左右の足太陽膀胱経とつながり，さらに背骨の両側から体の中に入っていく。

［督脈の流れについて］
　「流れ①～④」は，中医学のバイブルと呼ばれる『黄帝内経』に載せられているものです。中医学の歴史を作ってきた歴代の重要な本も，おおむねこの認識（主に②と④）に沿って書かれています。
　ところが20世紀に作られ，現在も中医薬大学で使われている『中医基礎理論』の教科書には，これとは違う流れが載せられました。その内容を，紹介しておきます。これは明代・李時珍の『奇経八脈考』に載せられている督脈の走行を，簡単にまとめたものです。

> ◆**督脈（『中医基礎理論』）**
> - 子宮から始まり，下行して会陰（性器と肛門の間）へ行く。
> - 後ろへまわって脊中のなかを上行し，首の後ろにある風府（**図100**－ツボ⑯）から頭のなかへ入り脳とつながる。
> - また首の後ろからは，さらに頭頂（頭のてっぺん）へ上がる流れもある。
> - 頭頂から額→鼻→上唇と下行し，「上の歯茎」と「上唇の内側」がつながるところまで行く。
>
> ［支流①］
> - 脊中の中から分かれた1本は，腎とつながる。
>
> ［支流②］
> - 上記［流れ④］と同じ。

② 任脈

図 101 任脈

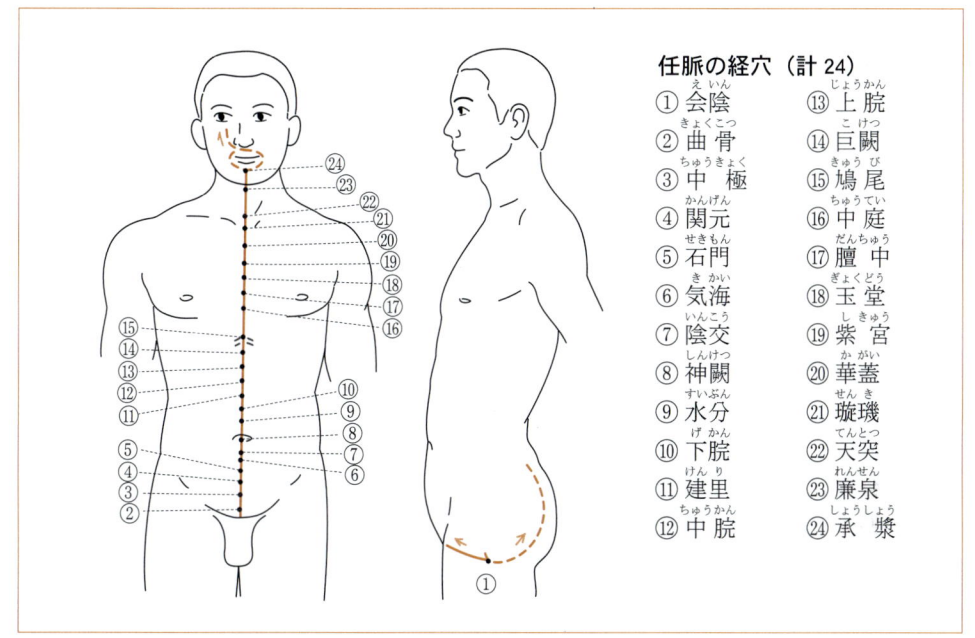

任脈の経穴（計 24）

① 会陰（えいん）
② 曲骨（きょくこつ）
③ 中極（ちゅうきょく）
④ 関元（かんげん）
⑤ 石門（せきもん）
⑥ 気海（きかい）
⑦ 陰交（いんこう）
⑧ 神闕（しんけつ）
⑨ 水分（すいぶん）
⑩ 下脘（げかん）
⑪ 建里（けんり）
⑫ 中脘（ちゅうかん）
⑬ 上脘（じょうかん）
⑭ 巨闕（こけつ）
⑮ 鳩尾（きゅうび）
⑯ 中庭（ちゅうてい）
⑰ 膻中（だんちゅう）
⑱ 玉堂（ぎょくどう）
⑲ 紫宮（しきゅう）
⑳ 華蓋（かがい）
㉑ 璇璣（せんき）
㉒ 天突（てんとつ）
㉓ 廉泉（れんせん）
㉔ 承漿（しょうしょう）

◆任脈

［流れ①］
・会陰部（性器と肛門の間）から始まり，上行して陰毛が生えている部分を越え，さらに腹部を上ってへその下にある関元（図 101 －ツボ④）まで行く。
・さらにへそを通って体の中央全面を上行し，のど→あごまで行く。
・唇の下で左右に分かれ，それぞれ頬を通って目に入る。

［流れ②］
・衝脈とともに子宮から始まる。脊柱のなかを上行する。
・体の表面に浮かび上がった別の流れは，腹部の真ん中を上行し，のどまで行く。
・のどで分かれた支流は，唇まで行く。

◆任脈の絡脈
・鳩尾（図 101 －ツボ⑮）の上にある尾翳（びえい）から分かれる（尾翳がどこかは，定説なし）。
・下行して鳩尾まで行き，腹部に分散する。

③ 衝脈

図102　衝脈

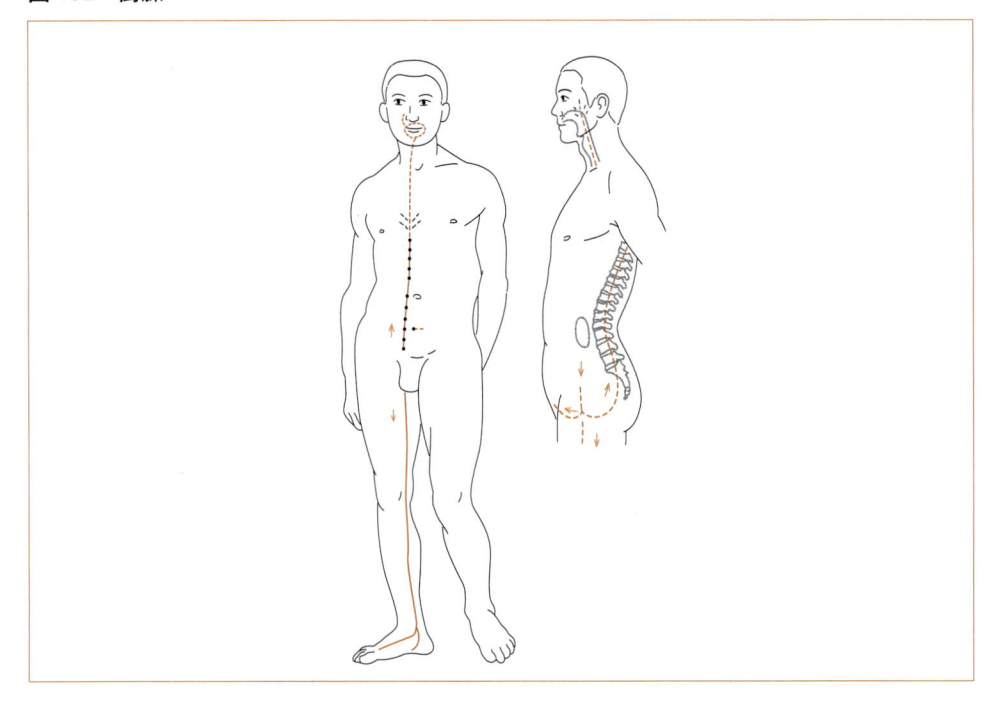

◆衝脈

［流れ①］
- 下腹部にある気衝（胃経のツボ）から始まる。
- 足少陰経とともに上行し，へその横を通って胸部に分散する。
- さらに上行して，のど（咽喉部）の後壁から鼻道にかけての部位まで行く。

［流れ②］
- 任脈とともに子宮から始まる。脊柱のなかを上行する。

［流れ③］
- 足少陰腎経とつながり，腎の下から始まる。体表に浮かび上がって気衝（胃経のツボ）に出る。
- 太ももの内側を通って，ひざの後ろへ下行し，さらにすねの内側を足少陰腎経とともに下行する（その過程で三陰経ともつながる）。
- 内側のくるぶしの後ろを通ってかかとまで行き，2本に分かれる。
- 1本は，内側のくるぶしを通って足の甲に出て，足の親指と人さし指の間まで行き，多くの絡脈とつながる。
- もう1本は，そのまま足少陰腎経とともに進む。

④ 帯脈

図 103　帯脈

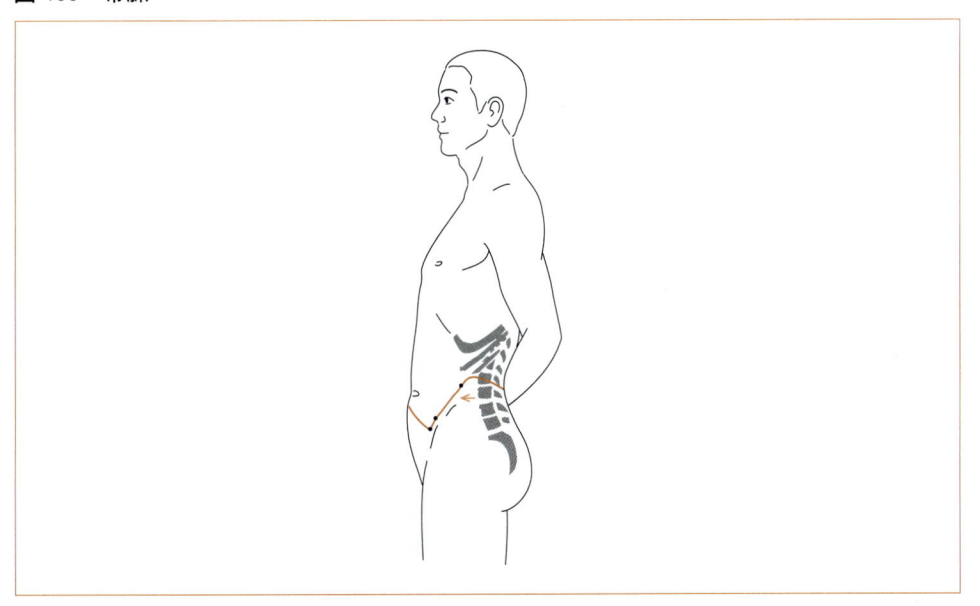

◆帯脈

［流れ①］
・季脇（わき。第 11 肋骨の端ともされる）から始まり，帯のように腰・腹を 1 周する。

［流れ②］
・宗筋（男性の陰茎）で足陽明胃経とつながり，それから気衝（胃経のツボ）に出る。

［足少陰腎経の経別との関係］
・足少陰腎経の経別は，十四椎（命門－腎経のツボ）で帯脈とつながる。

5 陰蹻脈・陽蹻脈

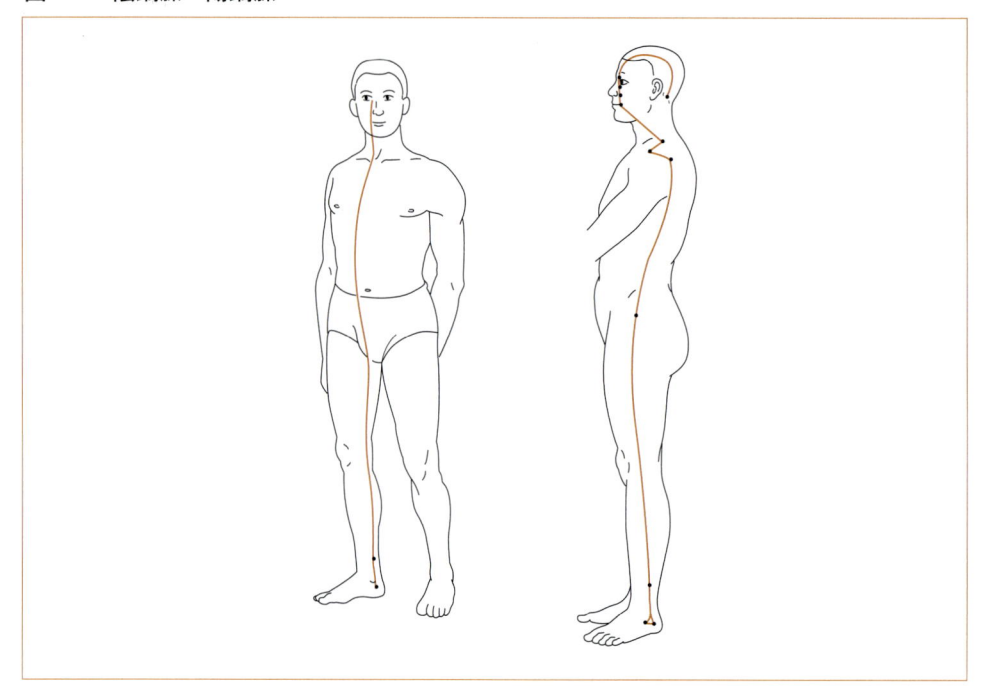

図104　陰蹻脈・陽蹻脈

◆陰蹻脈
- 陰蹻脈は，足少陰腎経の別脈であり，内側のくるぶしの下にある照海（腎経のツボ）から始まる。
- 内側のくるぶしの上へ出て，そのまま上行し，太ももの内側から陰部に入る。
- 陰部から，腹→胸と上行し，鎖骨の上のくぼみまで行く。
- さらにのどぼとけの横を通って顔まで行き，鼻の横を上行して目の内側とつながり，足太陽膀胱経や陽蹻脈と合流する。

◆陽蹻脈
- 陽蹻脈は，足太陽膀胱経の別脈であり，かかとのなかから始まって外側のくるぶしの下にある申脈（膀胱経のツボ）に出る。
- 外側のくるぶしの後ろ→すねの外側→太ももの外側→脇と上行し，肩の後ろの臑俞（小腸経のツボ）で手太陽小腸経や陽維脈とつながる。
- さらに肩を上行し，巨骨（大腸経のツボ）で手陽明大腸経とつながり，肩髃（大腸経のツボ）で，手陽明大腸経，手少陽三焦経とつながる。
- 首の前を通って唇の端にある地倉（胃経のツボ）まで上行し，手陽明大腸経，足陽明胃経，任脈とつながる。
- 足陽明胃経とともに頬を上行し，承泣（胃経のツボ）で再び任脈とつながる。
- さらに上行して目の内側にある睛明（膀胱経のツボ）まで行き，手太陽小腸経，足太陽膀胱

経，足陽明胃経，陰蹻脈とつながる。
- 目の内側から上行して頭へ行き，頭に沿って後ろにまわりこみ，耳の後ろを通って風池（胆経のツボ）まで行く。

6 陰維脈・陽維脈

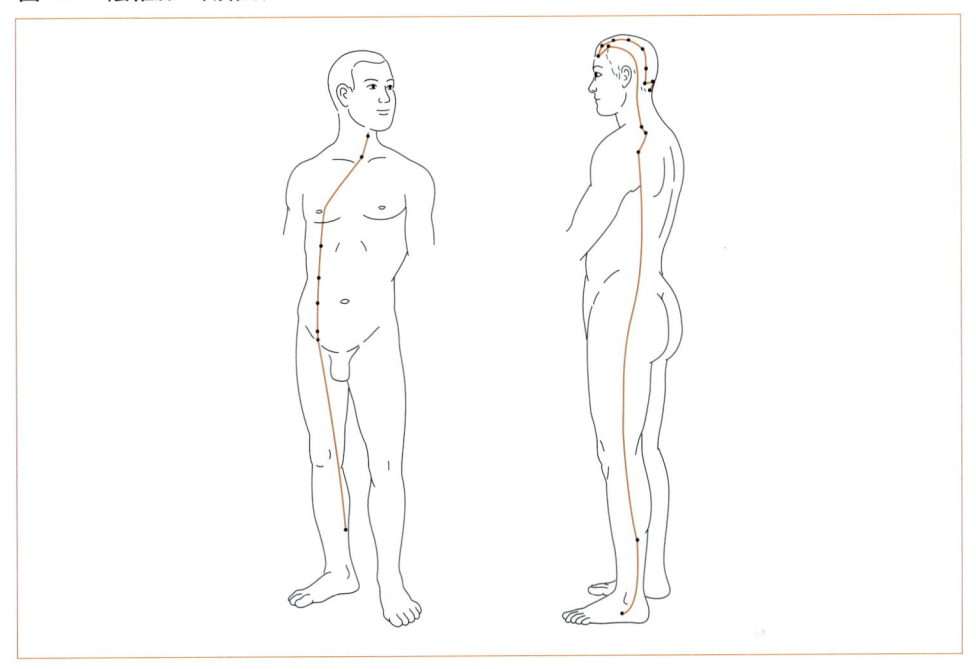

図 105　陰維脈・陽維脈

◆**陰維脈**
- 多くの陰経が交わるところに始まり，内側のくるぶしの上5寸（約15cm）にある築賓（腎経のツボ）に出る。
- 太ももの内側→下腹部と上行し，府舎（脾経のツボ）で足太陰脾経，足厥陰肝経，足少陰腎経，足陽明胃経とつながる。
- さらに腹部を上行し，へそにある大横（脾経のツボ）と，その上の腹哀（脾経のツボ）で足太陰脾経とつながる。
- さらに胸まで上行し，期門（肝経のツボ）で足厥陰肝経とつながる。
- 胸からのどへ上行し，天突・廉泉（ともに任脈のツボ）で任脈とつながる。
- さらに頭まで上行する。

◆**陽維脈**
- 多くの陽経が交わるところに始まり，外側のくるぶしの下にある金門（膀胱経のツボ）に出る。
- くるぶしの後ろを通って上行し，すねの外側にある陽交（胆経のツボ）で足少陽胆経とつながる。
- 膝の外側→太ももの外側→おしりの外側→わきの後ろを上行し，肩の後ろにある臑兪（大腸

経のツボ）で手陽明大腸経，手太陽小腸経，足太陽膀胱経とつながる。
- さらに肩の後ろや上腕の後ろにかけて分布するツボを通して，いくつかの経とつながる。その順序と内容は以下の通り。
  ①天髎と臑会（ともに三焦経のツボ）で，手少陽三焦経とつながる。
  ②肩井（胆経のツボ）で，足少陽胆経とつながる。
  ③臑兪（小腸経のツボ）で，手太陽小腸経，陽蹻脈とつながる。
- 肩の後ろから耳の後ろへ上行し，風池（胆経のツボ）で手少陽三焦経，足少陽胆経とつながる。
- 耳の後ろから後頭部を通って，顔の前面へまわりこみ，額にある陽白（胆経のツボ）で手少陽三焦経，足少陽胆経，手陽明大腸経，足陽明胃経とつながる。
- 額からまた後ろへ戻って耳に入り，再び上行して本神（胆経のツボ）まで行く。（『中医基礎理論』の教科書では，額から戻った後は「頭の側面や首の後ろに分布し，督脈とつながる」とされています）

8 ── 経別・絡脈・経筋・皮部
（けいべつ・らくみゃく・けいきん・ひぶ）

1 経別

①経別とは

経別とは，「別を行く正経」という意味です。これは十二正経から1本ずつ出ている分かれ道のことですが，重要な道なので「絡」ではなく「経」に分類されています。

また経別は経ですが，経穴（ツボ）はありません。

②経別の通り方

12本ある経別は，「離・入・出・合」と呼ばれる通り方をしています。それぞれの意味は，**表30**の通りです。

表30　経別の離・入・出・合

離	・「離」とは十二正経から「離れる＝分かれる」という意味。 ・同じ意味で「別」とも呼ばれる。 ・多くは肘や膝の近くで分かれ，胴体に向かって進む。
入	・手や足から分かれた経別が，体内に「入る」という意味。 ・具体的には，胸や腹のなかに入り，関係のある臓腑とつながる。
出	・再び体の表面に「出てくる」という意味。 ・首の部分から出て，上行して頭へ向かう。
合	・頭部で陽経と「合流する」という意味。 ・陽経から分かれた経別は，元の陽経と合流する。 ・陰経から分かれた経別は，表裏関係にある陽経と合流する。

第1節　経絡学説

さて「陽経の経別は，元の陽経に」「陰経の経別は，表裏関係にある陽経に」合流するということは，最終的に「陰経と陽経が2本で1組になる」ということです（**図106**参照）。十二経別全体では，合計6組となります。これを中医学では「六合」と呼んでいます。

図106　経別の構成

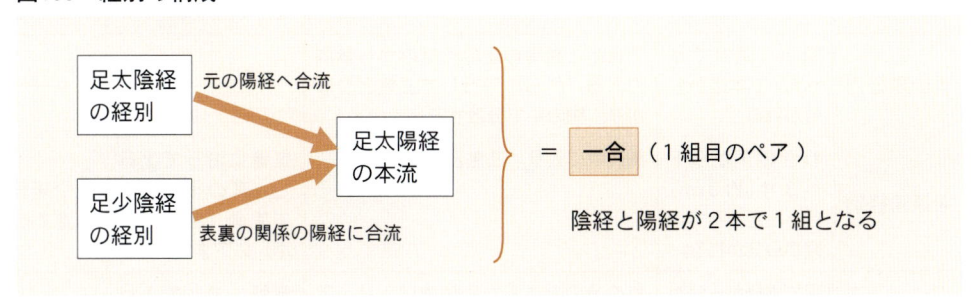

```
足太陽経      元の陽経へ合流
の経別  ─────────────→  足太陽経
                          の本流     ＝  一合 （1組目のペア）
足少陰経   表裏の関係の陽経に合流
の経別  ─────────────→              陰経と陽経が2本で1組となる
```

表31は，十二経別の流れを，「六合」と「離・入・出・合」に沿ってまとめたものです。元は『黄帝内経』の原文ですが，やはり分かりやすい用語に置き換え，大まかにまとめてあります。ハイフンになっている部分は，原文に記載がないということです。

表31　十二経別の流れと「六合」「離・入・出・合」

	経別	離	入	出	合
一合	足太陽経別	──	①1本は，膝の裏に入り，足少陰経に沿って上行する。②1本は，おしりの下を通って肛門から体内に入る。膀胱とつながり，さらに腎に分散しする。さらに背中の筋肉に沿って上行し，心にも分散する。	背中の筋肉を上行して，首の後ろに出る。	足太陽経に合流する
	足少陰経別	膝の後ろで本経から分かれる。	足太陽経別とともに上行し，体内に入って腎とつながる。さらに十四椎（命門－腎経のツボ）で帯脈とつながる。	腎から上行して舌の根元まで行き，首の後ろに出る。	
二合	足少陽経別	──	①1本は，太もも（上部～つけ根）を通り，陰毛のところで足厥陰経とつながる。②もう1本は，脇から体内に入り，胸の中を通って胆とつながり，肝に分散する。さらに上行して心をつらぬく。	心から上行し，のどの両側を通ってあごから頬にかけての部位に出る。顔に分散し，目系とつながる。	足少陽経に合流する
	足厥陰経別	足の甲で本経から分かれる。	上行して陰毛のところで足少陽経別とつながり，一緒に進む。	──	
三合	足陽明経別	──	太もも（上部～つけ根）を通って腹の中に入り，胃とつながる。さらに脾にも分散し，上行して心ともつながる。	のどに沿って口に出る。上行して鼻を通り，目系とつながる。	足陽明経に合流する
	足太陰経別	──	太もも（上部～つけ根）で足陽明経別と合流し，一緒に進む。	のどとつながり，舌の中を通る。	

153

四合	手太陽経別	肩の後ろで本経から分かれる。	わきから体内に入り，心とつながり，下行して小腸ともつながる。	――	――
四合	手少陰経別	――	わきの下にある筋肉の間から体内に入り，心とつながる。	気管に沿って上行する。のどを通って顔に出て，目の内側まで行く。	手太陽経に合流する
五合	手少陽経別	頭頂（頭のてっぺん）で本経から分かれる。	下行して鎖骨の上のくぼみから体内に入る。さらに下行して三焦とつながり，胸の中で分散する。	――	――
五合	手厥陰経別	わきの下から下へ3寸（約9cm）行ったところで本経から分かれる。	胸の中に入り，三焦とつながる。	気管に沿って上行し，耳の後ろに出て完骨（胆経のツボ）の下まで行く。	手少陽経に合流する
六合	手陽明経別	手で本経から分かれ，本経にそって肩髃（大腸経のツボ）まで行く。	首の骨のところから体内に入り，下行して大腸とつながり，また上行して肺とつながる。	気管に沿って上行し，鎖骨の上のくぼみから出る。	手陽明経に合流する
六合	手太陰経別	――	わきの下から体内に入り，手少陰心経の前を通って肺に入り，さらに大腸まで伸びて分散する。	鎖骨の上のくぼみから出て，気管に沿ってのどを上行する。	

③経別の作用

経別の作用は，一言でいうと「十二正経のつながりを強める」ことです。具体的には，以下の4点にまとめることができます。

1) **表裏関係にある十二正経や臓腑の，体内でのつながりを強める**
   【内容】表裏関係にある2本の経別は，体内に入ると，仲よくいっしょに進みます。これによって「表裏関係にある経のつながり」も「表裏関係にある臓腑のつながり」も，ずっと強まると考えます。
   【応用】例えば肺炎で熱や咳が出ているとき，同時に便秘が見られることもあります。中医学ではこうした場合，「大便の通りをよくする」ことも大切な治療となります。大腸経の通りをよくすれば，表裏の関係にある肺経の通りもよくなると考えるからです。特に子どもの場合，大便を通しただけで「熱がスッとひく」ことはよくあります。

2) **十二正経と頭部・顔面部のつながりを強める**
   【内容】十二正経では，陽経は必ず頭や顔とつながりますが，陰経はつながりが少ないです。そして十二経別は，そのほとんどが上行して頭や顔とつながります。つまり経別には，十二正経（特に陰経）に不足している「頭や顔とのつながり」を強める働きもあります。
   【応用】例えば腎経は，頭とつながっていません。ところが湧泉・太谿などの腎経のツボには，頭痛を治療する作用があります。これは腎経の経別が足太陽膀胱経と合流して，頭とつながっているからです。

3) **十二正経の，胴体部分でのつながりを広げる**
   【内容】経別は，十二正経が通っていない所まで伸びていきます。これによって十二正経は，

自分が通っていないところにも作用することができるようになります。
- 【応用】例えば膀胱経は，肛門を通っていません。ところが承山・承筋などの膀胱経のツボには，痔を治療する作用があります。なぜなら膀胱経の経別が，肛門とつながっているからです。

4）足経（足六経）と心のつながりを強める
- 【内容】足の六経は，経別を通じて心とつながっています。足の六経に，心（こころ）の病気を治療する作用があるのはこのためです。
- 【応用】例えば太乙・滑肉門などの胃経のツボには，精神の病気を治療する作用があります。

❷ 絡脈

①絡脈とは

絡脈とは，経脈から出ている支流網のことです。そして絡脈には，「十五絡脈」「孫絡」「浮絡」の3種があります。それぞれの内容をまとめたのが，図107 です。

図107　絡脈

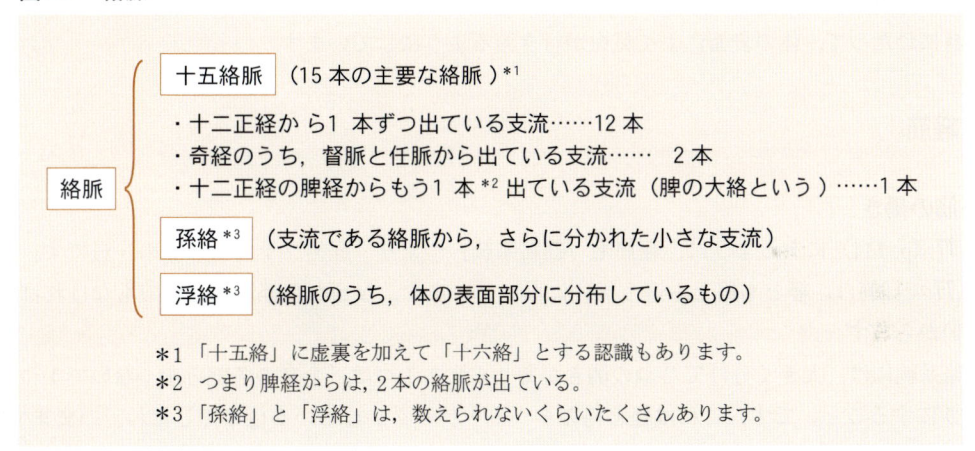

絡脈
- 十五絡脈（15本の主要な絡脈）[*1]
  - ・十二正経から1本ずつ出ている支流……12本
  - ・奇経のうち，督脈と任脈から出ている支流…… 2本
  - ・十二正経の脾経からもう1本[*2]出ている支流（脾の大絡という）……1本
- 孫絡[*3]（支流である絡脈から，さらに分かれた小さな支流）
- 浮絡[*3]（絡脈のうち，体の表面部分に分布しているもの）

[*1]「十五絡」に虚裏を加えて「十六絡」とする認識もあります。
[*2] つまり脾経からは，2本の絡脈が出ている。
[*3]「孫絡」と「浮絡」は，数えられないくらいたくさんあります。

絡脈のなかでも血の量が多いものを，古代は「血絡」と呼んでいました。この血絡とは，「血管そのもの」だということもできます。

そこで絡脈は，瀉血（血を抜くことによる治療法）や刮痧（かっさ）（皮膚をこすったりつまんだりして循環をよくさせる治療法）を行うときに，よく使われてきました。

②絡脈の通り方

絡脈の通り方は，すでに「十二経・絡と経穴（ツボ）」で，経脈の通り方と合わせて紹介しましたので，そちらを参照してください。

③絡脈の作用

1）十五絡脈の作用

（ⅰ）十二正経の絡脈（計12本）

　十二正経の絡脈には，表裏の関係にある経のつながりを強める働きがあります。ただしこの働きは，経別と同じです。両者の違いをまとめると，表32のようになります。

表32　絡脈と経別の比較

	絡脈の作用	経別の作用
共通点	表裏の関係にある経のつながりを強める。	
違う点	主に，四肢でのつながりを強める（経別と相対的に比較した場合）。	主に，頭・顔・軀体・臓腑でのつながりを強める。

（ⅱ）「任脈・督脈の絡脈」と「脾の大絡」（計３本）

　この３本の絡脈には，体の前後・左右・上下のつながりを強めて，全身の気血の通りをよくする作用があります。

2）孫絡・浮絡の作用

　全身にわたって，体の表面によく気血が行き渡るようにしています。

3 経筋

①経筋の働き

　図77（p.111）にあるように，経筋も「経絡系統」つまり「経絡ファミリー」の一員です。ただし図77で経筋は，経とも絡とも違う扱いになっています。なぜなら経筋は，経でもなければ絡でもないからです。

　経絡系統には，大きく分けて２つの働きがあります。１つは「全身の各部分をつないで１つのまとまりにすること」です。これは経と絡のネット・ワークがしている仕事でしたね。いままでは，ずっとこの話をしてきました。

　そして経絡系統のもう１つの働きは，「骨を束ねて関節を動かすこと」です。これはつまり「歩く」とか「投げる」とか，主に目に見える運動（骨格筋の運動）を指しています。そしてこの仕事をしているのが，経筋です。

図108　経絡系統の働きと経絡・経筋

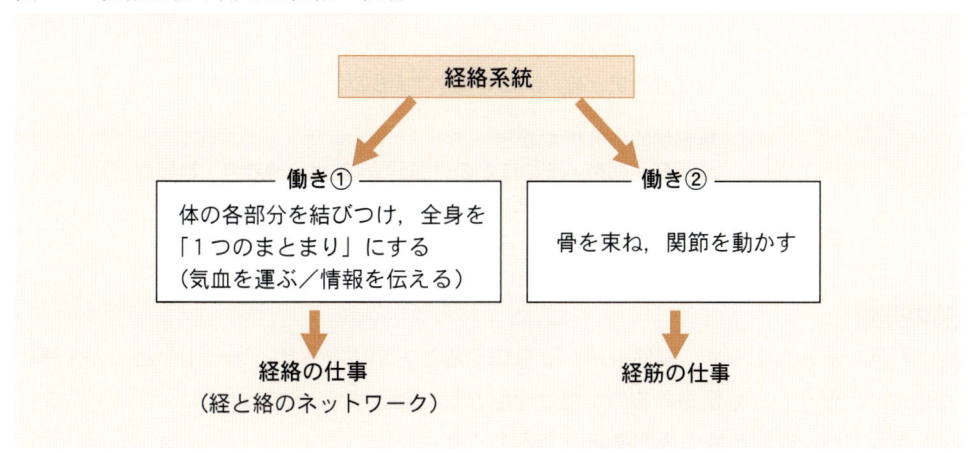

```
                    経絡系統
                   ╱       ╲
              働き①          働き②
     体の各部分を結びつけ、全身を    骨を束ね、関節を動かす
     「1つのまとまり」にする
     （気血を運ぶ／情報を伝える）
              ↓                 ↓
          経絡の仕事          経筋の仕事
      （経と絡のネットワーク）
```

②経絡と経筋の違い

　もちろん経絡と経筋には、深い関係があります。ただし、経絡に経筋の働きはありませんし、経筋にも経絡の働きはありません。両者の主な違いをまとめると、表33のようになります。

表33　経絡と経筋の違い

経絡	経筋
気血の通り道	気血の通り道ではない （輸送路ではないという意味）
臓腑とつながる	臓腑とはつながらない
「全身を栄養する働き」と 「情報を伝える働き」がある	「筋肉や関節を動かす働き」がある
十二正経は、12本がつながっている	十二経筋はつながっていない

　表33にあるように、経筋には気血を通す働きはありません。ただし経絡は経筋のなかも通っているので、経筋は経絡から気血を受け取ることはできます。

③経筋とは

　もうお分かりでしょうが、経筋の働きは「関節の運動と関係する筋肉の働き」と大部分重なります。
　ただし経筋は、たんなる筋肉ではありません。経筋の仕事は「骨をまとめ、関節を動かすこと」です。これは関節の運動と関係する筋・靱帯・そのほかの付属器官（筋膜・滑液包・腱鞘など）などの働きを、1つにまとめたものといえます。

図109　経筋とは

経筋とは
- 働きとしては……
  「骨をまとめ，関節を動かす」もの。
- 解剖学的に分析すると……
  「筋・靱帯・そのほかの付属器官（筋膜・滑液包・腱鞘など），さらに種子骨など」のさまざまなものが関係する。

④経筋の分類

経絡にも色々あったように，経筋も細かく分類することができます。1つ1つについて詳しくは触れませんが，どういう分類があるのかだけを紹介しておきます。

興味のある方は，経筋治療の専門書を見てみてください。

図110　経筋の分類

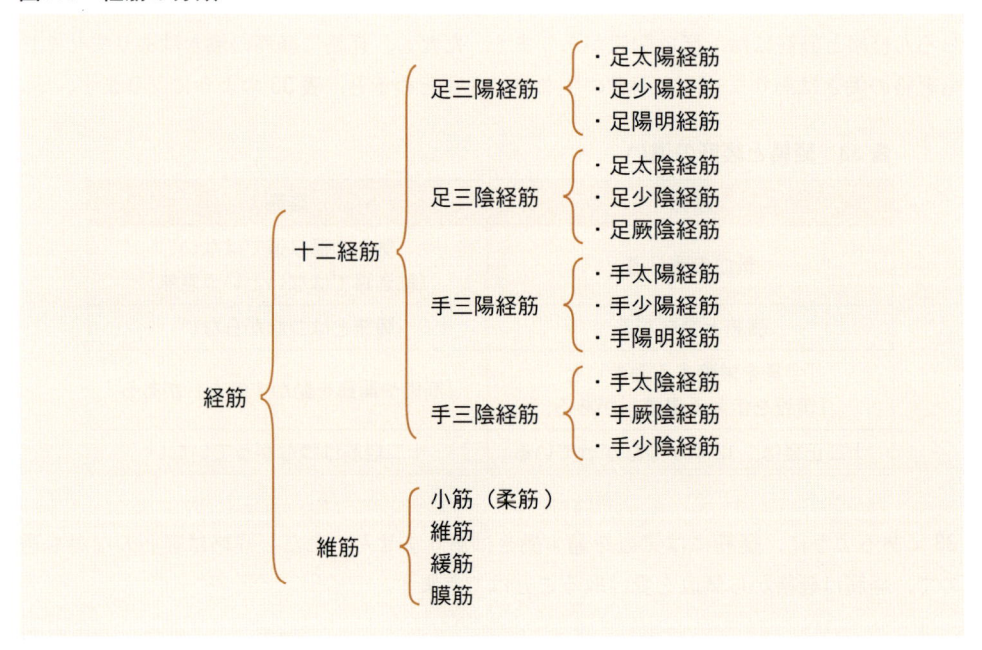

経筋
- 十二経筋
  - 足三陽経筋
    - 足太陽経筋
    - 足少陽経筋
    - 足陽明経筋
  - 足三陰経筋
    - 足太陰経筋
    - 足少陰経筋
    - 足厥陰経筋
  - 手三陽経筋
    - 手太陽経筋
    - 手少陽経筋
    - 手陽明経筋
  - 手三陰経筋
    - 手太陰経筋
    - 手厥陰経筋
    - 手少陰経筋
- 維筋
  - 小筋（柔筋）
  - 維筋
  - 緩筋
  - 膜筋

⑤経筋の病気

経筋の病気とは，つまり「筋肉や骨，関節と関係する病気」です。具体的には運動による損傷・挫傷・裂離骨折・脱臼・各種骨の異常・ヘルニアなど様々な原因による，筋・じん帯・関節・そのほか付属器官の損傷や機能障害による病気が含まれます。こうした疾患のうち経筋病として取りあげられるものは，特に「痛み」や「運動障害」（麻痺・硬直・痙攣などを含む）と関係しているものが多いです。

⑥経筋治療の特徴

例えばどこかの軟組織が傷んでいる場合，西洋医学では「どこが傷んでいるのか」という局部をとても重視するようです。

経筋治療では，これを「その局部を含む経筋全体の問題」として捉えます。つまり具体的に痛みのあるポイントのほかに，隠れた反応点がないかどうかを経筋全体を通して探していくのです。そして治療ももちろん，経筋全体が対象となります。

⑦十二経筋の通り方

経筋にも色々ありますが，その中心は十二経筋です。ここでは十二経筋それぞれの通り方を，簡単に紹介します。

経筋は体を通る途中，1カ所に集中的にまとまったり，また少しふくらんだりしながら進んでいきます。ここではそうした内容は省いて，大まかな流れだけを紹介します。

1）手太陰経筋
- 手の親指から始まり，腕の内側を上行して肩の前面に行く。
- そこから横へ進んで，鎖骨の上のくぼみまで行く。
- さらに胸を下行して横隔膜を通過し，広く胸や脇を覆う。

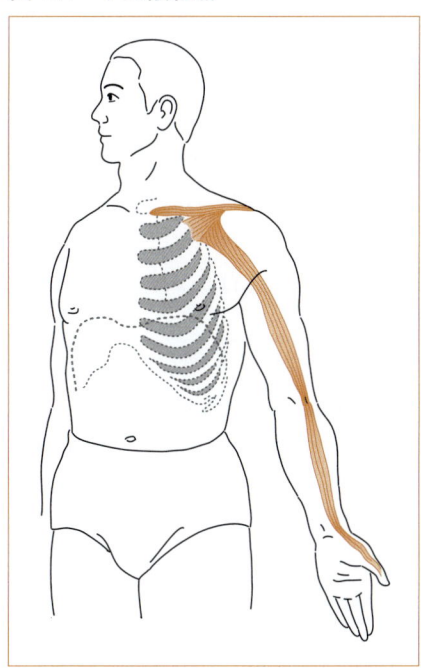

図111　手太陰経筋

図 112　手陽明経筋　　　　　　　図 113　足陽明経筋

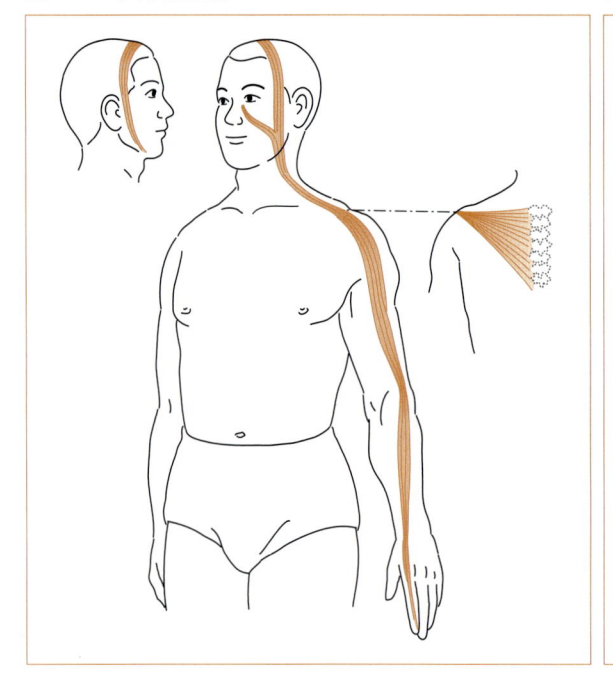

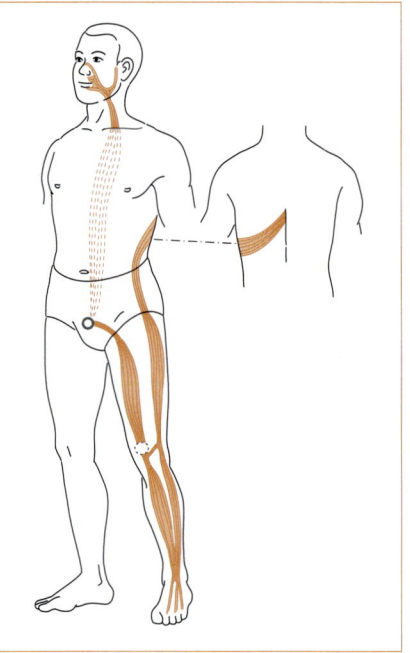

2）手陽明経筋
- 手の人さし指の先から始まり，腕の外側を上行して肩の上まで行き 2 本に分かれる。
- 1 本は肩甲骨を通過して脊椎まで行く。（束が広がり，いくつもの脊椎とつながる）
- もう 1 本は首→頬→頭と上行し，頭を回りこんで反対側のあごまで行く。

3）足陽明経筋
- 足の人さし指と中指の間から始まり，足の甲で 2 本に分かれる。
- 1 本は，すねの外側→太ももの外側を上行し，腰から脇を通って背中に回りこみ，背骨まで行く。
- もう 1 本は，足の甲からすねの中央を上行して膝まで行く。ここでさらに 2 本に分かれ，1 本は足少陽経筋とつながる。
- 膝で分かれたもう 1 本は，太ももの前面を上行して陰部へ行く。ここから体のなかを腹→胸と上行し，鎖骨の上のくぼみから，また表面に出る。
- 首を上行して口とつながり，鼻の横で足太陽経筋とつながる。さらに目の下や耳の前までのびる。

第1節　経絡学説

図114　足太陰経筋　　　図115　手少陰経筋

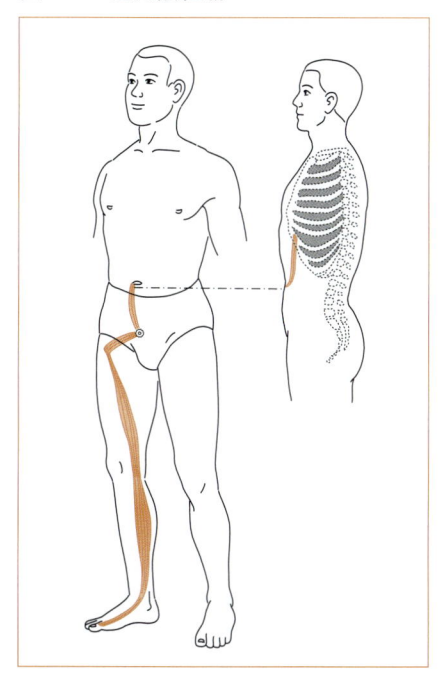

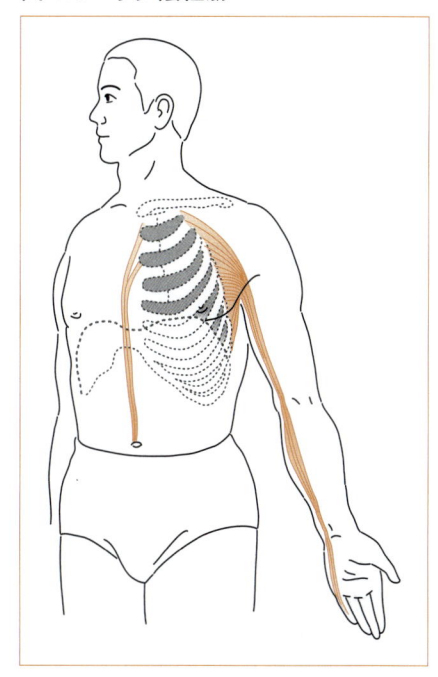

4）足太陰経筋
・足の親指の先（の内側）から始まる。
・足の甲を通って，内側のくるぶしまで行き，さらにすねの内側→太ももの内側→陰部→腹と上行してへそまで行く。
・へそから体のなかに入って，肋骨の下の部分とつながり，胸全体に分散し，そのまま背中の方までまわりこむ。

5）手少陰経筋
・手の小指の内側から始まり，指に沿って手のひら→腕の内側を上行してわきの下まで行く。
・胸全体に分散しながら中央に集まり，下行してへそまで行く。

図116　手太陽経筋

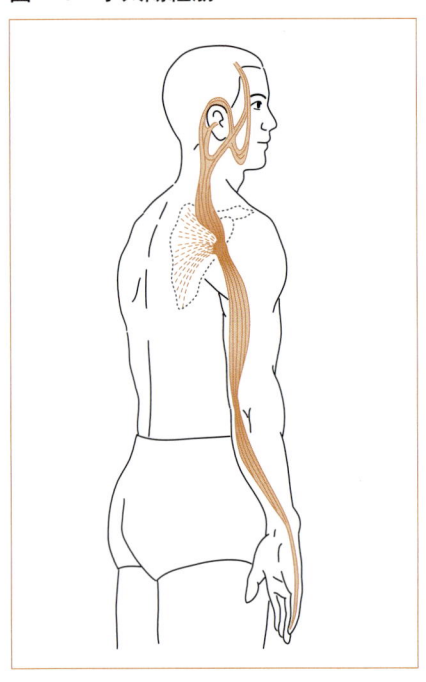

図117　足太陽経筋

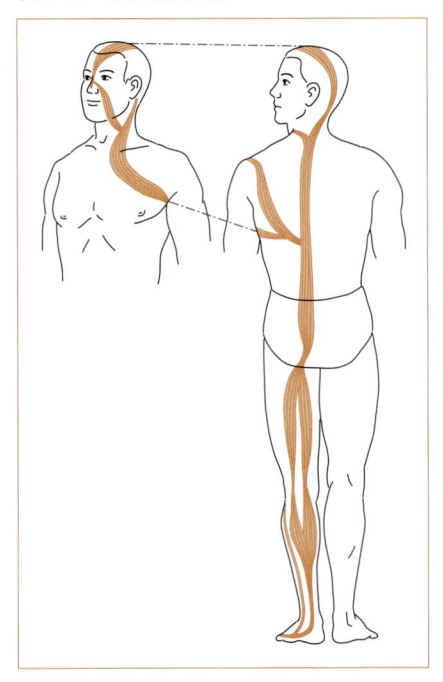

6）手太陽経筋
- 手の小指から始まり，指の外側→腕の外側を通ってわきの下まで行く。
- 肩甲骨の部分に広がってから上行し，首を通って耳の後ろまで行く。ここで2本に分かれ，1本は耳のなかに入る。
- もう1本は，耳の上を回って頬まで行き，さらに上行して額の端まで行く。

7）足太陽経筋
［流れ①］
- 足の小指から始まり，足の甲の外側→外側のくるぶし→すねの外側を通って膝まで行く。

［流れ②］
- 足の甲で［流れ①］から分かれ，足の甲の外側を通ってかかとまで行く。さらにふくらはぎを通って膝の後ろまで行く。太ももの後ろを［流れ③］と並行して上行し，おしりまで行く。

［流れ③］
- 外側のくるぶしで［流れ①］から分かれ，ふくらはぎの外側を通って膝の後ろへ行く。
- 太ももの後ろを［流れ②］と並行して上行し，おしりまで行く。
- おしりの部分で②と③は合流して1本になる。
- 背骨に沿って上行して首の後ろまで行き，再び2本に分かれる。1本は中に入って，舌の根元とつながる。
- もう1本は，頭の後ろを上行し，おでこを通って鼻まで行き，目の上を覆ってから下行して頬へ行き［流れ④］とつながる。

[流れ④]
- 背中で[流れ③]から2本の流れが出る。1本は,肩甲骨を通過して肩の外側まで行く。もう1本はわきの下を通って胸を上行し,鎖骨の上のくぼみまで行く。
- 鎖骨の上のくぼみでまた2本に分かれ,1本は耳の後ろへ行く。もう1本は首から頬へ行き,[流れ③]とつながる。

図118　足少陰経筋　　　図119　手厥陰経筋

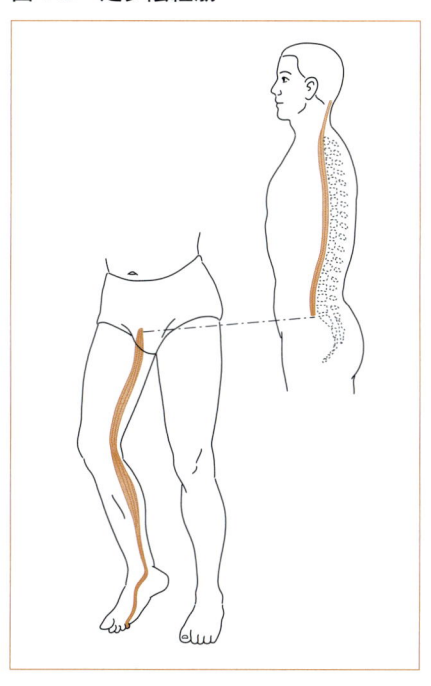

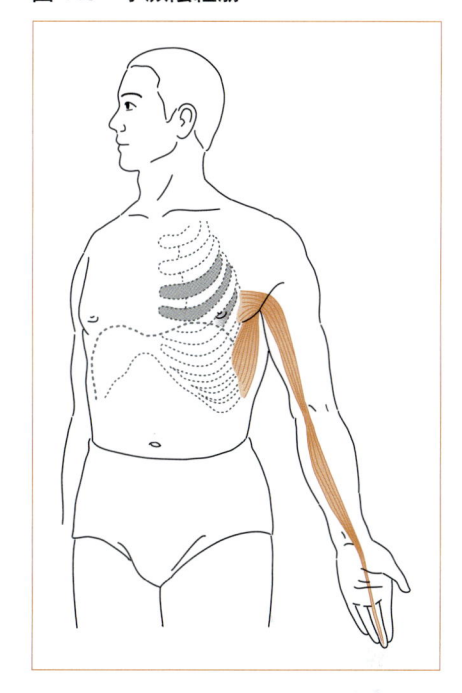

8）足少陰経筋
- 足の小指の下から始まり,足の裏を進む。
- 足太陰経筋と並んで内側のくるぶしの下を通り,かかとまで行く。ここで足太陽経筋とも合流する。
- 足太陰経筋と並んだまま,かかと→すねの内側→太ももの内側を上行し,陰部まで行く。
- 陰部から体のなかに入り,背骨の前面に沿って上行して首まで行き,足太陽経筋と合流する。

9）手厥陰経筋
- 手の中指の先から始まり,手のひらへ進む。
- 手太陰経筋と並行して腕の内側を上行し,わきの下まで行って,わきの部分に分散する。
- わきの下で分かれた支流は,胸に分散してから横隔膜につながる。

図 120　手少陽経筋

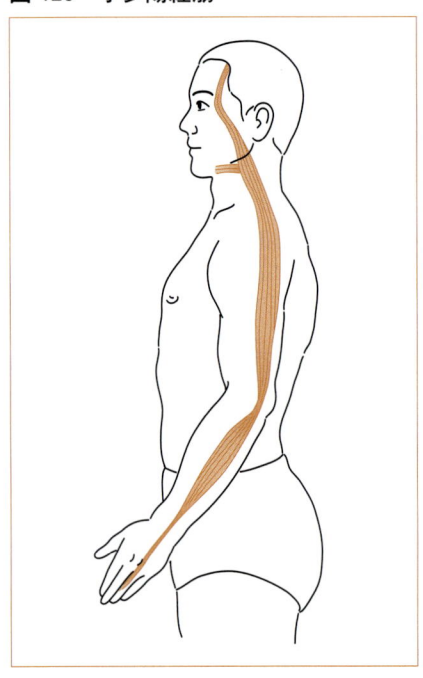

図 121　足少陽経筋

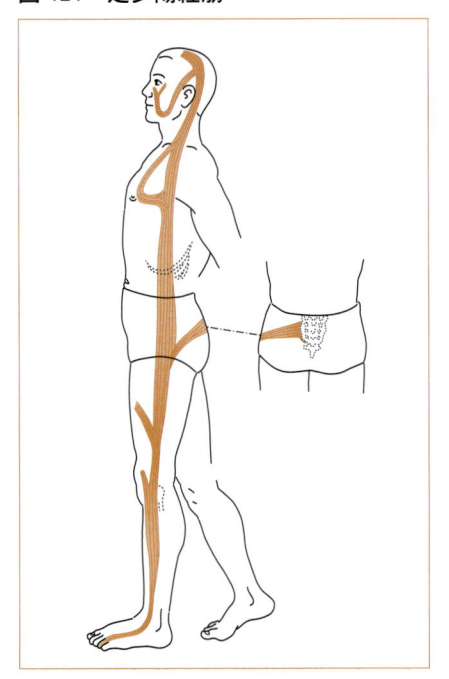

10）手少陽経筋
- 手の薬指から始まり，手の甲→腕の外側を上行して肩へ行き，首の外側で手太陽経筋と合流する。
- 首の部分で2本に分かれ，1本は舌の根元とつながる。
- もう1本は，頬→耳の前を上行し，目の外側とつながる。さらに上行して額の端まで行く。

11）足少陽経筋
- 足の薬指から始まる。足の甲→外側のくるぶしを上行して膝の外側まで行き，3本に分かれる。
- 1本は太ももの前面まで行く。
- もう1本は，太ももの外側を通っておしりまで行く。
- もう1本は，太ももの外側からわきの下まで行き，2本に分かれる。1本は，胸の横を通って，鎖骨の上のくぼみまで行く。もう1本はわきの下から，直接体の中を通って鎖骨の上のくぼみまで行く。
- 鎖骨の上のくぼみから，首→耳の後ろを通って上行し，頭頂（頭のてっぺん）まで行く。そのまま頭を回りこんで反対側の頬まで行く。途中で分かれたもう1本は，目の外側の筋肉とつながる。

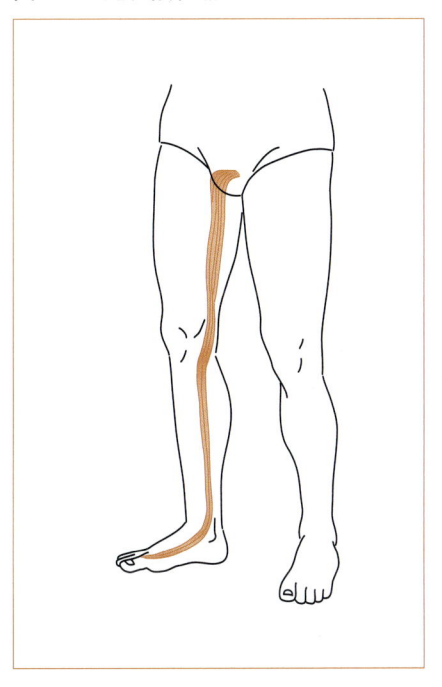

図 122　足厥陰経筋

12）足厥陰経筋
- 足の親指から始まる。
- 足の甲を通って，内側のくるぶしの前まで行く。
- すねの内側→太ももの内側を上行して陰部まで行き，足三陰経筋や足陽明経筋とつながる。

4 皮部

①皮部とは

　十二正経を中心とした「経絡ネット・ワーク」は，体の表面，つまり皮膚にも行き渡ります。そして「皮部」とは，この「皮膚の部分の経絡」のことです。経と絡の分布を，皮膚の「面」として区分したものといってもかまいません。

　そして皮部を，十二正経の通り道に沿って区分したものを「十二皮部」といいます。ただし十二といっても，例えば「手陽明経」と「足陽明経」はどちらも陽明経です。そこで中医学では，こうした同じ名前の経は「上下（つまり手足）が相通じている」と考えました。この考えに沿って，十二皮部を三陰と三陽に分類する方法もあります。これを「六経皮部」といいます（**図 123** 参照）。

第2篇 第2章　人間のしくみ

図 123　六経皮部

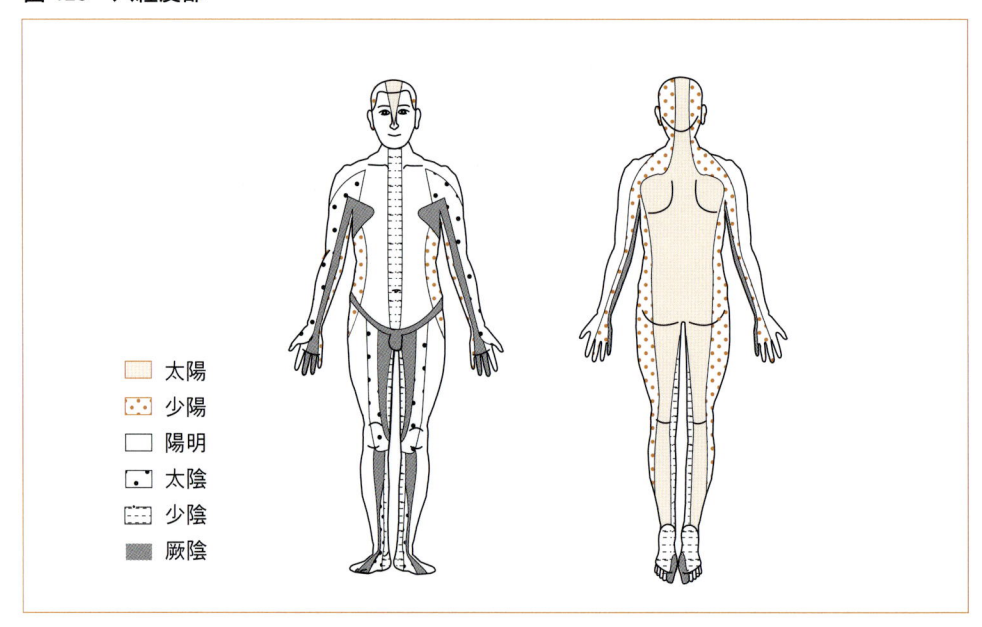

	太陽
	少陽
	陽明
	太陰
	少陰
	厥陰

六経皮部には，それぞれ固有の名前があります。それをまとめたのが**表 34** です。

表 34　六経皮部の名前

	三陽経の皮部	三陰経の皮部
関（かん）	太陽皮部＝関枢（かんすう）	太陰皮部＝関蟄（かんちつ）
闔（こう）	陽明皮部＝害蜚（がいひ）	厥陰皮部＝害肩（がいけん）
枢（すう）	少陽皮部＝枢持（すうじ）	少陰皮部＝枢儒（すうじゅ）

いきなり「関闔枢（かんこうすう）」という，知らない言葉が出てきましたね。これは皮部に限らず「経・絡・経別・経筋・皮部」全てを含めて，六経の気の在り方を3つの特性にまとめたものです。3つの特性を，簡単にまとめると**図 124** のようになります。

図124　関闔枢

関闔枢 ⎰ 関……門や関所のように，外側にあって外敵の侵入に対抗する
　　　 ⎨ 闔……内側を固める（安定させる）働きをする
　　　 ⎩ 枢……内外の連絡をスムーズに行う役割がある

　注　ここでいう「内」「外」などは，必ずしも実際の物理的な位置関係を指しているとは限りません。もちろんそれも少し含みますが，そのほか「役割」にそった抽象的な意味も含まれています。

②皮部の働きと応用
1)「バリヤー」として，体を外の邪気から守る
　【内容】経絡を流れる気血は，皮部のすみずみに行き渡ります。
　　　　こうした体表部の「気や血の力」は，人間にとってのバリアーとなります。
2）体内の情報は，皮部に現れる（診断に応用）
　【内容】体のなかに異常があると，それは経絡のつながりを通して皮部に現れます。その現れを分析することは，中医学の診断法の1つです。
　【応用】①色と邪気の関係
　　　　　皮部の色が「赤または黄色を帯びると，それは体内に熱がある」「白くなると（正常な赤味を失うと），それは体内に寒がある」とされます。
　　　　②色と五臓の関係
　　　　　皮部の色が「赤い場合，それは心の問題である」とされます。同じように「白は肺」「青は肝」「黄色は脾」「黒は腎」とされます。これは五行学説に沿ってあてはめたものです。
3）体の内側から，皮部に影響を与える（治療に応用）
　【内容】体の内から外へ伝わる情報は，病気の症状だけではありません。何かを食べたり飲んだりしても，その作用は体の内から外へと伝わります。
　【応用】皮膚の病気などを内服薬で治療する方法は，こうした構造を利用したものといえます。
4）体の表面から，体内に影響を与える（治療に応用）
　【内容】体の表面に何か刺激を与えると，それは体の内へと伝わります。
　【応用】針灸などによる治療は，こうした構造を利用したものです。特に針を深く刺さず，主に皮膚だけに刺激を与える「半刺」「毛刺」と呼ばれる手法は，皮部との関係の深い治療法といえます。

コラム❹

「ツボの不思議」

　ある日テレビを見ていたら，歌舞伎俳優の市川右近さんが「舞台で本番中，くしゃみがしたくなったときは，上唇をかむんです」
「不思議と止まります」
というような話をしていました。
　自分でも上唇を噛んでみると，歯は，上唇の真中にある「兌端（だたん）」というツボに食い込みました。ここは「通鼻竅」という「鼻の通りをよくする作用」があるツボです。
　くしゃみの原因は，アレルギー反応だったり，異物の刺激だったり，様々です。でもいずれにしても「くしゃみ」をすると，鼻の通りがよくなります。
　だから「くしゃみ」がしたくなったとき，兌端を押して鼻の気を通してしまうと，「くしゃみをしよう」というエネルギーも抜けてしまうのではないでしょうか？
　本当かどうか分かりませんが，とりあえず，そんなことを考えました。

　そして中医学には，同じように１つのツボだけを使った治療法が，たくさん残されています。
　例えば唐代の『千金要方』という本には，難産のときに「肩井（けんせい）」というツボに針を打つ方法や，狭心症の発作ときに「天井（てんせい）」というツボに針を打つ方法が載せられています。
　肩井というツボには「気の上逆」を治療する作用があります。つまり肩井がもつ，気を強力に下げる力を，難産の処置に利用するわけです。また狭心症の発作による「強烈な心臓部の痛み」を，中医学では胸痺（きょうひ）と呼んでいます。そして胸痺の主な原因の１つは，痰が心を侵し，心気の流れがせき止められることです。天井というツボには，気を通し，痰を解消する作用があります。
　こうした方法は，他にもたくさんあります。一部を紹介すると……

◆無月経──→「長強」というツボに針を打つ。
◆さかご──→「至陰（しいん）」または「足臨泣（あしのりんきゅう）」というツボに針を打つ。
◆高熱──→「曲池（きょくち）」というツボに針を打つ。
◆健忘──→「間使（かんし）」というツボに針を打つ。
◆小児のおねしょ──→「会陰」というツボに針を打つ。

◆ショック状態─────→「関元」というツボに灸をする。

　などの方法があります。こうした例からも，ツボを刺激することが，体内に強い作用を及ぼすことがわかると思います。
　そしてその影響は，必ずしもよいものばかりとは限りません。中薬にも副作用があるように，針治療でも様々な事故が起こります。いちばん多いのは，針を刺すときに，血管や神経を損傷してしまう事故です。その他にもたくさんありますが，例えば肺の近くにある「缺盆」「肩井」「風門」などのツボは，深く刺し過ぎると肺を破り，気胸を起こすことがあります。また経期中の女性患者の「三陰交」に針を打ったら，膣からの大出血が起きた例や，「内関」というツボに針を打ったら，3日ほど声が出なくなった例など，様々な事故が報告されています。
　良い例と悪い例を両方紹介しましたが，いずれにせよ，ツボは心身に対して強い影響力をもつことがわかると思います。弊害を減らすために大切なことは，まず基本的な知識を，きちんと学ぶことだと思います。

2 蔵象学説

1 —— 蔵象学説とは

1 背景

　いまから二千年ほど前に書かれた『黄帝内経』という本は，中医学のバイブルとも呼ばれています。中医学の大切な理論の多くが，この本に載せられているからです。なかでも蔵象学説は，『黄帝内経』の中心的理論とされている重要な学説です。

2 蔵象とは

　蔵象の「蔵」とは，「体の中に蔵しているもの」つまり「内臓」のことです。これは主に「五臓六腑」と「奇恒の腑」（後述）を指しています（p.246）。

　また蔵象の「象」は，「内臓の状態が体の外側に現れたもの」，つまり「現象」のことです。具体的には，「顔色や脈」など客観的に検査できるものや，「痛い，食欲がない，イライラする」などの様々な症状を含んでいます。

　ただしこの「内臓の状態」を，狭い意味で捉えないでください。中医学は，人間を自然界の一部と考えます。つまり「内臓の状態」の背後には，自然界（天地）の影響があると考えるのです。

　また中医学が人間を見るときには，「こころとからだ」を分けません。つまり「内臓の状態」には，こころの状態も含まれます。

　蔵象とは，こうしたたくさんの内容を含んだ「内臓の状態」が，体の外側に「現象」として現れるということです。まとめると，図125のようになります。

図125　蔵象とは？

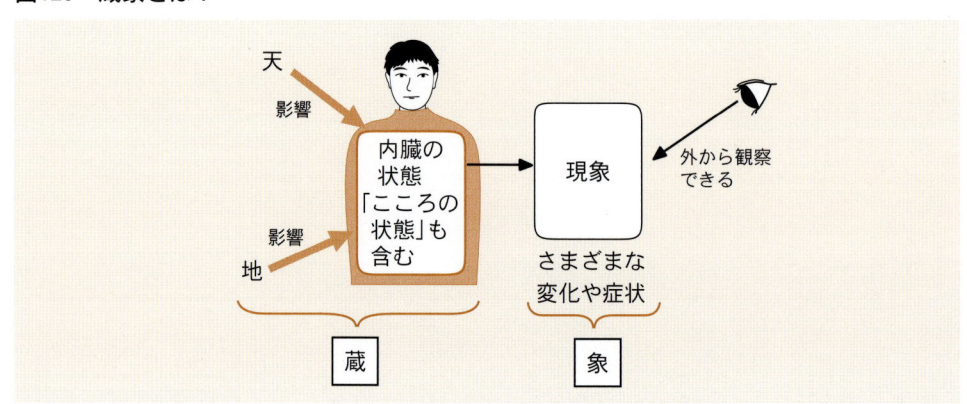

3 蔵象のしくみ

ところで内部の状態が，どうやって体の表面に現れるのか覚えていますか？

これは主に，経絡系統の働きです。内臓の様子は，経絡を通して皮部や経筋，または様々な器官など，体のいろいろな部分に現れます。

このほか，臓腑自体も症状を生み出します。例えば肺気の流れがおかしければ咳が出る，胃がおかしげば食欲がなくなる・吐くなどです。また「こころとからだ」はつながっているので，こころの問題はからだに影響し，からだの問題もこころに影響します。するとからだの症状だけでなく，「気分がふさぎがち」とか「すぐ怒る」とか，色々なこころの症状も現れます。

つまり蔵象という仕組みには，内臓（五臓六腑・奇恒の腑）だけでなく，さらに経絡・経絡に結びつけられたからだ全体や器官，そして精も気血も神もみんな関係しているのです。

4 蔵象学説の範囲

蔵象学説とは，外に現れた「現象」から「内臓の状態」を知る方法のまとめです。

具体的には，
- ①（健康な状態での）内臓の働きや内臓同士のつながり
- ②（健康な状態での）内臓と器官の関係
- ③（健康な状態での）内臓と神（精神・意識）の関係
- ④病気になったときの変化（上の諸関係がどう変化し，その変化がどういう現象となって外に現れるのか）

などを含んでいます。

ただし，ここに挙げた4つの内容の，「どこからどこまでを蔵象学説と呼ぶのか」については，いまもまだ定説がありません。学界の長が代替わりする度に，定義が改められているのが現状です。

さらにいえば，そもそも「何を臓と呼び」「何を腑と呼ぶ」のかについてさえ，蔵象学説の大元である『黄帝内経』では統一されていません。

この本では，最も一般的な範囲のものを蔵象学説として紹介します。それは，
- ・内容には，上に挙げた4種を全て含める。
- ・内臓は「五臓六腑」「奇恒の腑」としてまとめる。

という範囲です。

2 臓腑とは

1 臓と腑の比較

臓と腑は，どちらも「内臓」と呼ばれます。つまり両者には，内臓としての共通点がある訳です。ただし臓と腑には，もちろん違いもあります。

①臓と腑の共通点
  ・身体の中にある（胸や腹の中）。
  ・一定の形をもっている。
  ・経脈とつながっている。

②臓と腑の違い
1）働きの違い
ⅰ）臓の働き（蔵精気・化生）
　中医学は，臓には「貯蔵する」働きがあると考えます。貯蔵しているのは「精・神・気・血・魂・魄(はく)」などです。簡単にいうと，臓には「エネルギーや栄養，さらに意識や精神」が貯蔵されているということです。この働きは「蔵精」または「蔵精気」と呼ばれています。

　ただし臓は，ただ精（五臓之精）を貯蔵しているだけではありません。五臓の精は，絶えず変化して気に姿を替えます。つまり「五臓之精」は，いつも「五臓之気」を生み出し続けている訳です。この働きを「化生」と呼びます。精が気に変化するので「精化気」とも呼ばれます。

　そして五臓の気は，飲食物という異物を，人間に必要な気・精・血・津液・髄などに変化させる主役です。臓のもつ「化生」という働きは，こうした「五臓の気の働きによる変化・再生」までを，視野に入れたものともいえます。

ⅱ）腑の働き（受盛・伝化水穀）
　これに対し，腑の働きは「受盛」と「伝化水穀」の2つです。まず「受盛」とは，飲食物を直接受け入れる場所だということです。

　そして「伝化」には，「伝える（運ぶ）ことと変化させること」という意味があります。運ぶのは「飲食物，津液(しんえき)（体に必要な水分），大小便などの排泄物」です。例えば飲食物は，消化されて変化しながら胃から腸へと進みます。またここでの「変化」には消化だけでなく，吸収も含まれます。この働きは「伝化水穀(すいこく)」と呼ばれます。水穀とは「水と穀物」，つまり飲食物のことです。

2）飲食物（水穀）との関係の違い
　臓の中には，飲食物の消化と関係するものもあります。ただし臓は，直接飲食物と接することはありません。

　これに対し，主に飲食物の消化・吸収を受け持つ腑は，直接飲食物と接します。

3）性質と病気の傾向の違い
ⅰ）臓
　臓は精気を貯蔵するので「たくさん貯まっている状態」が理想となります。エネルギーや栄養などが不足すると，臓は元気でいられません。つまり臓にとっての問題は，精気が不足することです。そこで臓の病気には「不足によるものが多い」という傾向があります。

ⅱ）腑
　腑には運ぶ働きと変化させる働きがあるので，「順調に変化させて運んでいる状態」が理想です。例えば胃に食べ物が溜まったままでは「お腹がもたれたり，痛くなったり」しますし，大便が腸

に溜まったままでは，便秘になってしまいます。反対に運ぶ働きが過剰になると，今度は下痢になってしまいます。このように腑の病気には「運ぶ働きの不足や過剰によるものが多い」という傾向があります。

4）陰と陽の違い

中医学は「臓は腑よりも奥（内側）にある」と考えます。そして陰陽学説では，「内＝陰」「外＝陽」でした。臓腑はどちらも体の中にある「内臓」ですが，臓と腑だけでくらべると「臓＝内」「腑＝外」となる訳です。つまり臓腑には，「臓＝陰」「腑＝陽」という違いがあります。

でもなぜ，「臓は腑よりも奥（内側）にある」とされたのでしょうか？

まずここでいう「奥」は，実際の位置関係ではありません。これは主に，病気が伝わる順番のことです。中医学では，「臓の病気の方が，腑の病気よりも重い」と考えます。そして病気が重いということは，それだけ邪気が体の奥深くに侵入している状態だと考えた訳です。つまり外から入ってきた邪気はまず表面を侵し，少し中に入って腑を侵し，もっと重くなると，さらに深く入って臓を侵すということです。

以上をまとめたのが，**表35**です。

表35　臓と腑の違い

	臓	腑
働き	①精気を貯蔵する（「蔵精気」） ②色々なものを変化・再生させる（「化生」）	飲食物などを変化させて伝える（運ぶ）（「伝化水穀」）
飲食物との関係	直接飲食物と接することはない	直接飲食物と接する
性質	理想は「たくさん溜まっている状態」	理想は「順調に変化させて運んでいる状態」
病気の性質	精気の不足によるものが多い	働きの不足や過剰によるものが多い
陰陽	陰	陽

上の３）でお話した違いをふまえて，中医学では臓と腑の違いを，よく

- 臓 ⟶ 「蔵而不瀉」「満而不実」
- 腑 ⟶ 「瀉而不蔵」「実而不満」

という言い方で表現します。

とてもよく使われる言い方なので，意味を説明しておきます。

―臓の特徴―

i)「蔵而不瀉」(貯蔵してもらさない)

　臓の働きは「精気を貯蔵すること」なので，とにかく不足しない様に，しっかり貯蔵することが大切で，むやみに失ってはいけないという意味。

ii)「満而不実」(満ちるけれども，実ることはない)

　ここでの「満ちる」は，精気がたっぷりと貯蔵されている状態を指しています。これに対し「実る」は，腑の在り方を指す言葉です。例えば胃は，食べ物が入ってきたときには膨らんで「実」ります。でも少し時間が経つと胃は空になります。つまり，常に満ちている訳ではありません。それは小腸も大腸も同じです。

　臓の在り方は，こうした腑の在り方とは違います。臓が貯蔵する精気は一時実るのではなく，いつでもたっぷりと満ちている必要があるからです。

　「満ちるけれども，実ることはない」とは，こうした違いを説明している言葉です。

―腑の特徴―

iii)「瀉而不蔵」(伝えて貯蔵しない)

　ここでの「瀉」には，「伝える（運ぶ）」「排泄する」などの意味があります。胃や腸などの腑では，内容物が停滞しないように，いつもスムーズに運搬し，最後には，排泄することが大切だという意味です。

iv)「実而不満」(実るけれども，満ちることはない)

　胃や腸などの腑は，内容物が流れ込んできたときには，膨らんで「実」ります。でも少し時間が経つと空になります。つまり臓のように，ずっと満ちていることはありません。

2 臓と腑の関係

　五行学説でお話したように，中医学は人間というシステムを「五臓を中心とした５つのグループの集まり」だと考えました（次頁表36参照）。そしてこの考えは，そのまま蔵象学説の基本的な視点でもあります。

　蔵象の「蔵」は，主に「五臓」「六腑」「奇恒の腑」のことです。ただしその関係は対等ではなく，やはり五臓を中心としたシステムという視点が貫かれています。

3　五臓

1 五臓とは

　五臓とは，心・肺・脾・肝・腎という５つの臓の総称です。五臓には，どれも臓としての共通の性質や働きがありますが，１つ１つに固有の性質や働きもあります。

また五臓は，人間というシステムの中心です。互いにバランスを取りながら，六腑や奇恒の腑などとも協調して，システムの運営にあたっています。

そして五臓の中では，心が全体をまとめるリーダーのような役割を果たしています。具体的には，心の説明を参照してください（p.176）。

❷ 五臓と五行

五臓の説明では，五行を通して五臓と対応する「情志（感情）」「液（体液）」「体（特定の部位）」「竅*（あな＝特定の器官）」についてもお話します。つまり1つ1つの臓は，特定の感情・体液・器官と，特に関係が深いということです。

表36は，その対応関係をまとめたものです。具体的な説明を読む前に，全体の関係を捉えておいてください。

表36 五臓と五行

	木	火	土	金	水
臓	肝	心	脾	肺	腎
腑	胆	小腸	胃	大腸	膀胱
情志	怒	喜	思	憂（悲）	恐
液	泪（涙）	汗	涎（よだれ）	涕（鼻水）	唾（つば）
体	筋	脈	肉	皮毛	骨
竅	目	舌（耳）	口	鼻	耳，二陰（尿道と肛門）

＊ 竅とは，「あな＝穴，孔」という意味です。ただし心の竅である舌は，穴ではありません。そこで中医学がいう竅は「器官」と理解してもよいと思います。

❸ 五臓と感情

これから1つ1つの臓について説明しますが，そのなかで必ず「臓は，〇〇という感情と関係が深い」という話をします（例：心は「喜び」と関係が深い）。

これは中医を初めて学ぶ人にとって，あまりにも突飛な話かもしれません。きっと「どうして？」と聞きたくなることでしょう。

精気学説でお話したように，「全てのものは気が集まって出来ている」と古代の人は考えました。もちろん人間も，気の集まりです。そして中医学は，「感情には人間の気の状態を変化させる作用がある」と考えました。例えば「怒りは気を上逆（上に向かって暴発）させる」というように，1つ1つの感情には，人間の気を変化させる固有の作用があると考えたのです。

蔵象学説が伝える「五臓と感情」の関係は，こうした感情の作用を，五臓の特徴と結びつけた認識といえます。

I 心

> 心は胸の中で，横隔膜の上，両肺の間にあり，外側は心包（後述）に保護されている。五臓の中心でもある心は，「君主の官」とも呼ばれる（「君主の地位にある臓」という意味）。

1 「心の働き」と蔵象

心には「血や脈を受け持つ働き」と「神を受け持つ働き」があります。

①血や脈を受け持つ（「心主血脈」*）

* 心主血脈：心は血脈を主る。

中医学は，血が正常に流れている状態には，3つの要素が関係していると考えています。3つとは，血・脈・気です。

まず血は，脈の中を流れています。これは簡単ですね。ただし中医学は「体内の全ての液体（陰液）は，自分だけでは流れることができない。気の力を受けて，初めて流れることができる」と考えています。もちろん，血液もそうです。

つまり血が正常に流れるためには，「血」と，血の通り道である「脈」だけでなく，さらに「気」も必要なのです。3者のうち1つでも問題があると，血は正常に流れません（**図126**参照）。

例えば血の量が少ないと，脈や気に問題がなくても血の流れは滞ります。また血や気に問題はなくても，脈が狭くなっていたりすれば，やはり血は滞ります。さらに血や脈に問題はなくても，血を流す気の力が弱ければ，血はうまく流れません。

そしてこの3者の中心は，「気」（心気）であると中医学は考えます。それは心気によって心がきちんと動いていることが，正常な血の流れの前提だからです。血が心から全身に送られるのも，全身の血が心に戻ってくるのも，どちらも心気の働きだと考えます。

図126　心主血脈

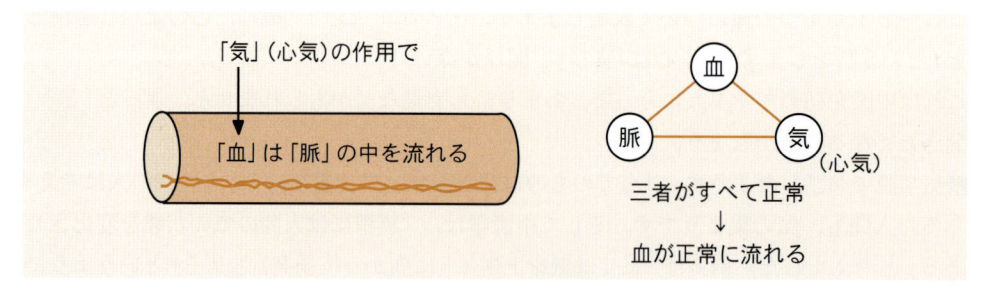

血や脈を受け持つという心の働きは，蔵象としては**表37**のような現れ方をします。

表37 心の蔵象① ── 心主血脈

	内臓（内部）の状態	現象
正常な状態	心気はみなぎり，血も豊富にあり，脈にも問題はない。 （心は正常な拍動で動き，血は休むことなく体をめぐり，栄養がすみずみまで行き渡る。）	・顔の色艶がよい（ほどよく赤味をおびて潤っている） ・脈も正常 （速すぎず遅すぎず，強すぎず弱すぎず，一定のリズムに沿って，穏やかに流れる。） など。
病んでいる状態	心気が弱く，血をうまく流せない。	・脈が弱くなる ・動悸 など。
	心気が弱く，血が足りない。	・顔の艶がなくなり，顔色も赤味がなくなり白くなる ・脈が細く弱くなる ・動悸 など。
	血の流れが滞る。 （心気が弱い，血が足りないなどによる。）	・チアノーゼ ・不整脈 ・心臓部分の痛みや閉塞感，動悸 など。

　また心は，「血の流れ」だけでなく「血の生成」とも関係しています。

　血とは，「飲食物を消化して得られる水分（津液）と気（営気）が合わさったもの」だと，中医学は考えます（「気血津液」p.292参照）。ただし津液と営気が合わさっただけでは，まだ血にはなりません。ここに心が作用して「色が赤に変わる」と，はじめて血になるとされるのです（**図127**参照）。

　ただしこの説明を，そのまま受け取らないでください。血は心が作用する前はほかの色で，心が作用したとたんに赤くなるという意味ではありません。そういう言い方で，血の生成に対する心の影響を語っているのです。

　ではどういう影響かというと，これは心の「化物」という働きと関係しています。化物とは，「ものを変化させる」働きです。後で触れますが，心は五行の火に属するので，（火）熱の性質があると中医学は考えました。熱にはものを変化させる働きがあります。そこで心にも「ものを変化させる」働きがあるとされたのです。心が血を赤く変えるのも，この化物作用の一部といえます。

図127　血の生成と心

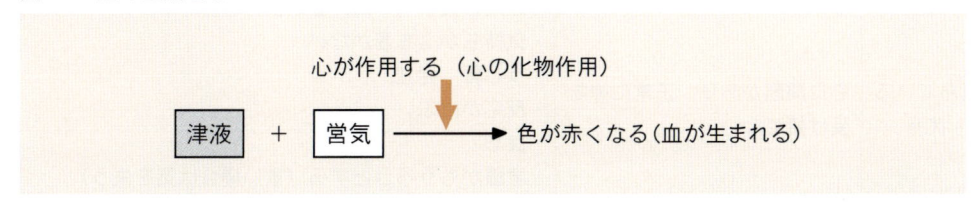

津液 ＋ 営気 ── 心が作用する（心の化物作用） → 色が赤くなる（血が生まれる）

②神を受け持つ（「心蔵神」[*1]／「心主神志」[*2]）

*1 心蔵神：心は神を蔵す。　　*2 心主神志：心は神志を主る。

中医学の神という言葉には，「広い意味」と「狭い意味」があります。**表38**は，神の意味を簡単にまとめたものです。

表38　神──広義と狭義

神	広義	人間が「生きている」ことが外に現れた，様々な現象。 （生きている体そのもの，顔色，表情，目の輝き，言葉のやり取り，手足の動きなど。）
	狭義	・主に人間の「精神・意識・思考」など。 ・さらに「記憶・睡眠」など。

「心は神を受け持つ」というときの神は，主に狭義の神を指していますが，広義の内容も一部含んでいます。

例えば焼きたてのパンを見て「おいしそうだな」と思ったとき，その感じたこころだけが神なのではありません。「パンを見る」というところから，すでに心が受け持っている神の働きなのです。もし「あまりにもおいしそうなので，思わずパンを手に取った」としたら，そこにも神の働きが関係しています。

つまり心が受け持つ神とは，単なる内面生活（思い）ではなく，思いが生み出した言動や行動なども，含んでいるといえます。そもそも神は神なので，広義・狭義などとキッパリ分けられるものではないということです。

このように心は，神を通して人間の意識や行動全体に大きな影響力をもっています。これは心が，「君主の官」と呼ばれる理由の1つです。

神を受け持つという心の働きは，蔵象としては**表39**のような現われ方をします。

表39　心の蔵象②──心蔵神（心主神志）

	内臓（内部）の状態	現象
正常な状態	心は正常に神を受け持つ。	・意識がはっきりしている ・精神状態もよい ・きちんと考えられる ・外からの働きかけに，すばやく反応できる 　など。
病んでいる状態	心に問題があり，正常に神を受け持てない。	・睡眠の異常（不眠，夢が多いなど） ・気持ちが落ち着かない ・うわ言，発狂， ・反応がにぶい ・健忘 ・意識がもうろうとする（重い場合は気を失う） 　など。

ところで五行学説では、人間の精神や意識の働きが、表40のように1つの臓に1つずつあてはめられていました。

「情」は、主に感情のことで、「怒・喜・思・憂（悲）・恐」があります。「神」は、大まかに「精神・意識」のことだと思ってください。

「神」には、「魂・魄・意・志」があります。（魂・魄・意・志の意味については、Q&A④p.103を参照してください）。ここで、「心」に当てはまる「神」に注目してください。「神」とあります。実は、「心」が受け持っているのは、「情」である「怒・喜・思・憂（悲）・恐」や「神」である「魂・魄・意・志」、全てを含んだ大きな意味での「神」なのです（図128参照）。心が「君主の官」と呼ばれる、決定的な理由はここにあります。

例えば「怒り」という感情は、肝に属するものです。でもそこには必ず心も関わっています。それはほかの感情や精神についても同じです。

つまり感情や精神は、細かく分けるといろいろあり、それぞれ五臓に属しているけれども、大きくみれば「全て心が受け持つ神の働きなのだ」ということです。

表40　五臓と五情

	木	火	土	金	水
臓	肝	心	脾	肺	腎
情	怒	喜	思	憂（悲）	恐
神	魂	神	意	魄	志

図128　心は君主の官

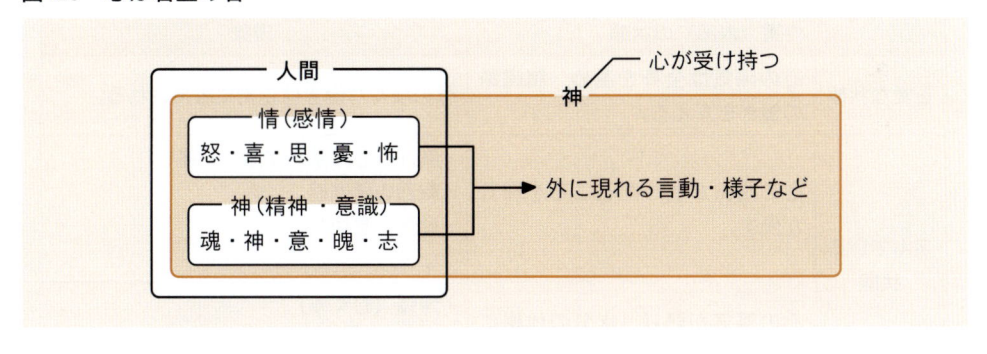

以上、心の2つの働きについてお話しました。ここでは2つを分けて説明しましたが、両者はもちろん切っても切れない関係にあります。

心の「血や脈を受け持つ」働きが悪くなれば、意識や精神に影響しますし、反対に精神の状態が悪くても、心気や血・脈に影響します。

つまり「精神や意識は、血と深い関係がある」ということです。

そこで中医学には、「血者，神気也（血は精神である）」[*1]

「心蔵脈，脈舍神（心は血脈を受け持ち、精神は血脈に宿る）」[*2]などの有名な言葉があります。

　　　　＊1　『黄帝内経霊枢』経水篇　　＊2　『黄帝内経霊枢』本神篇

② 「心の性質」と蔵象

心は，五行では火に属します。そこで心には，「燃える」「燃やす」「熱い」「温める」といった火の性質があるとされました。

この性質は，以下のようにまとめることができます。

①陽の中の太陽（「陽中之太陽」）

陽の中の太陽とは，元々「心の位置」や「火の象徴としての心の性質」をあらわす言葉です。また心気（心の陽気）には，全身の脈を拍動させ，血を体の隅々までとどける働きがあります。そこで「陽の中の太陽」は，この強大なパワーを表現するにも，ぴったりな言葉とされてきました。

ただし心は，ただ血の流れを通じて，全身に大きな影響力をもっているのではありません。心の陽気は，自分（心）を含めた全身を温めることで，臓や腑が行う様々な働きを支えているのです。そこで心の陽気（心火）は，「君火」とも呼ばれます。これは，「君主のような威光をもつ火」という意味です。君主が弱ると国がピンチになるように，心（心火）が弱ると体中が弱ると考えられました。これもまた，心が「君主の官」と呼ばれる理由の1つです。

心のこうした性質は，蔵象としては表41のような現われ方をします。

ただし表の内容は，主に心そのものの問題をまとめたものです。これまでお話したように，実際には心の陽気が弱ると，多くの臓腑や器官に様々な影響を与えます。そうした内容については，後述の「臓と臓の関係」p.253，「臓と腑の関係」p.272などを通して紹介します。

表41 心の蔵象③ ── 陽の中の太陽

	内臓（内部）の状態	現象
正常な状態	心の陽気は全身を温め，諸臓腑の働きを支える。	体の様々な働きは正常に維持される。
病んでいる状態	心の陽気が弱ったところを邪気が侵す。	・胸部（心臓部）が激しく痛む ・胸部の閉塞感， ・動悸，息切れ 　など。
	心の陽気が弱り，水分の代謝に影響する。	・浮腫（むくみ） ・尿の量が減る 　など。

②体の表面（皮膚）と関係している（「心部於表」）[*1]

*1 心部於表：心は表を部べる。「部べる」＝「統べる（管轄する）」。『黄帝内経素問』刺禁論篇

体の内側と外側は，「内＝陰」「外＝陽」と分けることができます。そこで陽の中の太陽である心は，「体のいちばん外側」，つまり，皮膚と深い関係があると考えられました。そこで，中医学には「心部於表」（表は心の管轄である）という言葉があります。

また心は「火の象徴」でもあるので，皮膚が火のように「熱く，赤く，明るく」なる病気は，特に

心火の影響が強いとされます。皮膚の炎症・潰瘍・湿疹などに見られる症状です。そこで中医学には「諸痛痒瘡，皆属於心（痛みや痒み，皮膚の感染症などの多くは，心と関係がある）」[*2]という言葉があります。実際こうした外科の病気には，心火に対する清熱薬を使うことが多いです。例えばアトピー性皮膚炎でも，中医学からみて熱が強いタイプであれば，心の熱を冷ますことで治療を行う方法があります。

*2 『黄帝内経素問』至真要大論篇

③ 「五行で心とつながるもの」と蔵象

①心は「喜び」と関係が深い（「心在志為喜」*）

* 心在志為喜：心は志に在っては喜なり。

感情のなかで，心に対応するのは「喜び」です。

喜びには，心の働きをよくする作用があります。ただし「喜びすぎ」は，心が受け持っている神を散らし，心も体も不安定な状態にしてしまいます。例えば，宝くじで大金が当たったとしましょう。これは大喜びすることです。ただし，あまりにも喜びが大きすぎると，心は普段の落ち着きを失ってしまいます。

ところで神とは，さまざまな感情や精神を含む言葉でした。そこで中医学では，どんな感情であっても，度を過ぎれば，みな心を傷つけるとも考えます。その上で，心と「喜び」は，特に関係が深いということです。

この関係は，蔵象としては**表42**のような現われ方をします。

表42　心の蔵象④ ── 心は「喜び」と関係が深い

	内臓（内部）の状態	現象
正常な状態	適度な喜びは，心の働きをよくする。	心と関係する様々な働きに問題はない。
病んでいる状態	あまりにも大きな喜びによって，心の働きが正常ではなくなる。	・笑いが止まらなくなる ・挙動がおかしくなる ・心悸 ・不眠 　など。

②心は汗と関係が深い（「心在液為汗」*）

* 心在液為汗：心は液に在っては汗なり。

液（体液）の中で，心に対応するのは「汗」です。

中医学は汗を，「津液（体の中の水分）が陽気の作用を受けて，玄府（汗腺）から外に出たもの」と説明します。つまり汗の原料は津液という水分（陰液）ですが，汗を出させるのは陽気の働きです。そしてその陽気とは，主に心の陽気だと考えています。

そして陽気と汗の関係は，これだけではありません。

汗は暑いときに出ますが，中医学はこれを「汗と一緒に，陽気も外に出すことで，熱を追い出し

ている」と考えています。そして適度に熱を出すと，陽気は体の表面を閉じさせ，汗を止めるのです。
　つまり陽気は，発汗の全てのプロセスを管理しています。この関係は，蔵象としては**表43**のような現われ方をします。

表43　心の蔵象⑤ ── 心は汗と関係が深い

	内臓（内部）の状態	現象
正常な状態	心の陽気は旺盛で，正常な発汗を支えている。	・必要なときに，適度に汗が出る。 ・必要のないときは，汗を出さない。
病んでいる状態	心の陽気が弱る。 （注：汗を出しすぎることでも心の陽気は弱る）	・動悸・汗が止まらなくなるなど。

　ところで心の働きについての説明の中で，津液は血の原料であると言ったのを覚えていますか？
そして津液は，ここでは汗の原料とされています。
　つまり津液は，「血の原料」でも「汗の原料」でもあるのです。中医学はこの関係を「血汗同源」（血と汗は，元は同じものである）という言葉で表しています。
　これはとても大切な認識です。なぜなら中医学には，「汗法」という治療法があるからです。汗法では薬や針などを使い，患者に汗を出させることで病気を治療します。
　ただし，汗を出しすぎると，津液が足りなくなり，ひいては血も少なくなります。また最初から血が足りない人には，そもそも汗法は使えません。血汗同源という認識には，こうした実際的な意味があります。
　そして汗が出るときには，陽気も一緒に出ていると言いました。そこで陽気が弱っている人にも，汗法は使えません。

図129　血汗同源と汗法

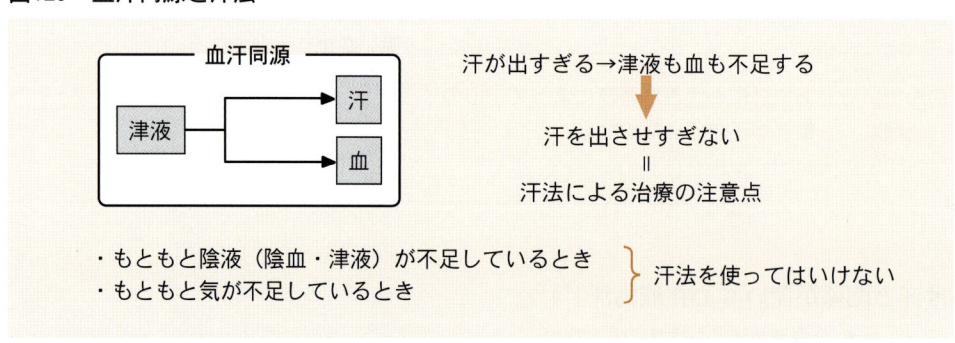

血汗同源：津液 → 汗／血

汗が出すぎる→津液も血も不足する
↓
汗を出させすぎない
＝
汗法による治療の注意点

・もともと陰液（陰血・津液）が不足しているとき
・もともと気が不足しているとき
｝汗法を使ってはいけない

③心は脈と関係が深い（「心在体合脈」*1），心の状態は顔に現れる（「其華在面」*2）

　　　　　＊1　心在体合脈：心は体にあっては脈を合する。　　＊2　其華在面：其の華は面に在る。
　体の中で，心に対応するのは「脈」です。
　心と脈の関係については，心の働きの中でお話しました。簡単におさらいすると，全身の脈（血管）は，心とつながっているということ。そして心の陽気が，脈を拍動させ，血をスムー

ズに流しているということです。

心と脈の関係による蔵象は，すでに**表37** (p. 177) でまとめました。

次は「面」ですが，面とは，顔面のことです。顔という部分は，多くの脈が通り，血がたくさん流れています。そして脈や血を受け持っているのは，心です。そこで中医学は，「心」や「血」や「脈」の状態は，顔に現れるとも考えました。

この関係は，蔵象としては**表44**のような現れ方をします。

表44　心の蔵象⑥ ── 心の状態は顔に現れる

	内臓（内部）の状態	現象
正常な状態	心の陽気は旺盛で，脈は正常に拍動し，血はスムーズに流れる	・顔の色艶がよい（ほどよく赤味を帯び適度な潤いがある）
病んでいる状態	心の陽気が不足する	・顔に艶がない ・顔色が白くぼやけた印象になる
	（心の）血が不足する	顔色が白く，生気に欠けた顔になる
	脈の通りが悪くなる	顔色が青紫になる

また中医学の心とは，「こころ」も含む用語です。そこで顔には「心」「血」「脈」のほか，「こころ」の状態も現れると考えます。

「こころの状態が顔に出る」なんて当たり前ですが，その当たり前なことも，中医学の考えを使って説明できるわけです。

④心は舌と関係が深い（「心開竅於舌」*）

＊ 心開竅於舌：心は舌に開　竅　する。
　　　　　　　　　　　かいきょう

竅（穴または器官）の中で，心に対応するのは「舌」です。

心は，絡脈を通して舌とつながっています。また舌は，顔と同じく多くの脈が通り，血がたくさん流れている場所です。そこで心や血脈の状態は，舌にも現れると考えられました。

この関係は，蔵象としては**表45**のような現れ方をします。

竅は「穴」という意味ですが，舌は穴ではありません。そこで心の竅として，舌のほかに「耳」を加えることもあります。この考えは，元々は『黄帝内経』に載せられていたものですが，いまの中医学の中では，あまり一般的ではありません。

ただし「すっかりすたれている」という訳ではなく，様々な観点から，このテーマを研究している人はいます。

表45　心の蔵象⑦ ── 心は舌と関係が深い

	内臓（内部）の状態	現象
正常な状態	心の働きは正常。	・舌の色艶はよい（赤味を帯び，いきいきとしている） ・柔軟で，動きもよい ・味を正確に感じる ・普通に言葉が話せる
病んでいる状態	心の陽気が不足する。	・舌が白くなる（赤味を失う） ・舌がふくらんで大きくなる（むくんでいる感じ） ・舌が弱々しい感じになる
	心陰が不足する。	・舌が赤くなる ・舌が痩せる（薄くなる）
	心の血が不足する。	・舌が白くなる（赤味を失う） ・舌が痩せる（薄くなる）
	心の熱が強まり（心火），その火が上部に影響する。	・舌の先端部分が，特に赤くなる ・舌に瘡が起こる（炎症が起こる）
	脈の通りが悪くなる。	・舌が紫色になる ・舌の表面に斑点ができる
	心の神を受け持つ働きが正常でなくなる。	・舌が硬直する ・舌が収縮して伸ばせない ・言葉がうまく話せない

附　心包

　心包は，いまの中医学では「臓の1つ」として，蔵象学説の五臓に添えて説明するのが一般的です。ただし心包は，臓ではありません。以下に詳しく説明します。

1 名前について

　心包とは，心包絡の略です。元々は心包絡のほか，「心之包絡」「心主」「胞絡」などの名前で呼ばれていました。このほかに「膻中（だんちゅう）」という名前もありますが，これは心包だけでなく，さらに肺や心を含んだ用語です。

2 心包とは

　人民衛生出版社の『中医大辞典』は，心包について以下のような解説をしています。
- 心の外側を覆う器官。
- 心包とは心の外側の膜であり，絡脈とつながっている。この心包と絡脈は，気血を通す道であり，合わせて心包絡と呼ぶが，一般には省略して心包と呼ばれる。

・心包には，心の防護壁として，心臓を保護する作用がある。

これが，いまの中医学の一般的な解釈です。この解説を見ても，心包が臓ではないことが，はっきりわかると思います。

③ 心包の働き

中医学のバイブルである『黄帝内経』は，心包の働きとして［①心を保護する　②心に代わって邪気の攻撃を受ける　③心の意志を伝える］の３つを挙げています。①と②は，ほとんど同じ意味です。そこでここでは２つの働きとして，それぞれについて紹介します。

①と②について

これについては中医学の中の「温病学派」と呼ばれる人たちが，具体的な説明を考え出しました。感染性の病気では，高熱を出して意識に障害が出ることがあります。これを熱性の邪気が心包を侵し，心包を通して意識（神）を受け持っている心に影響したものと説明したのです。

具体的には，「熱陥心包」と「熱閉心包」という２つのタイプがあります。例えばインフルエンザやウイルス性出血熱といった感染症で，高熱を出し，意識がもうろうとするような状況を含む病証です。また重症の肺炎で，呼吸不全からショックにいたるような状況なども含みます。

③について

心包は，君主である心に代わって，心の命令を外に伝えているとも考えられました。また外から入ってくる情報についても，心包がこれをチェックしているという考えもあります。心包が選んだ情報だけが，心に伝えられるということです。

④ 経絡との関係

心包は，経絡学説の中でも１つの臓のように扱われ，独自の経をもっています。具体的には手厥陰経が心包の経（手厥陰心包経）で，手少陽三焦経と表裏の関係にあります。

少しこだわりのある人は心包の経を「心包絡経」（手厥陰心包絡経）と呼びますが，いまは「心包経」と呼ぶのが普通です。

II　肺

> 肺は胸の中で，左右に１つずつある。
> 肺はいちばん高い場所にある内臓なので，「五臓六腑の蓋（フタ）」（または「華蓋*」）と呼ばれる。また気管やのどを通じて外界に直接開かれている肺は，外の空気に敏感で，暑さや寒さなどの影響を受けやすい。そこで肺は，「嬌臓」（かよわい臓）とも呼ばれる。

＊ ①天子の車につけた絹がさ，②蓮華の形をした天蓋，③星の名。

①と②からは「フワッと軽い，きれいなフタ」というイメージが浮かびます。
肺を「華蓋」と呼ぶのは，こうしたイメージを借りたものといえると思います。

1 「肺の働き」の基本

肺には「気を受け持つ」働きがあります。ただしこれは，とても範囲の広い働きです。これから十数ページ続く肺の説明は，全てこの働きの意味を明らかにする作業ともいえます。いろいろ細かい話をしていきますが，どれも「気を受け持つ」という大きな働きの一部分だと思ってください。

気は，体が行う様々な働きを支えるものです。そこで「気を受け持つ」という肺の働きも，実際には「気」という範囲にとどまりません。気を通して「血」や「津液」（体内の水分）などにも影響していきます。そしてその影響力の及ぶ範囲全体が，肺の働きとなります。

肺が気を受け持てるのは，肺に「呼吸を受け持つ」働きがあるからです。この働きも，肺を理解する出発点といえます。つまり肺の様々な働きは，全て「気を受け持つ」「呼吸を受け持つ」という２つの働きの上にあるのだと思ってください。

図130　「肺の働き」の基本

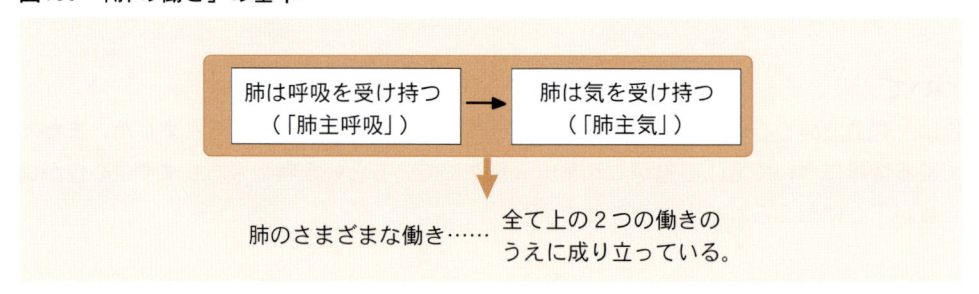

```
肺は呼吸を受け持つ  ──→  肺は気を受け持つ
（「肺主呼吸」）           （「肺主気」）
      │
      ↓
  肺のさまざまな働き……   全て上の２つの働きの
                         うえに成り立っている。
```

肺が呼吸を通してやっていることは，大きく分けると２つあります。それは
・清気（外の空気）を取り入れること
・気を運行させること
の２つです。

肺の全ての働きは，この２つから生まれます。まずは図123で，その全貌を捉えておいてください。これからお話する具体的な内容は，全て図123にそった内容となっています。肺の細かい働きの説明は，次の **2** であげるように①〜⑥まであります。たくさんあるので，読んでいるうちに細部に入り込んでしまい，全体図が分からなくなってしまうかもしれません。そんなときは，図131という全体の地図をもう一度見直して，自分の現在地を確認してから進むようにしてください。

図131 「肺の働き」の全貌

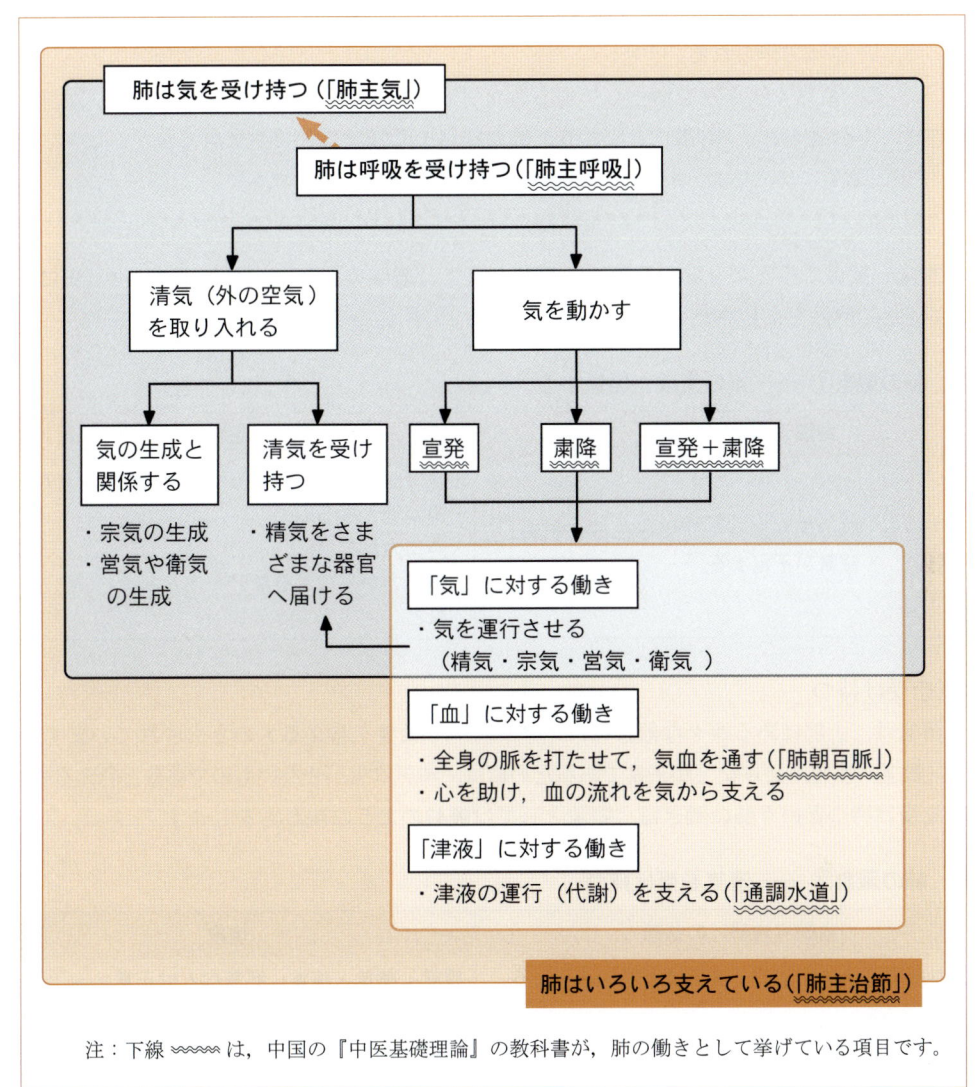

```
肺は気を受け持つ（「肺主気」）
        ↑
肺は呼吸を受け持つ（「肺主呼吸」）
    ┌───────────┴───────────┐
清気（外の空気）            気を動かす
を取り入れる
  ┌─────┴─────┐         ┌────┼────┐
気の生成と  清気を受け    宣発  粛降  宣発＋粛降
関係する    持つ
・宗気の生成  ・精気をさ
・営気や衛気   ざまな器官      ┌──────────────┐
  の生成       へ届ける        │「気」に対する働き│
                              ・気を運行させる
                               （精気・宗気・営気・衛気）

                              「血」に対する働き
                              ・全身の脈を打たせて，気血を通す（「肺朝百脈」）
                              ・心を助け，血の流れを気から支える

                              「津液」に対する働き
                              ・津液の運行（代謝）を支える（「通調水道」）

                                        肺はいろいろ支えている（「肺主治節」）
```

注：下線 〜〜〜 は，中国の『中医基礎理論』の教科書が，肺の働きとして挙げている項目です。

② 「肺の働き」と蔵象

①気の生成と関係する

　中医学は，清気は気の原料だと考えています。つまり肺は，主に原料の供給という立場で，気の生成と関係している訳です。具体的には「宗気」や「営気・衛気」との関係が深いといえます。

> ・宗気：飲食物を消化して得られた「水穀の気」と，肺が取り入れた「清気」が合わさって作られる。
> ・営気・衛気：飲食物を消化して得られた「水穀の精微」（エネルギーや栄養）が肺に送られ，「清気」と交わり，肺の作用を受けることで生まれる。
> 　宗気・営気については，さらに「気血津液」(p.290)を参照してください。

　気の生成と関係するという肺の働きは，蔵象としては表46のような現れ方をします（表は，「宗気の生成」との関係をまとめたものです）。

表46　肺の蔵象① —— 気の生成と関係する

	内臓（内部）の状態	現象
病んでいる状態	肺の気が弱って宗気の生成に影響し，宗気が不足する。	・呼吸が浅くなる（しっかり深く呼吸できない） ・声が低くなる ・声に力がない ・体に力がみなぎらない 　など。

②清気を受け持つ

　また清気は，上部にある様々な器官に，エネルギーや栄養を与えるものともされています。例えば視覚・聴覚・嗅覚，発声などが正常であるためには，清気は欠かせないものであると考えるのです。
　清気を受け持つという肺の働きは，蔵象としては表47のような現れ方をします。

表47　肺の蔵象② —— 清気を受け持つ

	内臓（内部）の状態	現象
正常な状態	肺は正常で，清気は上部へ送られる。	視覚・聴覚・嗅覚，発声などは正常。
病んでいる状態	肺の気が弱るか，または邪気によって肺の働きが妨げられ，清気が上部へ十分に送られない。	・めまい ・鼻づまり ・鼻が乾燥する ・耳鳴り ・耳の聞こえが悪い 　など。

　さて，この「清気を受け持つ」という働きには，「清気を取り入れる」だけではなく，もう1つ「清気を上部へ送る」という働きも含まれています。そして，この上部へ送る働きは，次にお話する「宣発」という働きの一部分といえるものです。
　では「清気を受け持つ」働きを，どうして「宣発」と，わざわざ分けて説明しているのでしょうか？
　それは，次のことを協調するためです。

　　・清気を上昇させる働きは，脾だけでなく肺も深く関わっていること
　　　（脾には清気を上昇させる働きがあります）

・つまり，例えば清気がきちんと上昇しないことによる五官の異常には，肺も深く関わっていること

例えば難聴という疾患は，肺と関係の深いものであると，中医学は考えています。慢性的なものであれば「腎の弱り」という角度から治療することが多くなりますが，そうではない，特に突発性のものについては「肺の気がこもっている」ことが原因であることも多いです。肺の気がこもると，清気が上へ昇らず，耳の働きを支えることができなくなると考えます。

こうしたタイプの難聴は，例えば桂香散＊を使って，肺気の流れを調え，こもっている気を解放させることで治療を行います。こもっている気が解放されれば，清気はきちんと上昇し，聴力も回復します。

＊『中医臨証備要』(秦伯未著)に紹介されている方剤。組成は麻黄・桂枝・川芎・白芷・当帰・細辛・菖蒲・木香・天南星・木通甘草・白蒺藜

③宣発（気を上へ，外へ動かす）

肺には「呼吸を受け持つ」働きがあります。そして中医学は，「吸う→吐く」と連続する呼吸運動は，全身の気を動かす原動力になっていると考えています。

呼吸はもちろん「吸う→吐く」で1セットですが，その中で，特に「吐く」に伴う気の動きや，その結果生まれる働きを「宣発」と呼んでいます。これは気を，主に上へ，外へ動かす働きです。

この働きの具体的な内容は，大きく4つにまとめることができます。

- 体内の濁気（汚れた気）を，外へ排出する（皮膚や口から）。
- 飲食物を消化して得られた「水穀の精微」（エネルギーや栄養）を，全身に特に体の表面である皮毛へと行き渡らせる。
- バリアーの役割をする衛気を，体の表面に行き渡らせる。
- 清気を，上部にある様々な器官へと送る。

肺の宣発という働きは，蔵象としては**表48**のような現れ方をします。

表48　肺の蔵象③ ── 宣発（気を上へ，外へ動かす働き）

	内臓（内部）の状態	現象
病んでいる状態	宣発の働きが弱り，「水穀の精微」（エネルギーや栄養）を体表部へ送れない。	・カゼを引きやすくなる ・汗が多く出る ・皮膚がカサカサになる など。
	宣発の働きが弱り，衛気を体表部へ送れない。	・体の表面が冷たくなる ・寒気がする ・カゼを引きやすくなる など。

先にあげたように、肺の宣発には「体内の濁気を、外へ排出する」働きも含まれます。これはつまり「皮膚からの排毒」という意味です。

例えばアトピー性皮膚炎の人には、きちんと汗をかけない人がいます。それは、肺の宣発が弱っているということです。この場合アトピー性皮膚炎の症状も、皮膚からの排毒がうまくいかない結果であると捉えます。そこでまず水をたくさん飲ませて、さらに腰湯などをして代謝をよくすることで、しっかりと汗を出させるという治療をすることがあります。これはつまり、肺の宣発機能を回復させることで、しっかりと汗を出し、同時に皮膚からの排毒もきちんと行えるようにする方法といえます。

④粛降（気を下へ、内へ動かす）

呼吸のなかで、「吸う」ことに伴う気の動きや、その結果生まれる働きを「粛降」と呼びます。これは気を、主に下へ、内へ動かす働きです。

この働きの具体的な内容は、大きく４つにまとめることができます。

> ・清気（外の空気）を吸い込む。さらに清気を下（主に腎）へ送る。
> ・気の上逆を抑える（例：深く息を吸うと、しゃっくりは止まる）。
> ・飲食物を消化して得られた「水穀の精微」（エネルギーや栄養）を、下（下にある臓腑や器官）へ送る。
> ・体の上部の水を下（主に膀胱と腎）へ送ることで、水液の代謝をたすける。

また、これらの働きの結果として、さらに２つの働きを加えることができます。

> ・肺や気管を清潔に保ち、痰などの異物が溜まらないようにする。
> 　（気や水液を下へ送るので、停滞して痰になったりしない）
> ・大腸の、大便を下へ送る働きを助け、正常な排便を促す。
> 　（肺の気が正常に下行することが、大腸の働きを支える）

肺の粛降という働きは、蔵象としては表49のような現れ方をします。

表49　肺の蔵象④ ── 粛降（気を下へ、内へ動かす働き）

	内臓（内部）の状態	現象
病んでいる状態	粛降の働きが弱り、気の上逆を抑えられない。	・咳 ・喘息 など。
	粛降の働きが弱り、上部の水を下へ送れない。	・顔がむくむ ・尿の量が減る など。
	粛降の働きが弱り、肺や気管に痰が溜まる。	・咳と同時に痰がからむ ・喘息のときに、痰がのどにつかえ、呼吸を妨げる など。

⑤宣発と粛降
1）気を運行させる

　これまでは「宣発」と「粛降」を分けて説明しました。ただしこの2つは，共同でたくさんの仕事をしています。そこで宣発と粛降は，合わせて「宣降」とも呼ばれます。

　肺の宣降とは，つまり呼吸によって生み出される気の動きです。そこで宣降には，まず「気を運行させる」という働きがあります。運行させているのは主に宗気や営気，そして衛気です。それぞれをまとめると，次のようになります。宗気・営気・衛気については，「気血津液」の内容も参照してください（p.290）。

> 宗気：肺の宣発によって上昇し，粛降によって下行する。
> 営気：肺経に始まり十二正経をめぐって肺経に戻る営気の流れは，肺の宣降に支えられている。
> 衛気：肺の宣発によって体の表面へ送られ，粛降によって胸や腹の内部に分散する。

　宣降によって「気を運行させる」働きは，蔵象としては表50のような現れ方をします。（衛気についてはすでに紹介したので，表50では宗気についてのみ紹介してあります。）

表50　肺の蔵象⑤──［宣発と粛降──1）気を運行させる］

	内臓（内部）の状態	現象
病んでいる状態	宣降の働きが弱り，宗気が上下に動けず，胸中に停滞する。	・胸部の膨満感，閉塞感 ・呼吸がスムーズにできない など。

2）全身の脈を波打たせ，気血を通す（「肺朝百脈」*）

　＊肺朝百脈：肺は百脈を朝す。

　「肺朝百脈」の「百脈」とは，「全身の経絡」のことです。そして「朝」は「潮」を意味しています。潮とは「潮が満ちてはひくようにたえず動かす」という意味です。つまり「肺朝百脈」とは「潮のみちひきのように全身の経絡を波打たせ，体中に気血を行き渡らせる」という意味になります。

　そしてこの「みちひき」を支えているのは，肺の宣降であると中医学は考えます。

> ［参考］　肺朝百脈の「朝」について
>
> 　肺朝百脈とは，『黄帝内経素問』経絡別論篇の言葉です。
> 　肺朝百脈の「朝」について，以前はこれを「集まる」と解釈するのが主流でした。その場合，肺朝百脈は「全身の脈は（経絡を通して）肺に集まる」と説明されます。
> 　しかし「朝」を「集まる」としたのでは，『黄帝内経』の言葉の使い方と符合しないことや，また原文全体の意味も通らなくなることから，1990年代以降の研究では，この解釈を否定する流れが始まっています。

さて「脈に作用して血を通す」という働きは，そもそも心の働きだったはずです。ここでは，肺にも似たような働き（「肺朝百脈」）があると説明しています。

一体どういうことでしょうか？

血を受け持つ心は，血液循環のかなめです。ただし血は，心だけに頼って流れているのではありません。肺の宣降によって生まれる「気の動き」もまた，血の流れを支えているのです。

つまり血の流れは，心と肺によって，血と気の両面から支えられていると考えます。

3）津液（体の水分）の運行を支える（「通調水道」*）

   * 通調水道：水道を通調する。

肺の宣降は，「気」や「血」だけでなく，「水の流れ」にも影響します。中医学では，気が水を流していると考えるからです。

まず宣発によって気が体表部へ送られると，同時に水液も体の表面へ送られます。そして不要な水は汗として排出され，必要な水は皮や毛を潤します。この「肺→表皮」という水の流れを，外水道系統と呼びます。

そして粛降による気の流れは，水液を上から下へと送ります。主な仕事は，水を膀胱へ送り，正常な排尿を支えることです。また肺が上から下へ送る水分には，その他の臓腑を潤す働きもあります。この「肺→下部」という流れは，内水道系統と呼ばれます。

肺の働きが弱ると，上部の水を下へ送ることができません。すると水が上にたまって顔がむくんだり，尿の量が減ったりします。つまり上流にあたる肺が，きちんと水を流せないと，体全体の水の流れに影響してしまうのです。そこで肺は「水の上源」とも呼ばれています。

こうして肺は，宣発と粛降が生み出す2つの大きな流れを通して，水の流れを支えています。この働きを「通調水道」と呼びます。通調とは，「（水の）流通を調節する」という意味です。

図132 肺の通調水道（外水道系と内水道系）

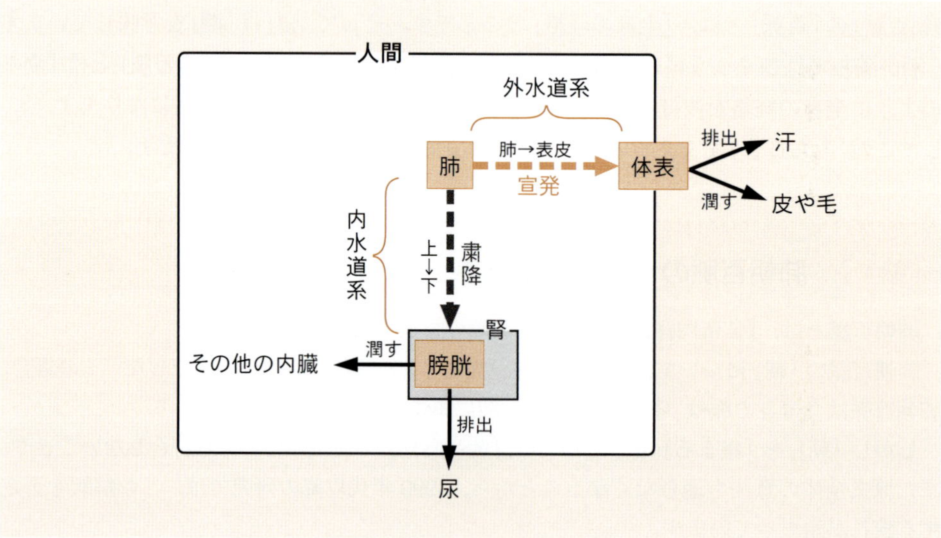

⑥肺は，いろいろ支えている（「肺主治節」）*

*　肺主治節：肺は治節を主る。

　肺の働きには，さらに「主治節」というものがあります。「治節」とは，「治理（管理する）」と「調節」を合わせた言葉です。つまり「肺主治節」には，「肺は管理・調節を受け持つ」という意味があります。

　これはここまでにお話した様々な働きを，まとめている言葉です。何か新しい働きを指している訳ではありません。図131（p. 187）で示したように，肺は呼吸を受け持つことで気を受け持ちます。さらには気を超えて，「血」や「水」にも影響していました。つまり「肺は気を受け持つ」といっただけではまとめきれない広い働きを，「肺はいろいろ支えている（肺主治節）」という言葉で表しているのです。

　具体的には，「呼吸」「気（気の生成・気の運動）」「血の流れ」「水の流れ」を受け持ったり，支えたりする働きを含んでいます。まとめると，図133のようになります。

図133　肺主治節

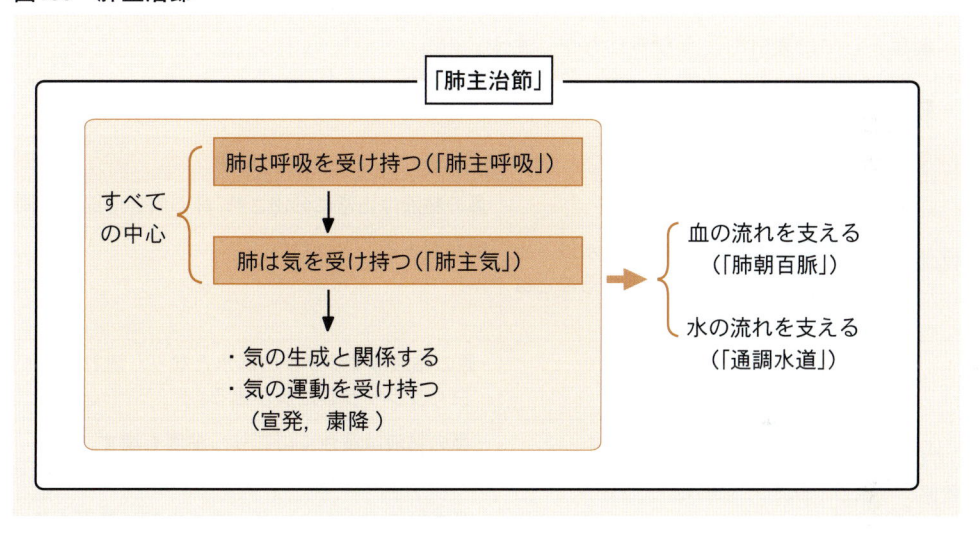

「肺主治節」

すべての中心
- 肺は呼吸を受け持つ（「肺主呼吸」）
- 肺は気を受け持つ（「肺主気」）
  - 気の生成と関係する
  - 気の運動を受け持つ（宣発，粛降）
- 血の流れを支える（「肺朝百脈」）
- 水の流れを支える（「通調水道」）

3　「五行で肺とつながるもの」と蔵象

①肺は「憂い」や「悲しみ」と関係が深い（「肺在志為憂（悲）」*）

*　肺在志為憂（悲）：肺は志に在っては憂（悲）なり。

　感情の中で，肺に対応するのは「憂い」と「悲しみ」です。

　2つありますが，体に与える影響は，どちらもほぼ同じだと中医学は考えています。憂いには「心配する」のほか，「気がふさぐ」「つらい」などの意味もあるので，確かに「悲しみ」に通じるニュアンスがありますね。

　そして憂いや悲しみは，気を消耗させてしまうと考えられています。肺は気を受け持つ臓なので，気の力が弱るということは，肺も弱るということです。大きな「憂い」や「悲しみ」は，その人の気を弱め，肺の働きを悪くします。

　また反対に肺が弱っている時には，気がふさいだり，悲しくなったりしやすくなるとも中医学は考えます。

②肺は涕と関係が深い（「肺在液為涕」*）
　　　＊ 肺在液為涕：肺は液に在っては涕なり。

　液（体液）の中で，肺に対応するのは「涕」です。

　涕とは，元々「涙」のことですが，ここでは別の意味となります。「肺は涕と関係が深い」というときの「涕」は，「鼻の粘液」と「痰」のことです。ただし中医学がほかの場所で「涕」といったとき，それは「涙」を指している場合もあります。

　さて「鼻の粘液」と「痰」ですが，これはどちらも肺との関係が深いです。まず「鼻の粘膜」と肺の関係ですが，これは下でお話する「③肺は鼻と関係が深い」の内容を参照してください。

　そして肺と痰の関係は，肺の「水の流れを支える」（通調水道）働きによるものです。肺が上部の水をきちんと下へ送れば，水が上部に停滞することはありません。ただし水が停滞してしまうと，それは痰の元にもなります。

　つまり肺に問題が起こると，それは「鼻の粘液」や「痰」に反映されることがあるのです。この関係は，蔵象としては表51のような現れ方をします。

表51　肺の蔵象⑥ ── 肺は涕と関係が深い

	内臓（内部）の状態	現象
正常な状態	肺の働きは正常。	鼻の粘液は正常に分泌され，鼻の内部は適度に潤う。
	肺の働きは正常。体の中の水は，上から下へと送られ，停滞することはない。	痰が溜まることはない。
病んでいる状態	肺が冷えて，働きが弱る。	・鼻の粘液はサラサラの鼻水となり，流れ出てくる。 ・白くサラサラした痰が出る。
	肺が熱くなり，働きが弱る。	・鼻の粘液は黄色くにごり，粘度も増す。 ・黄色く粘度の高い痰が出る。
	肺が乾燥し，働きが弱る。	・鼻の粘液が少なくなり，鼻の内部は乾燥する。 ・痰が少量できるが，粘度が高くて簡単には吐き出せない。

③肺は皮毛と関係が深い（「肺主皮毛」*1／「肺在体合皮毛」*2）
　　　＊1　肺主皮毛：肺は皮毛を主る。　　＊2　肺在体合皮毛：肺は体に在っては皮毛に合す。

　体の中で，肺に対応するのは「皮毛」です。

　本によっては「肺在体合皮，其華在毛」（肺は皮と関係が深い。また肺の状態は毛に現れる）というように「皮」と「毛」を分けています。ただしこれは，実体のない分離です。なぜならそれらの本でも，具体的な説明をするときには「皮毛」として合わせているからです。また実際の病気をみる時にも，毛だけをみて肺の状態を判断することはありません。そこで多くの本では「肺は皮毛と関係が深い」としてあるので，この本もそれならいます。またいちおう「皮毛」といってはいても，実質的にはほとんど皮膚のことです。

　そして肺と皮毛の関係には，次の2つがあります。

１）肺は皮毛を受け持つ（「肺主皮毛」）

　肺は宣発の働きを通して，エネルギーや栄養（衛気，津液，精微など）を体の表面に行き渡らせます。皮毛がいつも温まり潤っているのは，このエネルギーや栄養をもらっているからです。また衛気は体の表面を覆い，バリアーとして外邪の侵入を防ぎます。

　このように皮毛からみて「肺さんには，いつもお世話になってます」という関係を「肺主皮毛」といいます。つまり「内→外」「肺→皮毛」という関係です。この関係は，蔵象としては**表52**のような現れ方をします。

表52　肺の蔵象⑦ —— 肺は皮毛を受け持つ

内臓（内部）の状態		現象
正常な状態	肺の働きは正常。	・皮膚はキメが細かく，色艶もよい ・毛にも光沢がある ・抵抗力があり，簡単にカゼを引いたりしない 　など。
病んでいる状態	肺の働きが弱る。	・皮毛は潤いや輝きを失う ・抵抗力が弱り，カゼを引きやすい 　など。

２）肺は皮毛とリンクしている（肺合皮毛）

　皮毛はただ一方的に，肺の世話になっている訳ではありません。対等に肩を並べて，共同の仕事もしています。何かというと，それは呼吸です。

　呼吸は，肺だけがしている仕事ではありません。衛気の働きの元で，皮膚もまた呼吸をしています。

　呼吸は，宣発・粛降という気の流れを生み出しますが，宣発という流れは，皮膚の呼吸がなければ完成しないのです。これを「皮膚にも肺気を宣発する働きがある」という人もいます。つまり呼吸は肺と皮膚の共同作業であり，その中で皮膚は，特に宣発と深く関係しているということです。

　皮膚がうまく呼吸できなくなると，肺の宣発が滞り，肺の働きに影響します。このように肺と皮毛を，「外→内」「皮毛→肺」という視点からみた関係が「肺合皮毛」です。

> **［参考］　「肺主皮毛」と「肺合皮毛」について**
>
> 　この２つの関係は，肺と皮毛の関係を２つの視点からまとめたものです。つまり１つのものの，２つの側面ということができます。
>
> 　中医学が，なぜこの２つを細かく分けるのかというと，そのまま治療につながる，大切な意味があるからです。
>
> 　例えばあるタイプの喘息は，外の邪気が皮膚を侵し，皮膚が正常に呼吸できなくなることで起こります。皮膚が閉じてしまうと肺の宣発が滞り，それが喘息を生み出すと考えるのです。これはつまり「肺合皮毛」の不調による喘息といえます。
>
> 　また喘息には，「肺主皮毛」の不調によるものもあります。例えば体のなかで熱が生まれて，

> それが肺に影響した場合です。肺は，その熱を外に逃がそうと必死になります。皮膚を開きっぱなしにして汗を出し，熱を発散させるのです。ただしそれでも足りないと，結局は余計な熱が，肺のなかに残ってしまいます。するとやはり肺の宣発が滞り，喘息が起こることになります。
> 　この2つはどちらも喘息です。ただし治療法には，前者は「皮膚から」，後者は「肺から」という違いがあります。この区別は，約二千年前に書かれた『傷寒論』という本が提示しているものです。

④肺は鼻と関係が深い（「肺開竅於鼻」）[*1]，肺は声を受け持つ（「肺主声」）[*2]

　　　　＊1　肺開竅於鼻：肺は鼻に開竅する。　　＊2　肺主声：肺は声を主る。

　竅（器官）のなかで，肺に対応するのは「鼻」です。

　肺が呼吸をするとき，鼻は，重要な気の通り道でもあります。つまり肺は，皮膚だけでなく鼻ともつながっているのです。また外の邪気が肺に侵入するときにも，鼻は重要な入口・通り道となります。

　このように肺と鼻は関係が深いので，肺の状態は，鼻にも現れると考えられました。そして鼻には，「においを感じる」働きもあります。そこで肺に問題があると，鼻の呼吸や嗅覚に影響を与えると考えられました。

　この関係は，蔵象としては**表53**のような現れ方をします。

表53　肺の蔵象⑧ ── 肺は鼻と関係が深い

内臓（内部）の状態		現象
正常な状態	肺は正常。	・鼻の気の通りはよく，呼吸は正常。 ・嗅覚も正常。
病んでいる状態	肺の気が滞る。	・鼻がつまる ・鼻水が出る ・嗅覚がにぶる 　など。

　さて，肺と鼻の間には「のど（喉）」があります。そして喉の主な働きは，「声を出すこと」です。声が正常に出るためには，肺の呼吸に問題がなく，気が正常に喉を通らなくてはいけません。そこで中医学は，「肺は声を受け持つ」（肺主声）とも考えています。

　この関係は，蔵象としては**表54**のような現れ方をします。

表54　肺の蔵象⑨ ── 肺は声を受け持つ

	内臓（内部）の状態	現象
病んでいる状態	肺の気が弱る。	・声が低くなる ・声に力がなくなる ・重度の場合は，声が出せなくなるなど。
	外の邪気が肺を侵し，肺の気が内部に閉じ込められてしまう。	・声がかすれる ・重度の場合は，声が出せなくなるなど。

III 脾

脾は中焦（へその上，横隔膜の下）にある。
脾には気や血を生み出す働きがあるので，「後天の本」（後天的なエネルギーや栄養の元）または「気血生化の源」とも呼ばれる。

1 「脾の働き」と蔵象

①運化（運搬と消化・吸収）を受け持つ（「脾主運化」）*

＊ 脾主運化：脾は運化を主る。

運化の「運」は「運ぶ」という意味です。そして「化」は「変化させる」という意味ですが，ここでは特に「消化・吸収」を指します。消化・吸収は，飲食物を変化させるからです。

つまり「運化」とは，「飲食物を消化・吸収し，得られたエネルギーや栄養を，体全体に運ぶ」という意味になります。これを「運化水穀」といいます。水穀とは，飲食物のことです。

ただし脾が受け持つ「運化」という働きは，「運化水穀」だけではありません。もう１つ「運化水液」もあります。これは「飲食物の消化・吸収・運搬を通して，体全体の水の流れを調節する働き」のことです。この働きは「運化水湿」とも呼ばれます。

図134　脾は運化を受け持つ

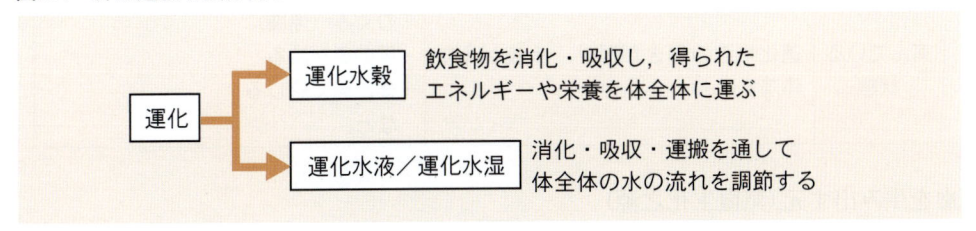

運化 ─┬─ 運化水穀　　　飲食物を消化・吸収し，得られたエネルギーや栄養を体全体に運ぶ
　　　└─ 運化水液／運化水湿　　消化・吸収・運搬を通して体全体の水の流れを調節する

それでは１つ１つの働きについて，お話していきます。ここでは２つに分けてお話しますが，こ

れは1つの大きな働きを，2つの視点からまとめているだけです。実際には1つの働きだと思ってください。

1）運化水穀

飲食物を消化・吸収するという大仕事には，いくつもの臓や腑が関係しています。

ただし中医学は，脾が飲食物の運化を受け持つといっています。これは脾という1つの臓が，全てをこなしているという意味ではありません。「いくつもの臓腑が行う仕事は，どれも運化という脾の働きに依存している」ということです。

つまり脾（脾胃）が元気だからこそ，そのほかの臓腑もしっかり働けるわけです。どうして脾にそんな力があるのかというと，「脾の運化」には，エネルギーや栄養を運ぶ働きも含まれるからです。臓腑だけでなく，手も足も，様々な器官も，みんな脾が運んでくれる気血を受け取って動いています。だから脾の働きが弱ると，体の様々な部分に影響が出るのです。

運化水穀という脾の働きは，蔵象としては**表55**のような現れ方をします。

表55 脾の蔵象① —— 運化水穀

	内臓（内部）の状態	現象
病んでいる状態	脾が弱り，消化・吸収が正常に行えなくなる。また気や血も足りなくなる。	・腹脹（お腹が脹る） ・大便がゆるい（ひどいと下痢） ・食欲不振 ・倦怠感，脱力感 ・疲れやすい 　など。

2）運化水液（運化水湿）

脾にはさらに，水液を運ぶ働きもあります。臓腑や器官などに，必要な水液を届けてあげるのです。そして余った水液を，今度は肺や腎へ送ります。余分な水は，肺から皮膚をへて汗として，または腎から膀胱をへて尿として排出されます。

つまり必要な水を体中に届けるのも，余分な水を外に出すのも，どちらも脾の運化に支えられているのです。脾の働きが弱ると，水液は体の中に停滞し，様々な病気の元になります。

運化水液という脾の働きは，蔵象としては**表56**のような現れ方をします。

表56 脾の蔵象② —— 運化水液

	内臓（内部）の状態	現象
病んでいる状態	運化水液の働きが弱り，水液が体に停滞する。	・むくみ（浮腫） ・尿の量が減る ・体が重く感じる 　など。

②気血を生み出す元（気血生化之源）

これは実際には，「運化を受け持つ」働きの一部です。ただしとても大切な働きなので，強調するために分けて説明されます。

脾は飲食物を消化して,「水穀の精微」と呼ばれるものを作り出します。これは様々な栄養やエネルギーの総称です。そして中医学は,気も血も,この水穀の精微から作られると考えています。つまり脾は「気血を生み出す元」な訳です。

脾の働きが弱ると,水穀の精微を十分に作り出すことができません。するとそれは,気や血の不足としても現れます。

この働きは,蔵象としては**表57**のような現れ方をします。

表57　脾の蔵象③ ── 気血を生み出す元

	内臓（内部）の状態	現象
病んでいる状態	脾が弱り,気が不足する。	・倦怠感,脱力感 ・疲れやすい ・食欲不振 ・大便がゆるい（ひどいと下痢） ・話をするのがおっくう ・呼吸が弱い（浅い） など。
	脾が弱り,血が不足する。	・めまい ・顔色が白い（赤味が不足） ・唇や舌が白い（赤味が不足） ・爪が白い（赤味が不足） など。

③気を上昇させる（「脾気主昇」）＊

＊ 脾気主昇：脾気は昇を主る。

「気を上昇させる」という脾の働きは,胃の気との関係で捉える必要があります。脾の気には上昇する特徴があり,胃の気には下降する特徴があります。これを中医学は,表裏の関係にある脾と胃が,共同で気の昇降のバランスを取っていると考えるのです。

精気学説では,人間は「気が集まって出来ている」とお話しました。ただし気は,ただ集まっているのではなく,いつも動いています。どう動くのかというと,「昇降」という上下の運動と,「出入」という内外の運動を休むことなく続けているのです。人間が健康であるためには,この昇降出入のバランスが取れていなければならないと,中医学は考えます。そして気の昇降のバランスを取る中心的な存在が,「脾気の上昇＋胃気の下降」だということです。

「気を上昇させる」という脾の働きには,まずこういう意味があります。さらにそのうえで,これからお話する2つの役割も果たしています。

1）脾の気は上昇し,清いものを上へ運ぶ（脾主昇清）

脾は飲食物を消化して得られた「水穀の精微」（エネルギーや栄養）を,上部に送ります。つまり「清いもの」とは,水穀の精微のことです。上部といっても色々ですが,1つは頭や顔を指しています。エネルギーと栄養が,脳や諸器官に送られると,意識はハッキリし,各器官も正常に働くと考えます。

そしてもう1つの上部は,心や肺です。水穀の精微は,脾によって心や肺へ送られ,心・肺の作用を受けて気や血に変わり,全身へ送られます。

この働きは，蔵象としては**表58**のような現れ方をします。

表にあるように，脾の昇清機能が衰えると，めまいが起こることがあります。そこで例えば，メニエール病のような「めまい」を主訴とする疾患を治療する場合，脾の昇清機能を回復させることは，主要な方法の1つです。

表58 脾の蔵象④ ── 「水穀の精微」を上部に届ける

	内臓（内部）の状態	現象
病んでいる状態	水穀の精微を上部へ送る働きが弱る。	・めまい ・意識が充実しない，集中できない ・力がみなぎらない など。

2）内臓の位置が下がらないようにしている

気を上昇させるという脾の働きには，内臓が体内の一定の位置にあるように保つ役割もあると，中医学は考えています。

この働きは，蔵象としては**表59**のような現れ方をします。

表59 脾の蔵象⑤ ── 内臓の位置が下がらないようにしている

	内臓（内部）の状態	現象
病んでいる状態	気を上昇させる働きが弱り，気が下陥する。	・脱肛 ・胃下垂 ・子宮脱 など。

④血が，脈の外に出ないようにする（「脾主統血」*）

　　＊ 脾主統血：脾は統血を主る。

正常な状態では，血は脈のなかを流れ，外に漏れることはありません。これを中医学は，脾気が血脈に作用して，血が外に漏れないようにしているのだと考えます。

血液に限らず，汗・尿・精液など体内の全ての液体は，みな気が管理していると中医学は考えますが，その内の1つが，ここでお話している脾気の血に対する作用です。

脾の「統血機能」と呼ばれるこの働きは，蔵象としては**表60**のような現れ方をします。

表60 脾の蔵象⑥ ── 血が脈の外に出ないようにする

	内臓（内部）の状態	現象
病んでいる状態	脾が弱り，血を脈の外に出さないようにする働きも弱る。	・皮下出血 ・血便 ・血尿 ・女性の不正性器出血 など。

② 「五行で脾とつながるもの」と蔵象

①脾は「思い」と関係が深い（「脾在志為思」*）

＊ 脾在志為思：脾は志に在っては思なり。

　感情の中で，脾に対応するのは「思い」です。

　ここでの「思い」には，「思考・思慮」などのほか「願い」の意味も含まれています。

　ただし「考える」「思う」ということは，人が毎日やっていることです。つまりそれが正常な範囲内であれば，何も問題はありません。中医学が問題にするのは「考えすぎ」や「思いすぎ」などといった状況です。こうした不正常な「思い」は，脾の働きに影響すると，中医学は考えます。

　脾は運行を受け持つ臓です。また胃とともに，気の昇降のバランスを取る働きもしています。そこで「考えすぎ」「思いすぎ」などと言った不正常な思いが続くと，気の流れが滞り，脾の運行を受け持つ働きや，気を上昇させる働きが弱ってしまうと考えます。

　この関係は，蔵象としては**表61**のような現れ方をします。

　反対に脾（または脾胃）が病気になり，脾の気が弱まっても，人の「思い」や「意識」に影響し，「気持ちがふさぎがち」「考え込みやすくなる」などの症状として現われることもあります。また，脾の働きが悪くなると，体内に水液や痰などが停滞します。こうした水や痰もまた，精神の病気や，不眠・健忘・癲癇などを起こす重要な原因の１つとなります。

表61　脾の蔵象⑦ ── 脾は「思い」と関係が深い

	内臓（内部）の状態	現象
病んでいる状態	不正常な思いが気の流れを悪くし，脾の「運化を受け持つ」働きや「気を上昇させる」働きに影響する。	・食欲不振 ・腹部の不快感 ・腹部が脹る ・めまい 　など。

②脾は涎と関係がふかい（「脾在液為涎」*）

＊ 脾在液為涎：脾は液に在っては涎なり。

　液（体液）の中で，脾に対応するのは「涎」です。

　涎とは，「唾液の中で，粘度が低く，サラッとしているもの」と説明されます。なぜこんな変な定義なのかというと「唾液の中で，粘度が高いもの」は「唾」と呼ばれ，これは腎と関係しているからです。ただしこの区別も，決して無意味なものではないと思います。唾液というのは，酵素を多く含んだ消化液でもあります。だから脾が弱ると消化能力が衰え，それが「唾液の質の低下」としても現れるのではないでしょうか。つまり，水っぽくて消化能力に劣る唾液になってしまうということです。

　また，涎は「よだれ」とも読みます。そこで一般的には，「脾のはたらきが悪くなると，涎が増え，口からよだれを流すようになる」と言われます。しかしよだれが出るというのは，単なる「よだれの量」の問題ではなく，同時に「口のしまり」の問題でもあると思います。脾は「口」とも「筋肉の萎え」とも関係しています。だから脾が弱ると口のしまりが悪くなり，そのせいでよだれが出やすくなる

と理解してもよいでしょう。

たとえば脳炎の後遺症で言葉がうまく話せなくなり，いつもよだれが出ている患者さんがいました。舌や脈なども「脾が弱っている」ことを示すものだったので，脾を治療したところ，よだれが止まった症例があります。

③脾は肌肉（筋肉）と関係が深い（「脾在体合肌肉」*1），脾は四肢を受け持つ（「脾主四肢」*2）

    *1 脾在体合肌肉：脾は体に在っては肌肉に合す。 *2 脾主四肢：脾は四肢を主る。

体の中で，脾に対応するのは「肌肉」（筋肉）です。

脾には，エネルギーや栄養を体中に送る働きがあります。筋肉だけでなく臓腑も，そして様々な器官も，みんな脾が送ってくれるエネルギーや栄養を受け取って動いているのです。

このうち臓腑や器官への影響については，すでにお話しました。そこで今度は「筋肉」にスポットが当たります。仕組みはこれまでと同じです。脾の働きが悪くなり，エネルギーや栄養が送られないと，筋肉は衰えてしまいます。

ただし，筋肉といっても色々です。

いちばん分かりやすいのはどこでしょうか？　そう，やはり手足ですよね。そこで中医学は「脾は四肢を受け持つ」ともいっています。筋肉の状態が，いちばん分かりやすい場所だからです。

この関係は，蔵象としては表62のような現れ方をします。

表62　脾の蔵象⑧ ── 脾は肌肉と関係が深い／脾は四肢を受け持つ

	内臓（内部）の状態	現象
正常な状態	脾の働きは正常。	・筋肉は豊かに発達する。 ・手足もキビキビとよく動く。
病んでいる状態	脾の働きが悪くなり，エネルギーや栄養が筋肉に送られない。	・筋肉がやせ細る ・筋肉のはりが失われ，力が出せなくなる 　（重い場合は，動かせなくなる） ・手足がだるく，力も入らない 　（重い場合は，動かせなくなる） など。

中医学では，「筋肉がゆるんで力が入らなくなる」「筋肉が萎縮して動かせなくなる」といった症状を中心とする病気のことを「痿証」と呼んでいます。西洋医学の病名でいえば「多発性神経炎」「急性髄炎」「進行性筋萎縮症」「重症筋無力症」「周期性四肢麻痺」「筋ジストロフィー」「ヒステリー性麻痺」など，たくさんの病気が含まれる病証です。

そして中医学が痿証を治療するときには「実則陽明，虚則太陰」という１つの原則があります。これは，実邪が存在するタイプの痿証は陽明から治療し，弱っているタイプの痿証は太陰から治療するという意味です。ここでいう「太陰」は，一部，肺を含みますが，主に脾を意味する用語です。つまり虚証としての痿証を治療する場合，脾を治療することが大切であると考えている訳です。脾と筋肉・四肢の関係は，例えばこのように応用されています。

④脾は口と関係が深い（「脾開竅於口」*1）／脾の状態は唇に現れる（「其華在唇」*2）

*1 脾開竅於口：脾は口に開竅する。　　*2 其華在唇：其の華は唇に在る。

竅（器官）の中で，脾に対応するのは「口」です。

ここでいう「口」は，主に「口の中の味」，さらに一部「食欲」や「味覚」を意味しています。「口の中の味」とは，異常なときにだけ現れるものです。正常な状態では，口の中に味はありません。体の調子が悪くなると「口が苦い」とか「口が酸っぱい」など，いろいろな味が現れます。

中医学はこうした「口の中の味」の異常を，脾の働きが悪くなった結果だと考えています。消化を受け持つ脾の異常は，消化の始まる場所である口にも，反映されてくるということです。

この関係は，蔵象としては**表63**のような現れ方をします。

表63　脾の蔵象⑨ —— 脾は口と関係が深い

	内臓（内部）の状態	現象
正常な状態	脾の働きは正常。	・口の中に味はない。 ・食欲がある。 ・味覚は正常。
病んでいる状態	脾の働きが悪くなる。	・味覚がにぶる ・食欲不振 など。
	体内に「湿と熱」があり，脾の働きを悪くしている。	・口の中がベタベタする ・口の中が甘い など。
	脾が弱る。	・甘い物を食べたくなる など。

このように，脾は口と関係が深いので，「唇の色艶は，脾の状態を現している」とも中医学は考えました。色艶とは，気血の状態を現すものです。そして脾が運行する「水穀の精微」（飲食物を消化して得たエネルギーや営養）は，気や血を生み出す元でした。だから脾の状態は，唇の気血の状態を見ればわかると考えたのです。

この関係は，蔵象としては**表64**のような現れ方をします。

表64　脾の蔵象⑩ —— 脾の状態は唇に現れる

	内臓（内部）の状態	現象
正常な状態	脾の働きは正常。	唇の色艶はよい。
病んでいる状態	脾の働きが悪くなり，気や血が不足する。	・唇が白くなる（赤味を失う）。 ・唇の艶がなくなる。
	脾と胃に，熱が停滞する。	唇がただれる（びらん）。
	体が弱りきり，脾の気も絶えようとしている。	唇が収縮し，歯を覆うことができなくなる。

Ⅳ 肝

> 肝は腹部，横隔膜の下，右脇部分にある。
> 　肝の気には「動きが急で激しい」「活発」などの特徴がある。これを古代の人は，軍隊を率いる将軍にたとえ，肝を「将軍の官」（将軍のような臓）とも呼んだ。
> 　また活発な性質は，陰陽で言うと陽に属する。そこで肝臓は「牡臓」（牡＝オス＝陽）とも呼ばれる。

1 「肝の働き」と蔵象

①疏泄を受け持つ（「肝主疏泄」*）

　　＊ 肝主疏泄：肝は疏泄を主る。

　肝はまず気の流れ・動きを通して，体内の様々な臓腑や器官，また精神状態などに影響を与えています。「疏泄」とは，その働きを一言でまとめた言葉です。簡単に言えば「通りをよくする」「上昇する」「発散する」「下降する」などの意味を合わせた言葉といえます。

　疏泄という働きの影響範囲は，それはそれは広いものです。以下，大きく5つの方面に分けて説明します。

1）「気の流れ」「血の流れ」「水の流れ」への影響

　上でもお話しましたが，肝の気は常に動き，「通りをよくし」「上昇し」「発散し」「下降し」ています。こうした肝の疏泄は，まず体の「気の流れ」に，大きな影響を与えています。

　臓腑・経絡・器官などがきちんと働くためには，「昇降出入」という気の運動が正常でなくてはなりません。そして気の運動が正常であるためには，肝の疏泄が正常でなくてはならないのです。

　疏泄の働きに問題が起こると，それは気の流れに悪い影響を与えます。そして疏泄の異常には，「不足」と「過剰」という2つの現れ方があります。「不足」とはつまり，気がうまく通らない状態です。反対に「過剰」な場合，気が発散しすぎてしまいます。

　この影響は，蔵象としては**表65**のような現れ方をします。

表65　肝の蔵象①——疏泄（気の流れへの影響）

	内臓（内部）の状態	現象
病んでいる状態	疏泄の働きが弱り，気の流れが滞る（疏泄の不足）。	・胸部（女性の場合は，乳房），脇部，わき腹などがはる，痛む ・気持ちがふさぐ など。
	疏泄の働きが強まり，気が上昇しすぎてしまう（疏泄の過剰）。	・頭痛（脹痛） ・目の脹痛 ・耳鳴り ・怒りっぽくなる など。

　中医学は，「気が血を流す」と考えています。つまり気が流れるから，血も流れる訳です。そこで疏泄の異常は，気の流れだけでなく，血の流れにも悪い影響を与えることになります。
　この影響は，蔵象としては**表66**のような現れ方をします。

表66　肝の蔵象②——疏泄（血の流れへの影響）

	内臓（内部）の状態	現象
病んでいる状態	気の滞りが，血の滞りを生む（疏泄の不足）。	・胸部（女性の場合は，乳房），脇部，わき腹などの刺痛，腫瘍。 ・各種月経の異常（周期の異常，生理痛，無月経など）。
	過剰な気の上昇が，血の上昇をまねく（疏泄の過剰）。	・吐血，喀血，鼻出血 ・目が充血する ・顔が赤くなる など。

　そして中医学では，水を流すのも，気の働きだと考えています。気が流れるから，水も流れる訳です。そこで疏泄の異常は，気の流れ，血の流れだけでなく，水の流れにも悪い影響を与えます。
　ただし水の流れの場合，疏泄の過剰が水の氾濫をまねくということはありません。ここでは，疏泄の不足だけが問題とされます。
　この影響は，蔵象としては**表67**のような現れ方をします。

表67　肝の蔵象③——疏泄（水の流れへの影響）

	内臓（内部）の状態	現象
病んでいる状態	気の滞りが，水の停滞をまねく（疏泄の不足）。	・むくみ（水腫） ・腹水 など。

２）消化活動への影響

　疏泄の消化活動への影響は，「脾胃への影響」と「胆汁の分泌・排泄への影響」の２つがあります。

「脾気の上昇」と「胃気の下降」は，体が気の昇降のバランスを取るための中心的な存在だとお話しました。そして中医学は，肝の疏泄には，この両者を助ける働きがあると考えています。つまり脾に対しては気の上昇を助け，胃に対しては気の下降を助けるわけです。そこで肝の疏泄に問題が起こると，それは脾気の上昇にも，胃気の下降にも影響します。

また中医学は，「胆汁の分泌・排泄」には，肝の疏泄が深く関わっているとも考えます。胆汁とは，余った肝気が集まって出来たものと捉えているからです。疏泄という肝気の動きは，当然，胆汁の分泌・排泄に大きく影響します。

これらの影響は，蔵象としては**表68**のような現れ方をします。

表68　肝の蔵象④ ── 疏泄（消化活動への影響）

	内臓（内部）の状態	現象
病んでいる状態	疏泄の働きの異常が，脾気の上昇に影響する。	・めまい ・大便がゆるくなる（ひどいと下痢） など。
	疏泄の働きの異常が，胃気の下降に影響する。	・嘔吐・げっぷ ・腹脹，腹痛 ・便秘 など。
	疏泄の働きの異常が，胆汁の分泌・排泄に影響する。	・脇部の張りや痛み ・口が苦い ・消化不良・黄疸 など。

3）精神活動への影響

気の運動は，臓腑・経絡・器官などの働きを支えているだけではありません。人間の精神活動もまた，正常な気の運動に支えられているのです。そして気の運動が正常に行えるためには，肝の疏泄が正常でなくてはなりません。

そこで疏泄は，気血の流れへの影響を通じて，さらに精神活動にも影響します。

この影響は，蔵象としては**表69**のような現れ方をします。

表69　肝の蔵象⑤ ── 疏泄（精神活動への影響）

	内臓（内部）の状態	現象
病んでいる状態	疏泄の働きが弱り，精神活動に影響する（疏泄の不足）。	・うつうつとして面白くない ・悩みや心配が多い ・ため息が多い など。
	疏泄の働きが強まり，精神活動に影響する（疏泄の過剰）。	・気持ちがざわざわと落ち着かない ・怒りっぽい ・不眠 ・（睡眠時）夢が多い など。

4）女性特有の生理機能への影響（衝脈・任脈への影響）

衝脈と任脈は，どちらも子宮とつながっている奇経です。月経・おりもの・妊娠・出産といった女性特有の生理活動は，どれも衝脈・任脈の働きに支えられています。

そして肝の疏泄は，奇経を含む経絡の気血の流れにも，大きな影響力をもっています。そこで肝の疏泄に問題があると，それは衝脈・任脈にも影響し，様々な婦人科の病気となって現れるのです。

この影響は，蔵象としては**表70**のような現れ方をします。

表70　肝の蔵象⑥ ―― 疏泄（女性特有の生理活動への影響）

	内臓（内部）の状態	現象
病んでいる状態	疏泄が弱り，衝脈・任脈の働きに影響する（疏泄の不足）。	・生理痛 ・生理中に乳房が脹る ・無月経 ・産後，母乳が少ない ・不妊症 など。
	疏泄が強まり，衝脈・任脈の働きに影響する（疏泄の過剰）。	・生理中の頭痛 ・月経周期の短縮 ・月経の血量過多 ・経期の延長 ・不正性器出血 ・不妊症 など。

5）男性特有の生理機能への影響

男性に子宮はありませんが，男性にも衝脈・任脈は通っています。では男性の衝脈・任脈はどことつながるのかというと「精室」つまり睾丸とつながっていると考えられています。

つまり肝の疏泄は，男性器の働きにも，大きな影響力があるということです。そこで肝の疏泄に問題があると，それは衝脈・任脈への影響を通じて，様々な男性の病気としても現れます。

この影響は，蔵象としては**表71**のような現れ方をします。

表71　肝の蔵象⑦ ―― 疏泄（男性特有の生理活動への影響）

	内臓（内部）の状態	現象
病んでいる状態	疏泄が弱り，男性機能に影響する（疏泄の不足）。	・性欲の低下 ・インポテンツ ・射精不全 など。
	疏泄が強まり，男性機能に影響する（疏泄の過剰）。	・性欲の亢進 ・陰経が勃起したままになる ・血精 など。

②血の貯蔵や，血流の調節を受け持つ（「肝蔵血」*）

*肝蔵血：肝は血を蔵す。

　蔵血と呼ばれる肝の働きには，まず「血を貯蔵する」という意味があり，さらに「（血を貯蔵することを通して）血流を調節する」という意味もあります。

　それぞれの意味について，これから2つに分けて説明します。ただし，あくまでも両者を合わせたものが「蔵血」という肝の働きだということを，忘れないようにしてください。

1）血を貯蔵する

　陰陽学説でお話したように，人間が健康であるとは，陰陽のバランスが取れているということです。そして同じことは，1つ1つの臓腑や器官などについてもいえます。つまり肝が健康であるためには，肝の陰陽バランスが取れていなければいけません。

　では肝は，どうやって陰陽のバランスを取っているのでしょうか？

　まず肝が貯蔵している血（＝肝血）は陰です。そして肝の働き（＝肝気）は陽です。そして中医学は，陰である肝血には，陽である肝気を抑える働きがあると考えています。つまり肝では，主に「肝血が肝気を抑える」という関係を通して，陰陽のバランスが取られている訳です。肝の気はとにかく活発なので，肝血という「抑え役」が必要だということです。

　そこで，抑え役である肝血が不足すると，陽気の働きが強まることになります。この場合，まずは陽気が暴発しますが，気の暴発は血にも影響し，血の暴走を招いてしまいます。そして血の暴走は，様々な出血症状として現れます。

　つまり肝が血を貯蔵することには，間接的に出血を防ぐ働きもある訳です。

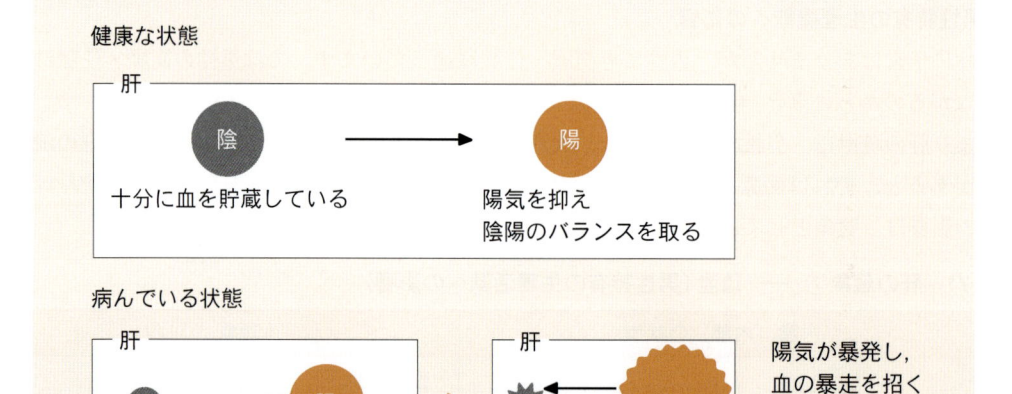

図135　肝は血を貯蔵する

2）血流を調節する

　肝は，ただ血を貯蔵しているだけではありません。体の様々な部分に，必要に応じて血を送る働

きもしています。

例えば静かに休んでいるときや，眠っているときには，体はあまりたくさんの血を必要としません。そこで肝も，最低限の血を各部分に送り，残りは貯蔵しておきます。ただし激しい運動をしているときには，体はたくさんの血を必要とします。すると肝も，それに応じてたくさんの血を送ると考えるのです。必要とされる血の量は，さらに情緒の変化，季節の変化などによっても変わります。肝はそうした様々な状況に応じて，血流の調整をしているのです。

この働きは，蔵象としては表72のような現れ方をします。

> [参考]　「疏泄」「血を貯蔵する」「血流を調節する」
> ──肝の3つの働きの関係
>
> 血流を調節する働きとは，必要に応じて「血を配る」働きです。
> ただし「配るもの＝血」がなければ，肝は血を配ることはできません。つまり血流を調節する働きは，血を貯蔵しているという基礎があってはじめて成り立つものです。
> また「必要に応じて血を配る」という働きは，実は疏泄の働きの一部ともいえます。肝の気が常に動いて，「通りをよくし」「上昇し」「発散し」「下降し」ていなければ，やはり「血流を調節する」という働きは成り立ちません。

表72　肝の蔵象⑧ ── 血流を調節する

	内臓（内部）の状態	現象
病んでいる状態	肝が貯蔵している血が不足し，各部分に必要な量を送れない。	・目が乾燥する ・夜盲症 ・筋肉が痙攣する ・四肢の麻痺 ・月経の血量が減る（ひどいと月経が停止する） など。

③魂がしまわれている（「肝蔵魂」*）

　　＊肝蔵魂：肝は魂を蔵す。

中医学は，「魂は血に宿る」（「血舎魂」）と考えています。そして肝には，血を貯蔵する働きがありました（肝蔵血）。2つを合わせると，「肝には魂がしまわれている」（「肝蔵魂」）ということになります（図136参照）。

図136　肝には魂がしまわれている

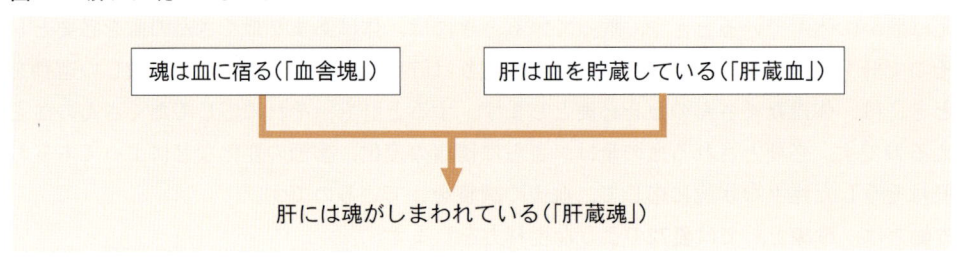

```
魂は血に宿る（「血舎魂」）    肝は血を貯蔵している（「肝蔵血」）
                ↓
     肝には魂がしまわれている（「肝蔵魂」）
```

ところで，「魂」って何でしょうか？

これはもう，それだけで本が1冊書けてしまうようなテーマです。

この本では，魂について，2つの認識を簡単に紹介します。1つは，現代の「中医基礎理論が語る魂」です。ただし読んでもらえば分かりますが，現代の中医学は，非常に狭い意味で，魂を捉えてしまっています。でも古代の中医師たちが，魂についてそんな狭い認識しかもっていなかったとは思えません。そこで補足的な意味を込めてもう1つ，中医精神科の領域などで一部受け継がれている「魄との対比を通して説明される魂」についても紹介します。

1）中医基礎理論が語る魂

いまの中医基礎理論が語る魂の意味は，日本人が「たましい」という言葉からイメージする内容とは，ずいぶん違っています。

では具体的に，どんな意味で使われているのでしょうか？　魂と関係するとされる症状から考えると，いまの基礎理論では，魂とは「睡眠や夢と関係の深い意識活動」ということになりそうです（**表73**参照）。とても限定的な意味ですが，いまはこの範囲でのみ，説明されるのが普通です。

魂は，血に宿るものです。そこで魂が正常であるためには，肝に十分な血が貯蔵されている必要があります。肝血が不足していると，魂は正常に働くことができません。

この関係は，蔵象としては**表73**のような現れ方をします。

表73　肝の蔵象⑨ ── 魂がしまわれている

	内臓（内部）の状態	現象
病んでいる状態	肝の血が不足し，魂の状態が不安的になる。	・熟睡できない ・夢が多い ・夢遊 ・寝言が多い 　など。

2）「魂魄の魂」としての魂

魂と魄を，両者の対比を通して理解する方法は，古代の中国では，いわば最も正統な方法でした。**表74**は，主な認識を簡単にまとめたものです。

第2節　蔵象学説

表74　魂と魄

	魂	魄
『霊枢』本神篇	神とともに往来する	精とともに出入りする
『左伝』	陽・動の性質をもつ	陰・静の性質をもつ
『類経』	気に随って変化する	形に随って変化する

そして魂魄は，日本語としても，そのまま使われている言葉です。例えば『広辞苑』（第4版）は，魂魄を「（死者の）たましい。精霊。霊魂。」と説明しています。魂と魄とに分けてひくと，

・魂：たましい。（特に陽の）霊魂
・魄：たましい。この世にとどまるという陰の霊魂

であると述べています。

現在でも，例えば中医精神科の領域で語られる魂と魄は，こうした認識と同一線上にあるものです。それらの内容を簡単にまとめると，**表75**のようになります。1つの見解として，参考にしてみてください。

表75　魂と魄の共通点と相違点

魂と魄の共通点	
・どちらも，生まれつき人間に備わっている心理活動であり，血気・営衛・臓腑などの働きの上に成り立っている。 ・遺伝的な要素などによって人の体質に生まれつきの違いがあるように，魂魄も遺伝的・先天的な違いがある。また体質の違いと，魂魄の違いとは，密接な関係がある。 ・魂魄の特徴には，さらに後天的な要素も影響する。	

魂と魄の相違点	
魂	魄
・誕生後，意識や精神の活動に伴って，少しずつ発達し，その働きも活発化していくもの。	・肉体の誕生とともに，備わっているもの。
・「精神と肉体」という2分論に沿っていえば「精神」に属するもの。 ↓ ・古来「神とともに往来する」「魂は精神に属する」などと表現されるのも，こうした認識をふまえたものといえる。	・「精神と肉体」という2分論に沿っていえば「肉体」に属するもの。 ↓ ・古来「精とともに出入りする」「魄は形体に属する」などと表現されるのも，こうした認識をふまえたものといえる。（このほか「体魄」という言葉もある）
・本能的なものではない，比較的高級な精神活動・意識活動・心理活動のこと。（感情，想像，夢想，思考，評価，決断な，意志など）	・本能的な，比較的低級な精神活動・神経活動のこと。（新生児がもつ泣き叫ぶ能力や，乳頭に吸い付く能力／そのほか神経反射や四肢の運動能力，聴力，視力，温度感覚，痛覚，記憶力など）
・人がものを考えたり，計画を立てたりするのは，魂の活動による。	・人がものを記憶したり弁別したりするのは，魄の活動による。
・自ら動くものであり，興奮性が高い。	・受動的に動くものであり，抑制性が高い。

② 「肝の性質」のまとめ

①体は陰，働きは陽（「肝体陰而用陽」）*

　　　　* 肝体陰而用陽：肝の体は陰なり用は陽なり。

　中医学では，よく「体陰，用陽」という言葉を使って，肝の性質を表します。「体」とは，肝の体，つまり「肝臓という物質」のことです。そして「用」は，「(肝の)働き」を意味しています。つまり「肝の体は陰，働きは陽」という意味です。

　ところで「陰陽学説」（p.11参照）でも，「物質は陰，機能は陽」という話をしましたね。ここでお話している「体は陰，働きは陽」という肝の特徴も，これと全く同じです。つまりこの特徴は，実は肝に限った話ではありません。ただし肝は，この陰と陽のメリハリがとてもはっきりしているのです。そこで「体陰，用陽」という言葉は，いまではほとんど，肝の性質を表すものとして使われています。

　すでにお話したように，肝には，血を貯蔵する働きがあります。つまり肝とは「血のかたまり」「陰液のかたまり」なわけです。これが「体陰」（体は陰）です。

　そして肝の気は，とにかく活発な性質をもっていました。肝は疏泄の働きを通して体中に気をめぐらせ，気・陰血・水や精神などに影響します。つまり「肝の働きは，とっても陽だ（＝活発だ）」といえます。これが「用陽」（働きは陽）です。

　このように「体陰用陽」の4文字は，みごとに肝の性質を表しています。そこでこの言葉は，中医学が肝病を治療するときの，重要なモノサシとして使われるのです。

　例えば肝の疏泄が滞っている場合，ただ「肝の気を通す薬」を使ったり「肝の気を通すツボ」に針を刺したりすればいい訳ではありません。疏泄の滞りが，肝血の不足によるものであれば，まず肝血の不足を補うことが先決となります。これは，薬でも針でも同じ。肝に血が満ち，本来の潤いを取り戻せば，肝気は自ずと通り始めます。

　このように肝病を治療するとき，中医学は「体と用のバランス」をとても大事にします。病気によっても人によっても，また同じ人でも時期によって，両者のバランスは変わってきます。中医師はそれに合わせて，使う薬の数や量を変えたりするのです。

②肝気は始動・活性化という特性を通じて，体の様々な働きを支えている（「肝生於左」）*

　　　　* 肝生於左：肝は左に生じる。『黄帝内経素問』刺禁論篇

　中医学のバイブルと呼ばれる『黄帝内経』は，肝には「肝生於左」という特徴があると伝えています。この言葉は，「肝気には，体の様々な働きを始動・活性化させる性質がある」という意味です。その具体的な内容は，主に下の5つにまとめることができます。

1）肺気の粛降を助け，全身の気機を統率する。

　中医学には，「肝気の上昇と肺気の下降は，体全体の気がスムーズに流れるための重要な要件である」という捉え方があります。そしてこの関係は「肝気の上昇→肺気の下降」というプロセスをたどります。つまり肝気が上昇して肺の気と交わり，その刺激を受けて肺気は下降すると考えるのです。肝気の働きかけがなければ，肺気は正常に流れることはできません。

　だから何らかの原因で肝気が正常に上昇できなくなると，肺気は下降できなくなります。例えば

中医に，「肝を調えることで咳を治療する方法」があるのは，こうした考え方によるものです。また反対に，何らかの原因で肺気が下降できずにいると，肝気が上昇できず，肝鬱と呼ばれる「肝気の流れが滞った状態」を生んでしまうとも考えます。

2）相火を活性化させることで，君火（心火）を補佐する。

人間が生命を維持するためには，熱エネルギーが必要です。古くはこのエネルギーを「少火」と呼んでいました。そして中医学は，この正常なエネルギー（＝少火）を，大きく「君火」と「相火」に分けます。君火とは，心火（心の陽気）のことです。そして相火が何かについては，歴代多くの説があります。ここでは大まかに「君火と相火に分かれる」とだけ理解してください。また君火の君とは「君主」，そして相火の相とは「宰相」つまり「君主の補佐官」を意味しています。つまり君主と補佐官のように，君火と相火は互いに協力して人間の生命を維持しているのです。

ところで後述の蔵象学説・腎では，「腎陽は全身の陽の元」であるといっています。また数ある相火説の中には「相火とは腎陽を元にしたエネルギーである」という考えもあります。すると君火は心陽なので上にあり，相火は腎陽なので下にあることになりますね。そして中医学には，「上下に分かれている君火と相火を，肝気が媒介している」という考えもあるのです。具体的には「肝気が相火を昇発（上昇・発散）させることで，相火は心火と交わることができる」という関係です。例えば，肝気が正常に上昇しなければ相火と君火が交わることはできず，心火は冷えてしまうと考えます。

3）元気を流通させる。

後述の「命元三焦系統理論」で詳しくお話しますが，中医学には「生命の根本的な気である元気は，命門（腎）より湧き出し，全身へ行き渡る」という考えがあります。そして元気が全身に行き渡るために，やはり肝気の昇発（上昇・発散）が介在していると考えるのです。

ただしこの関係は，肝が一方的に腎を助けているというものではありません。腎は全身の根本なので，肝もまた腎に大きく依存しています。例えば腎陰が不足すれば肝陰も不足し，肝の働きは悪くなります。つまり肝と腎の間には「肝が弱れば腎も弱り，腎が弱れば肝も弱る」という関係があるのです。

4）脾の運化機能を後押しする。

これについてすでに肝の疏泄についての説明の中で，「2）消化活動への影響」としてお話しました（p.205参照）。

5）衛気を体表に張りめぐらせる。

現在の一般的な中医理論は，衛気を体表に張りめぐらせるのは「肺」であると教えます。また古い中医理論では，衛気を体表にめぐらせるのは「腎の陽気を背景とした膀胱経」であるという考えもありました。この考えは，いまでもまだ生きています。そしてさらにもう1つ，「衛気は肝気の昇発（上昇・発散）の助けを借りて，体表へと派遣される」という考えもあるのです。

そこで肝気の昇発が足りないと，衛気が体表に行き渡らず，人は外界の邪気に侵されやすくなると考えます。つまり，抵抗力が弱くなるということですね。また反対に，外邪に侵されてしまった状況を，肝気の昇発を助けることで治療する方法もあります。例えば正柴胡飲という薬がありますが，この薬の作用は「肝気の昇発を活性化させることで，体表部の邪気を追い払う」とも説明されます。

第2篇 第2章　人間のしくみ

③ 「五行で肝とつながるもの」と蔵象

①肝は「怒り」と関係が深い（「肝在志為怒」*）

　　　　　　＊ 肝在志為怒：肝は志に在っては怒なり。

　感情の中で，肝に対応するのは「怒り」です。

　怒りには，気や血を上逆（上に向かって暴発）させる作用があると，中医学は考えています。これは肝の疏泄が過剰になったときと共通する現象ですね。つまり「怒り」が生み出す変化と，「肝気の過剰な働き」が生み出す変化は同類なので，肝は「怒り」と関係が深いとされる訳です。

　実際人が怒ると，それは肝の疏泄を過剰にさせます。怒りをきっかけにして，肝の病気が生まれることは，とても多いのです。反対に普段から肝の疏泄が過剰な人は，すぐに怒るという特徴があります。

　この関係は，蔵象としては**表76**のような現れ方をします。

表76　肝の蔵象⑩ ── 肝は「怒り」と関係が深い

	内臓（内部）の状態	現象
病んでいる状態	怒りによって，肝気が上逆する。	・顔や目が赤くなる ・頭痛（脹痛） ・血を吐く ・突発性の難聴 ・気絶する など。

②肝は泪（なみだ）と関係が深い（「肝在液為泪」*）

　　　　　　＊ 肝在液為泪：肝は液に在っては泪なり。

　液（体液）の中で，肝に対応するのは「泪」（なみだ＝涙）です。

　後で触れますが，肝は目とつながっています。そこで目を潤し保護する液体である「泪」も，肝と関係が深いとされる訳です。

　涙は，目にゴミが入ったときや，悲しいときなどに出ますが，それは病気ではないので，ここでは触れません。中医学が問題にするのは，肝の病気と関係のある涙です。

　肝と涙の関係は，蔵象としては**表77**のような現れ方をします。

表77　肝の蔵象⑪ ── 肝は泪と関係が深い

	内臓（内部）の状態	現象
病んでいる状態	肝の血が不足し，目に送られる血が少なくなる。	・目が乾燥する（なみだが少ない）。
	肝経に湿熱が停滞する。	・目脂が増える ・目が過敏になり，少し風に当たっただけで，涙が出る など。
	肝の気血が不足する。	・なみだ目になり，いつも涙が出てくる。

③肝は筋と関係が深い（「肝在体合筋」）*¹，肝の状態は爪に現れる（「其華在爪」）*²

＊1　肝在体合筋：肝は体に在っては筋に合す。　　＊2　其華在爪：其の華は爪に在り。

体の中で，肝に対応するのは「筋」です。

中医学がいう筋は，筋肉であるという説，また筋肉ではなく筋膜・腱・靭帯であるとする説などがあります。ただしこうした解剖学的なあてはめよりも，「骨・関節とつながり，運動を受け持つもの」といった方が，中医学の説明としてはふさわしいです。

筋は，肝血の栄養を必要としています。筋が肝血を得て潤うことは，筋の柔軟性を保つためには欠かせないからです。そして筋が潤い柔軟だからこそ，筋は様々な運動を支えられると中医学は考えます。

筋のこうした特徴は，肝とそっくりです。「血で潤うことで柔軟になり，その柔軟さのうえに，強力な働きが生まれる」ところが似ています。

こうした共通点がありイメージがつながること，また実際に，筋は肝血を必要としていることなどの理由から，肝は筋と関係が深いとされました。

この関係は，蔵象としては**表78**のような現れ方をします。

表78　肝の蔵象⑫ ── 肝は筋と関係が深い

	内臓（内部）の状態	現象
正常な状態	肝血に不足はなく，筋は十分に潤う。	・四肢，関節の運動はキビキビとしていて，力強い。
病んでいる状態	肝の血が不足し，筋は十分な栄養をもらえない。	・四肢がしびれる ・屈伸運動がスムーズにできない ・手足の震えや痙攣 など。

そして中医学では，爪は「筋の余り」と呼ばれます。筋と同じように，爪も肝血の営養を必要としていると考えるのです。

この関係は，蔵象としては**表79**のような現れ方をします。

表79　肝の蔵象⑬ ── 肝の状態は爪に現れる

	内臓（内部）の状態	現象
正常な状態	肝血に不足はなく，爪は十分に潤う。	・爪は適度な硬さと柔軟さをもつ ・爪には潤いがあり，赤味をおびて輝く
病んでいる状態	肝の血が不足し，爪は十分な栄養をもらえない。	・爪は薄く弱い ・爪に艶がない ・ひどい場合は，変形したり割れたりするなど。

④肝は目と関係が深い（「肝開竅於目」）*

＊肝開竅於目：肝は目に開竅する。

竅（器官）の中で，肝に対応するのは「目」です。

目は肝経を通して，肝とつながっています。目が正常であるためには，肝経から送られてくる気血は欠かせません。そこで肝に問題が起こると，それは目の問題としても現れると，中医学は考えています。

この関係は，蔵象としては表80のような現れ方をします。

表80　肝の蔵象⑭ ── 肝は目と関係が深い

	内臓（内部）の状態	現象
正常な状態	肝は正常	視覚は正常
病んでいる状態	肝の血が不足する。	・夜盲症 ・物がはっきり見えない 　など。
	肝に生じた火が上部に影響する。	・目が充血する ・目が腫れて痛む 　など。
	肝や胆に湿熱が生じる。	・目が黄色くなる（黄疸）

> ［参考］　目と五臓六腑
>
> 中医学には，「五臓六腑の精は，みな上行して目に注がれ，目はそれを受け取り，正常な視覚をもつ」＊という有名な言葉があります。
>
> こうした認識を受けて，中医眼科には「五輪学説」「八廓学説」などの学説が生まれました。どちらも目の局部を五臓，または五臓六腑と結びつける理論です。
>
> 例えば五輪学説では，白目は肺に属するとされました。そこで白目に問題がある眼病は，肺から治療することになるわけです。ただし，こうしたあまりに局部に頼った診断法・治療法には問題があります。

> そこで現在では，五輪学説などによる診断・治療は，主な方法としては使われていません。いまは中医内科と同じように，あくまでも全身状態の一部として，局部の状態をみていきます。
>
> また，いまの中医学では，「肝は目と関係が深い」（肝開竅於目）という言葉が有名になりすぎている傾向があります。確かに「五輪学説」「八廓学説」などの方法には問題がありました。ただしそれは，冒頭にあげた言葉の価値を否定するものではありません。
> 例えば明代に書かれた，『審視瑤函』という中医眼科の本があります。内容がすぐれていることから，現在では『眼科大全』という別名が与えられている本です。この本を読んでも，目が健康で，正常な視覚をもつためには，肝気・肝血のほか，腎火・胆火・心火，また脾の「気を上昇させる作用」など，様々なものを必要としていることが書かれています。
> 目は「単に肝血を受け取って潤えばよい」というものではありません。肝は目と関係が深いのは確かですが，あまり捕われすぎないようにしてください。
>
> ＊『黄帝内経霊枢』大惑論篇「五臓六腑之精気，皆上注於目而為之精」

Ⅴ 腎

> 腎は腰のところ，腰椎の両側に1つずつある。
> 腎には先天の精を含む「精」を貯蔵する働きがあるので，「先天の本」（先天的なエネルギーや栄養の元）とも呼ばれる。

1 「腎の働き」と蔵象

①精（精気）を貯蔵する（「腎蔵精」＊）

＊ 腎蔵精：腎は精を蔵す。

腎が精を貯蔵している話は，「生命とは」に述べました（p.97参照）。ここで要点をおさらいすると，次のようになります。

- 男女の精が結びついて生まれた「新しい精」（胎児の中の精）は，赤ん坊として生まれた後，そのまま「先天の精」として腎の中にしまわれる。
- 先天の精は，体の発育や知能の発達，生殖能力の旺盛さ，さらに寿命などに，大きな影響力をもっている。
- これに対し，人間が生まれた後，飲食物を消化・吸収することで得られた精を「後天の精」と呼ぶ。
- 「先天の精」は「後天の精」による補充を必要とする。また「後天の精」を得るためには「先天

の精」が旺盛でなくてはならない。
- つまり人間は「先天の精」と「後天の精」に頼って成長していく。
- そしてこの2つの精は，実際には両者が融合した「1つの精」として，腎の中に蓄えられている。
- この「腎の中に貯蔵されている精」を，腎精（または腎中精気）と呼ぶ。

という訳で，ここで紹介する「腎は精を貯蔵する」という働きは，もうすでにお話したことです。ただし「精の働き」については，まだ一部しか紹介していません。第1章「生命とは」では，生命の誕生や，人生というプロセスの中での「精の働き」しか紹介していないからです。

ここではさらに，蔵象学説の一部として，もう少し細かい働きを含めた「精の働きの全容」や「それらと関係する蔵象」を紹介していきます。

今までの話を含めて「腎精の働きの全容」をまとめると次のようになります。

腎精の働き

①生殖と深く関わる［「生命とは」p.94 参照］
- 男女の精として，新しい生命を誕生させる元となる。
- 「天癸」の発生と深く関わり，生殖能力の発達を支え，さらに生殖能力の旺盛さを決定する要素ともなる。

②生・長・壮・老という生命プロセスを支える［「生命とは」p.97 参照］

　人間の「生（生まれ）→長（生長し）→壮（盛りを迎え）→老（老いる）」という生命プロセスは，つまり「腎精が盛んになって，衰えていく」プロセスが現象として現われたもの。生殖能力のほか，体の発育や知能の発達など，多くの面から生命を支えている。

③髄を生み，骨や脳の元になる［後述 p.225 参照］

　中医学では，腎精は髄を生み，髄が骨を養うと考えています。つまり腎精は，髄や骨の元だということです。精が体の発育に影響するのは，多くはこの理由によります。

　また中医学は，脳を「髄海」（髄の集まり）だと考えています。つまり腎精は，脳の元でもあります。そこで精は，知能の発達にも大きな影響力をもっています。

④血液の生成と関わる［「気血津液」p.292 参照］

　中医学は，「腎精は変化して血になることが出来る」とも考えています。

　つまり血は，飲食物を消化して得られる「水穀の精微」からだけでなく，骨や髄の元である腎精からも作られるということです。

⑤外邪（外界の邪気）から体を守り，病気を予防する

　中医学は，衛気という気が「バリアー」として人間を覆い，外邪から体を守っていると考えています。そして衛気というバリアーがしっかりと張られるためには，腎精が旺盛でなくてはなりません。

　腎精が不足すると，衛気のバリアーも弱り，抵抗力がなくなると考えられています。

このまとめを見ただけでも，腎精の働きは，相当に広い範囲にわたることがわかると思います。例えば病気のときにも，この広い範囲の問題は全て「腎精の問題」といえるわけです。それでは広すぎて，どう対応してよいかわかりませんね。

そこで中医学は，働きの性質に応じて，「腎精（広義）」をさらに「腎陰」「腎陽」「腎気」「腎精（狭義）」に分けます。つまりそのままでは広すぎる「（広義の）腎精の問題」を，「腎陰の問題」「腎陽の問題」「腎気の問題」「（狭義の）腎精の問題」などに分けて捉えるわけです（**図137**参照）。

そうすると「広義の腎精」という概念は，ほとんど使う必要がなくなります。蔵象学説の腎の説明では出てきますが，ほかではあまり出てきません。具体的な病証や治療についての話の中で，「腎精」という用語が出てきたら，その多くは「狭義の腎精」を指していると思ってください。

図137　腎精（広義）の分類

腎精（広義）	
腎陰 臓腑や器官などを滋養し，潤いを与える働きなど。	**腎陽** 臓腑や器官などを温め，それぞれの働きを推進させる働きなど。
腎気 肺と組んで正常な呼吸を支えたりする働きなど。	**腎精（狭義）** 髄や骨・脳を生み出す働きなど。

注意：
　この分類は，あくまでも「基本的な」そして「ごく簡単な」分類です。実際には1つのものを便宜上分けている訳なので，そもそも「キッパリ分けきることなどできない」ことを知っておいてください。
　またそれぞれの内容についても，いちばん代表的なものを，簡単にあげているにすぎません。
　例えば先にまとめた「腎精の働き」では，第一に「生殖と深く関わる」といっています。でも図の分類を見ても，生殖の問題が一体どこの問題に属するのか分かりません。
　なぜなら生殖の問題はとても複雑なので「腎陰の問題」だったり「腎陽の問題」だったり，また「腎の陰陽両方の問題」だったりするからです。もちろん「腎気の問題」である場合もありますし「腎精の問題」のこともあります。
　そして複雑なのは，「生殖の問題」だけではありません。発育の問題や知能の問題，老いの問題など，とにかく広義の腎精の問題は，多くが複雑なのです。
　そうした複雑な問題を，できるだけきちんと捉えるためにも，まずは基本として，上の分類を知っておく必要があります。

中医学では，腎の陰陽は「体全体の陰陽の元」であると考えています。つまり「腎陰は全身の陰の元」であり「腎陽は全身の陽の元」であるということです。そこで腎陰は「元陰・真陰」とも呼ばれ，腎陽は「元陽・真陽」とも呼ばれます。

そして腎に貯蔵されている精は「たっぷりあれば，あるほどよい」と，中医学は考えています。つまり「ありすぎる」ということは考えません。腎精の問題は，全てが不足による問題となります。

そしてそれは，腎陰や腎陽も同じです。腎陰や腎陽の問題も，不足した場合に限られます。

腎陰と腎陽の不足は，蔵象としては表81のような現れ方をします。

表81　腎の蔵象① ── 腎陰の不足（腎陰虚）と腎陽の不足（腎陽虚）

	内臓（内部）の状態	現象
病んでいる状態	・腎陰が不足する。 ・また陰が不足して，相対的に陽が強まるため，虚性の熱が生まれる。	・めまい ・耳鳴り ・腰や膝がだるい ・手のひらや足の裏がほてる ・心臓の部分がほてり，気持ちが落ち着かない など。
	・腎陽が不足する。	・腰や膝が冷えて痛む ・体や四肢も冷える ・尿が少なくなる ・むくみ など。

前にお話したように，腎の陰陽は「体全体の陰陽の元」です。そこで腎陰や腎陽の不足は，ほかの臓の陰虚（陰の不足）や陽虚（陽の不足）を招く原因となります。また反対に，ほかの臓の陰虚や陽虚がひどくなると，それは「おおもと」である腎陰や腎陽に影響します。

どちらにせよ，特に関係が深いのは，陽虚では「腎と脾」，陰虚では「腎と肺」「腎と肝」です。つまり，図138のようになります。

心だけ出てきませんが，腎と心は関係が浅いということではありません。それどころか，心と腎にはとても大切な関係があります。それについては後でお話します。

図138　腎陰・腎陽とほかの臓の陰陽

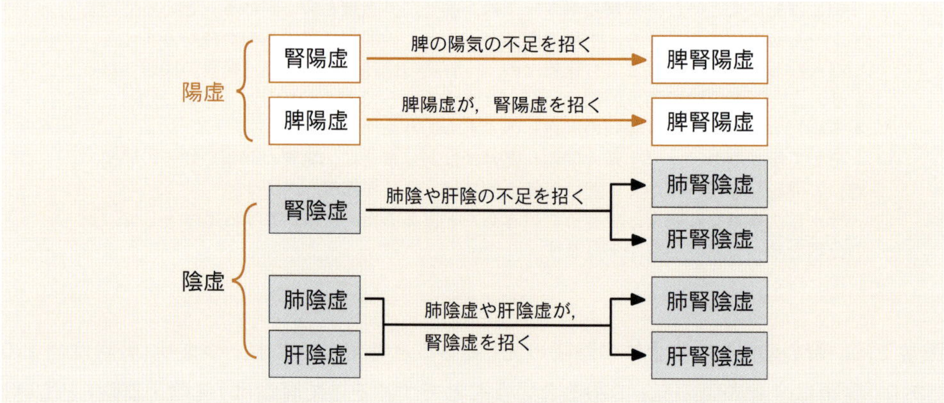

陽虚｛
- 腎陽虚 → 脾の陽気の不足を招く → 脾腎陽虚
- 脾陽虚 → 脾陽虚が，腎陽虚を招く → 脾腎陽虚

陰虚｛
- 腎陰虚 → 肺陰や肝陰の不足を招く → 肺腎陰虚／肝腎陰虚
- 肺陰虚／肝陰虚 → 肺陰虚や肝陰虚が，腎陰虚を招く → 肺腎陰虚／肝腎陰虚

さて腎陰と腎陽は，どちらも腎精（広義）の一部でした。つまり腎陰虚とは「陰虚という現れ方をしている腎精の不足」であり，腎陽虚とは「陽虚という現れ方をしている腎精の不足」であり，どち

らとも腎精の不足なのです。

そこで中医学は，腎陰虚がある程度以上ひどくなると，それは腎陽にも影響して陰陽両虚となると考えます。もちろん腎陽虚がひどくなった場合も，腎陰に影響して陰陽両虚となります。

字に書いてしまうと「腎陰陽両虚」なんて皆同じようですが，そうではありません。まず「陽虚を主とした陰陽両虚」や「陰虚を主とした陰陽両虚」のように，バランスの違いがあります。またバランスの違いだけでなく，例えば同じ「陽虚」でも，人によって程度の違いがあります。さらにすでにお話したように，ほかの臓への影響があれば，そこにもバランスや程度の違いがあるわけです。

例えば「脾腎陽虚」の場合，「腎陽虚を主とした脾腎陽虚」「脾陽虚を主とした脾腎陽虚」「脾陽虚と腎陽虚が同じバランスにある脾腎陽虚」などに分けることができます。また同じように「腎陽虚を主とした脾腎陽虚」であっても，その腎陽虚には，程度の違いがあるわけです。

中医学が治療をするときには，そうした固有の状況に合わせて「薬を選んだり，薬の量を決めたり」「ツボを選んだり，針の刺し方を決めたり」していきます。

腎気や腎精（狭義）と関係する蔵象については，後でお話するので，ここでは触れません。

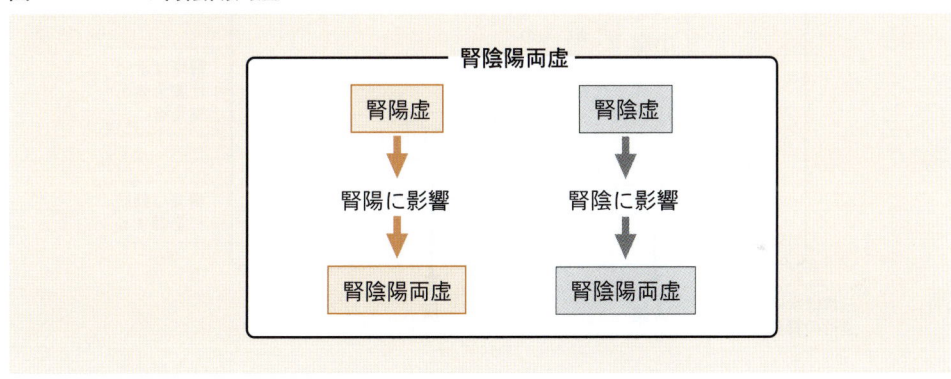

図139　2つの腎陰陽両虚

②水（水液）を受け持つ（「腎主水」*1／「腎主水液」*2）

*1 腎主水：腎は水を主る。　*2 腎主水液：腎は水液を主る。

水を受け持つとは，「体の水液代謝を受け持っている」という意味です。

すでにお話したように，水液の代謝では，肺や脾もそれぞれ大切な働きをしています。また後でお話しますが，水液代謝を語るときに，三焦の働きを無視することはできません。このように水液の代謝には，いくつもの臓腑が関係しています。ただしそれらの仕事も，そもそも腎がいなければ始まらないのだと，中医学は考えます。

どうしてでしょうか？

まず水から考えましょう。水とは，陰陽の分類では陰です。陰液である水に作用し，水を変化させたり動かしたりするためには，気のパワー，陽気のパワーが必要だと中医学は考えます。つまり水液の代謝とは，大きな意味では，気や陽気の働きの一部です。

そして腎の陽気は「体全体の陽気の元」でした。だからほかの臓腑がいくらがんばっても，腎の

陽気が足りないと，水液の代謝はうまくいかないのです。

例えば1軒の家では，冷蔵庫も洗濯機もクーラーも，それぞれ大切な働きをしています。でも「そもそも電気が通っていなければ，それらは全て使えない」というのに似ているかもしれません。

図140は，水液代謝のプロセスをまとめたものです。登場する腑についてのお話はまだしていませんが，後述の腑の説明とも合わせて，全貌を理解してみてください。

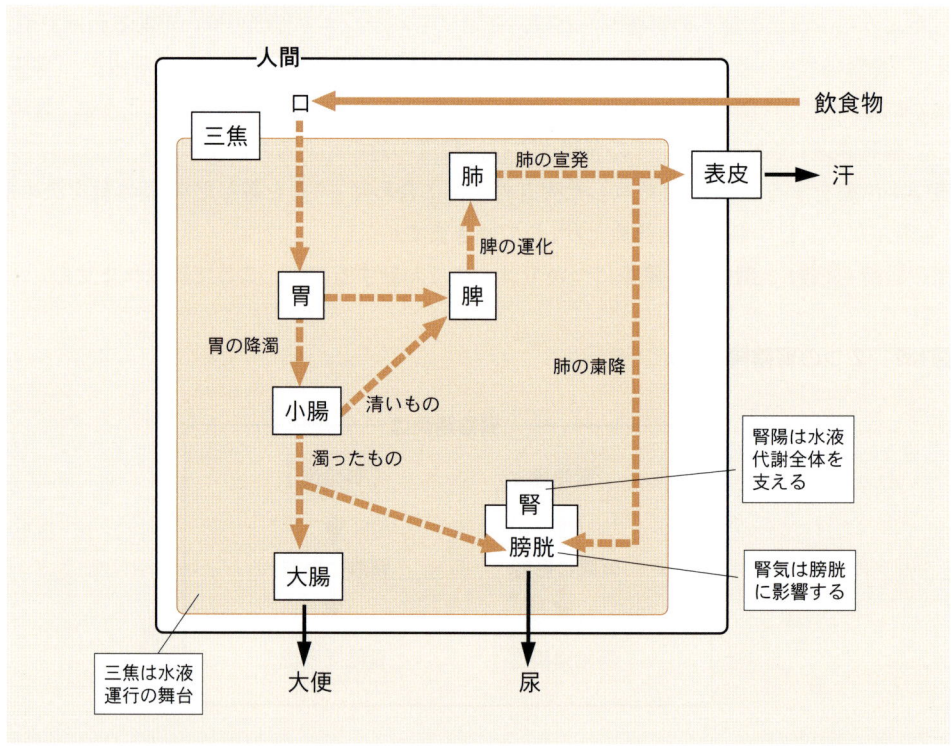

図140　水液（飲食物）の代謝

上では，水液の代謝を支える，腎陽の働きについてお話しました。

では次に，もう少し小さな働きをみてみましょう。それは腎の膀胱に対する影響です。中医学は，膀胱にたまった尿がむやみに外に漏れないことも，必要に応じて外に出されることも，全ては腎気の働きだと考えています。

これは，腎陽ではなく腎気の働きです。「腎陰・腎陽のバランスの上にある腎気の働き」ということもできます。つまり「水を受け持つ」という腎の働きには，腎陽だけでなく，腎陰も腎気も関係しているのです。

この働きは，蔵象としては次頁**表82**のような現れ方をします。

表82　腎の蔵象② —— 腎は水を受け持つ（腎主水）

	内臓（内部）の状態	現象
病んでいる状態	腎気に問題が起こり，膀胱の開閉にも影響する（閉じすぎてしまう）。	・尿の量が減る ・むくみ など。
	腎気に問題が起こり，膀胱の開閉にも影響する（開きすぎてしまう）。	・尿の量が増える ・頻尿 など。

③納気（吸い込んだ気をおさめる）を受け持つ（「腎主納気」）[*1]

　　　＊1　腎主納気：腎は納気を主る。

　納気とは「気を納める」という意味です。「なんの気を，どう納めるのか」というと，肺が呼吸を通して吸い込んだ自然界の清気を，深く引っ張りこんで腎に納めます。

　中医学には「肺は気の主であり，腎は気の根である。肺は出気を受け持ち，腎は納気を受け持つ」[*2]という有名な言葉があります。つまり呼吸とは，肺と腎が共同でしている仕事なのです。腎が気を深く引っ張りこむので，呼吸は浅くならず，一定の深さを保つことができると理解することができます。

　　　＊2　『類証治裁』巻之二・喘症論治（清代・林珮琴著）「肺為気之主，腎為気之根，肺主出気，腎主納気」

　この納気という機能は，腎気の働きの1つです。腎には「封蔵」と呼ばれる「とにかく，しまいこむ」性質もあります（下述）。腎の封蔵という性質が，呼吸運動の中に現われたものが，「納気」と呼ばれる腎の働きです。

　この働きは，蔵象としては表83のような現れ方をします。

表83　腎の蔵象③ —— 腎は納気を受け持つ（腎主納気）

	内臓（内部）の状態	現象
病んでいる状態	腎気が不足し，気を深く納められない。	・呼吸のとき，呼気が多く，吸気が少なくなる ・息が深く吸えない ・動くと呼吸が困難になる など。

2 「腎の性質」と蔵象

①腎には「しまいこむ」働きがある（「封蔵之本」）

　『黄帝内経素問』六節蔵象論篇には「腎者主蟄封蔵之本，精之処也」（腎には，冬眠している虫が気を内に閉じているように，精が外に漏れないように貯蔵しておく働きがある）という有名な言葉があります。

　これが「封蔵」と呼ばれる腎気の働きです。元々は「精を漏らさないようにしまいこむ」性質を指していました。そして現在，封蔵という腎気の性質は，もう少し広い意味で理解されています。腎

は体の下部にあるので，腎の封蔵は「下部にあって，むやみに漏らしてはいけないものを，しまいこんでおく働き」として理解されるようになったのです。具体的には，**図141**のような内容を含んでいます。

図141 「腎の封蔵」と蔵象

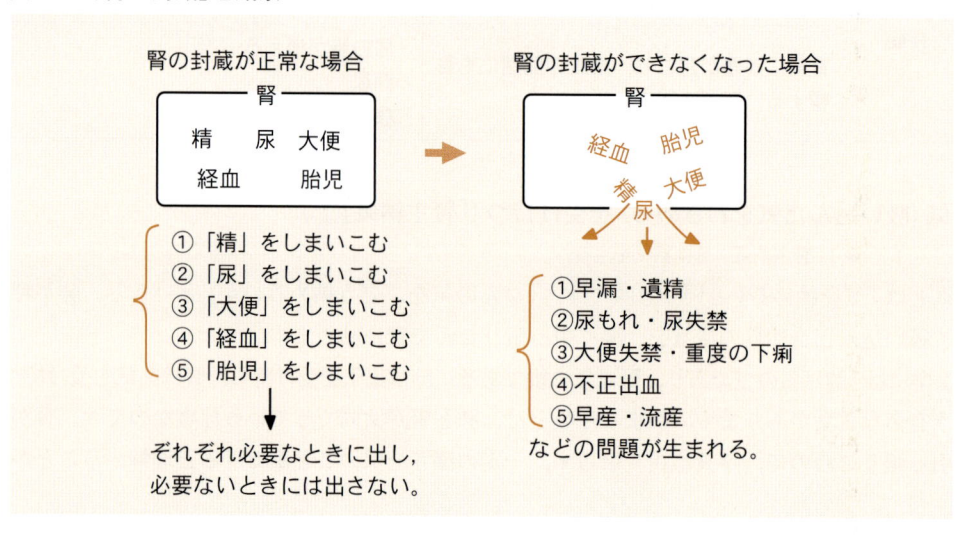

腎の封蔵が正常な場合
腎：精　尿　大便　経血　胎児

① 「精」をしまいこむ
② 「尿」をしまいこむ
③ 「大便」をしまいこむ
④ 「経血」をしまいこむ
⑤ 「胎児」をしまいこむ

それぞれ必要なときに出し，必要ないときには出さない。

腎の封蔵ができなくなった場合
腎：経血　胎児　精　尿　大便

① 早漏・遺精
② 尿もれ・尿失禁
③ 大便失禁・重度の下痢
④ 不正出血
⑤ 早産・流産

などの問題が生まれる。

③ 「五行で腎とつながるもの」と蔵象

①腎は「恐れ」と関係が深い（「腎在志為恐」*）

＊ 腎在志為恐：腎は志に在っては恐なり。

　感情の中で，腎に対応するのは「恐れ」です。
　中医学は「恐れは気を下行させる」と考えています。例えば「恐ろしくてオシッコもらした」という現象を，腎気の下行が原因だと考える訳です。
　どういうことか説明しましょう。まず「気の固摂の働き」を思い出してください。この働きの意味の１つは「体の全ての液体は気が管理している」という意味です。体には，汗・血液・大小便・精液・経血など，様々な液体があります。これらの液体を「必要な時は外に出し，必要の無い時は出さない」ようにしているのは，全て気の働きです。例えば脾気は，血液がむやみに脈外に漏れないように管理しています（脾の統血機能）。また衛気は，汗の出入りを管理していました。そして腎気は，主に体の下部から出る液体を管理しています。具体的には，大小便・精液・経血などが，不必要に外に漏れないようにしているのです。中医学はこうした腎気の性質を，特に「腎の封蔵（しまいこむ）」と表現します。もちろん腎の封蔵は，気の固摂の働きの一部です。
　さて，話をもとに戻しましょう。恐れが腎と対応しているということは，恐れは腎気の働きに影響しやすいということです。つまり，強い恐れは腎気の働きを乱します。すると例えば，腎気は尿液を管理することができなくなり，オシッコを漏らしてしまうのです。こうした現象を，中医学は「腎気が下行した」と表現します。ここで言う「下行した」とは，「仕事を放棄して持ち場を離れた」という様な意味です。

②腎は唾と関係が深い(「腎在液為唾」*)

* 腎在液為唾：腎は液に在っては唾なり。

　液(体液)の中で，腎に対応するのは「唾」です。

　脾のところでお話したように，「唾液の中で，粘度が高いもの」を唾と呼びます。なぜ唾と腎の関係が深いかというと，「唾は腎精から生まれる」と考えているからです。

　そこで中医学は「つばをたくさん吐くと腎精を弱らせてしまう」と考えます。反対につばをむやみに吐かずにたくさん飲めば，腎精を強めることができる訳です。そこで古代の養生術でも「つばを飲む」ことは大切とされ，いろいろな方法が残されています。例えば口の中で舌をグルグル動かしたり，口の外側から歯を叩いたりすることでつばをたくさん出し，それを飲み込む「叩歯反舌咽津法」という方法があります。そのほか，「いまにも死にそうな病人に，口うつしで唾液をたくさん飲ませ，命を助ける」という方法もあったようです。

　また脾のところでも触れましたが，つばは脾胃とも関係が深いとされています。わかりやすい例をあげると「つばは消化を助ける」ということです。そして昔の人は「つばをたくさん飲むと，内蔵にたまった汚いものを洗い流すことができる」とも考えました。これは「内浴法」と呼ばれます。シャワーを浴びるような「外浴法」に対する「内浴法」という意味です。つまり唾液は，脾胃だけでなく，広く内臓全体に影響があるということもできます。

③腎は骨と関係が深い(「腎在体為骨」*1)，腎の状態は髪に現れる(「其華在髪」*2)

* 1　腎在体為骨：腎は体に在っては骨なり。　　* 2　其華在髪：其の華は髪に在り。

　体のなかで，腎に対応するのは「骨」です。

　なぜかというと，骨を養う髄(骨髄)は，腎精から生まれると考えるからです。つまり腎精は髄を生み，髄は骨を生みます。腎精に生長や発育を支える働きがあるのは，このためです。

　この関係は，蔵象としては表84のような現れ方をします。

表84　腎の蔵象④──腎は骨と関係が深い

	内臓(内部)の状態	現象
病んでいる状態	腎精が不足し，骨髄を十分に生み出せない。	・骨が弱く，骨折しやすくなる ・子どもで骨の発育が遅れる など。

　以上のように腎は骨と関係が深いので，例えば「骨折した後，骨がなかなか癒合しない」という状況を，中医は腎から治療します。腎精を補い，腎の「髄や骨を生み出す働き」を強めることで，骨の癒合を早めるわけです。

　また中医学は，歯を「骨の余り」だと考えています。つまり腎精の不足は，骨だけでなく，歯の問題としても現われるのです。

　この関係は，蔵象としては表85のような現われ方をします。ただし歯は，ほかの臓腑とも関係があります。経絡をみると，上の歯には胃経が，下の歯には大腸経がそれぞれつながっているからです。つまり上の歯の問題は胃とも，下の歯の問題は大腸とも，深い関係があります。

表85　腎の蔵象⑤ —— 腎は骨と関係が深い（歯）

	内臓（内部）の状態	現象
病んでいる状態	・腎精が不足し，骨髄を十分に生み出せない。 ・そして骨の弱りが，歯にも影響する。	・子どもの歯がなかなか生えない。 ・大人では，歯がグラグラする，または抜け落ちるなど。

　また中医学では，脳は「髄海」とも呼ばれます。脳は「髄の集まり」だと考えるからです。そして脳に集まる脳髄もまた，腎精から生まれると考えています。

　そこで腎精の不足は，脳の問題としても現われます。腎精に，知能の発達を支える働きがあるのは，このためです。

　また先に，「腎の状態は髪に現れる」と言いました。中医学は髪を「血の余り」だと考えています。そして腎精には，血を生み出す働きもありました。そこで髪には，腎精や血の状態が現れると考えられたのです。

　例えば年を取ると髪が白くなります。これは腎精が不足し，血も足りなくなった結果だということです。ただしこれは，老化という生理現象としての不足なので病気ではありません。

　この関係は，蔵象として**表86**のような現れ方をします。

　このように髪の状態は，腎と深い関係があります。そこで，髪をツヤツヤにするための美容方剤（美容効果のための中薬処方）には，腎精や陰血を補う薬が多く使われます。

表86　腎の蔵象⑥ —— 腎の状態は髪に現れる

	内臓（内部）の状態	現象
病んでいる状態	腎精が不足し，血も足りなくなる。	・髪がうすくなる ・髪が乾燥し艶がなくなる ・まだ若いのに白髪になる など。

④腎は耳と関係が深い（「腎開竅於耳」*）

　＊　腎開竅於耳：腎は耳に開竅する。

　中医学は，腎の気が耳へ通じることで，正常な聴力が生まれると考えています。また腎気だけではなく，腎精が生んだ髄が脳（髄海）を満たしていることも，正常な聴力を支える大切な要素だとされました。例えば年を取ると，生理現象として腎気や腎精が弱まります。だから老人は，耳の聞こえが悪くなるのだと考えます。

　この関係は，蔵象として**表87**のような現れ方をします。

表87　腎の蔵象⑦ —— 腎は耳と関係が深い

	内臓（内部）の状態	現象
病んでいる状態	腎気や腎精が不足する。	・耳の聞こえが悪くなる。 ・耳が聞こえなくなる。 ・耳鳴り。

また腎と耳の関係は，単なる「聞こえ」の問題だけではありません。例えば化膿性の中耳炎は，急性のものは肝火や胆火によるものが多いですが，慢性のものは腎陰虚や，陰虚による虚火の上炎によるものも多くなります。つまり腎陰虚という腎の弱りも，陰虚による虚火も，どちらも耳で慢性の炎症が続く内在的な原因となっているということです。

⑤腎は二陰と関係が深い（「腎開竅於二陰」*）

　　　＊ 腎開竅於二陰：腎は二陰に開竅する。

　二陰とは「前陰＋後陰」のことですが，具体的な内容は，男女で少し違います。後陰は，男女とも「肛門」のことです。そして前陰は，女性では「外尿道口と膣口」を指しています。男性では，「尿」も「精液」も出口は同じなので，こうした区別はありません。ただし，少し大雑把に「前陰」という場合，それは男女ともに「外生殖器」を指しています。

　つまり腎は二陰と関係が深いというのは，腎は「尿（膀胱）」や「生殖機能」や「排便」と関係が深いということです。3つあるので，1つずつ分けてお話します。

1）腎と尿の関係

　腎と尿の関係とは，つまり腎気の膀胱に対する影響力のことです。これについては，すでに「腎は水を受け持つ」でお話しました（p.221参照）。

2）腎と生殖機能の関係

　これは大きな意味としては「腎精（広義）の働き」の一部です。腎精は，精子・卵子などの「男女の精」や，生殖機能を支える「天癸」の発生などと深く関わっています。

　ただし「腎と生殖機能の関係」は，それだけではありません。もちろん全てはつながっているのですが，ここではもう少し具体的な話をします。例えば腎の弱り（腎虚）は，多くの婦人科の病気の原因となります。ここでいう腎虚とは「腎気虚」「腎陽虚」「腎陰虚」「腎精虚」の全てを含む言葉です。腎が弱ると，それは月経の異常，おりものの異常，不妊症や不感症，また妊娠・出産にまつわる様々な異常などの原因となります。もちろん婦人科の病気が全て腎の問題となるわけではありません。ただし婦人科の病気をみるときに，腎は特に重要な臓です。

　そして腎は，男性の病気をみるときにも重要です。腎虚は，インポテンツ・早漏・遺精・男性不妊症など，様々な男性の病気の原因となります。

　以上の内容は全て「腎の生殖機能に対する影響」です。ただし両者の間には，さらに反対の関係もあります。つまり「生殖にまつわる行為（精を消耗する行為）をしすぎると，それは腎を弱める原因になる」ということです。例えば「性交のしすぎ」「自慰のしすぎ」「多産」などはみな，腎を弱める原因となります。

3）腎と排便の関係

　排便という働きを，直接受け持っているのは大腸です。そしてその背後には，脾胃や肺の働きも関係しています。ただしそれだけではなく，正常な排便には，腎の働きが欠かせません。

ⅰ）腎陽と排便

　例えばお腹が冷えると下痢をします。冷えるということは，陽気が足りないわけです。冷えの原因には色々ありますが，例えば腎陽の不足は，慢性の軟便や下痢の原因となります。腎陽は，全身の陽気の元だからです。

ⅱ）腎陰と排便

また大便が正常に出てくるには，適度な潤いが必要です。便が乾燥しすぎると，便秘になってしまいます。そして大便に適度な潤いを与えているのは，体の中の陰液です。そこで例えば，老人の慢性の便秘などには，陰液の不足によるものが多く見られます。そうした例では，腎陰の不足が関係していることも，少なくありません。

ⅲ）腎気と排便

また腎気も，正常な排便と深く関わっています。腎気は膀胱に作用して，尿がむやみに漏れないようにしていました。それと同じように，腎気は大腸にも作用し，大便がむやみに漏れないようにしています。

例えば前にお話したように，「恐くてウンチもらした」という現象は，腎気の働きが失調した結果，起こることです。

Ⅵ 命門

命門には，主に下の2つの意味があります。
　①目
　②腎と関わるもの（詳しくは下述）

①は，紀元前後に書かれた『黄帝内経』という本に載せられている見解です。そして②は後漢以前に書かれた『難経』という本に載せられています。ずいぶん違う意味ですが，中医学の歴史の中には，両者をつなげて理解しようとした人もいました。ただしその試みは，いままでのところ失敗に終わっています。

そしていま，命門という言葉は，ほとんど②の意味で使われています。歴代の研究も，多くは②の意味にそったものです。

ただし①の意味が否定された訳ではありません。1つの用語を2つの意味で使うと，ややこしくなるので使わないだけです。命門が目であるというのは，「五臓六腑の精が集まる目は，生命の様子を観察するのに，いちばん適した窓口（門）」だという考えによっています。つまり「命の様子が現われる門＝命門」ということです。この意味は，いまでも中医学の中に生き続けています。

また後で紹介しますが，中医学ではさらに①でも②でもない命門観も生まれました。

1 命門とは

命門とはなにかについては，主に6つの見解があります。以下は，それぞれを簡単にまとめたものです。

①命門とは，右の腎である。

これは，前に紹介した『難経』ではじめてみられる見解です。

②命門とは，腎の間にある「エネルギー場」である。

　ここでは「エネルギー場」と訳しましたが，元々は「腎間動気」といわれるものです。これは形のないもので，しかも水火といった寒熱の性質もなく，全てを作り出す元であるエネルギー（気）が集まり，休むことなく動いているものとされました。

　この「腎間動気」という考えは，『難経』が述べているものです。ただし『難経』は，「腎間動気が命門である」と，はっきりは述べていません。そこで明代の孫一奎がこれを取りあげ，『難経』がいう腎間動気は命門であるとしました。

③命門とは，左右の腎である。

　これは元代の滑寿がそれらしきことを言っていたのを，明代の虞摶が1つの見解として提出したものです。

④命門とは，左右の腎の間にある。

　これは，明代の趙献可が言い出した見解です。②と位置は同じですが，②と違うのは，命門を「形のあるもの」と考えている点です。趙氏が書いた本を見ると，左右の腎の間に丸い形をした命門が描かれています。

　腎の間にあってなにをしているかは，後述の「命門の働き④」を参照してください。

⑤命門とは，心包絡である。

　これは明代の李梴がそれらしきことを言っていたのを，清代の程知が1つの見解として提出したものです。

⑥命門とは，胚子から生まれた血絡の根（全ての血絡・経脈の元）である。

　これは清代・王宏翰の見解です。キリスト教徒だった王氏は，中医学だけでなく，西洋医学の勉強もしていました。そこで当時の胚胎学の知識を使って，中医学がいう命門を説明したのです。

　受精卵は着床した後，母体から栄養を受け取るために胎盤を作ります。王氏はこの過程を「まず1本の血絡と1本の脈絡が生まれ，それらが結びついて臍と命門となる」と言っています。そしてこの「血絡の根」から，全ての血絡や経脈が作られていくと考えました。ただし王氏は「命門とは，胎盤である」とは言っていません。

2 命門の働き

　ここまでにお話したように，命門は主に「腎と関わるもの」と考えられてきました。そして命門は，具体的な働きについても，いくつかの見解に分かれています。次のものは，それぞれを簡単にまとめたものです。

①命門は，生命の原動力として，原気（元気）を全身に発信する。

　これは元々『難経』が述べている見解です。詳しくは，後述の「命門元気三焦系統理論」p.278を

参照してください。

②命門は精や神を貯蔵し，生殖活動と深く関わる。

これも『難経』が述べている見解です。腎精の働きの一部を，命門の働きとしているといえます。

③命門は水と火（陰と陽）が集まる場所なので，腎陰・腎陽の働きがある。

これは明代・張景岳の見解です。

④命門には真火が内包されている。命門は体中の陽気の根本である。

これは明代・趙献可の見解です。趙氏は，左右の腎は水（陰）であり，間にある命門は火（陽）であり，全体で陰陽のバランスを取っていると考えていました。

4 ── 六腑

◆1 六腑とは

六腑とは，胆・胃・小腸・大腸・膀胱・三焦という6つの腑の総称です。「蔵象学説－六腑」(p. 230)でまとめたように，六腑には，どれも腑としての共通の性質や働きがありました。ここでは1つ1つの腑がもっている，固有の働きについてお話していきます。

◆2 七衝門について

六腑には「飲食物を消化して，体に必要なものは吸収し，要らないものは出口へと運ぶ」働きがあります。この働きの主な舞台となるのは，口から肛門までの道のりです。そして中医学は「この道のりには，全部で7つの門がある」と考えました。これが七衝門と呼ばれるものです。まとめると，図142のようになります。

7つのうち，どれか1つの門にでも問題があると，腑としての全体の働きは，うまくいかなくなると考えられました。

図142　七衝門

```
┌ 七衝門
│ 飛門*1　（唇）
│ 戸門*2　（歯）
│ 吸門　　（会厭*3＝食道と気管が交わっている部分）
│ 噴門*4　（胃の入り口）
│ 幽門*5　（胃の出口）
│ 蘭門*6　（小腸と大腸がつながる部分）
└ 魄門*7　（肛門）
```

*1 「飛」には「扉」という意味がある。唇を，扉にたとえた名前。
*2 「戸」には「保護」「管理」などの意味がある。歯は食べ物を細かく砕くことで，体を保護する働きをしている。
*3 「会厭」とは，食道と気管が交わっている部分。つまり食べ物の通り道でもありますが，吸い込んだ空気が肺へ入っていく場所でもある。
*4 「噴」には「奔」（まっしぐらに進む）という意味がある。食べ物はここから，まっしぐらに胃に入っていくという意味。
*5 「幽」には「奥深くかくされた」という意味がある。
*6 「蘭」には「阻止する」という意味がある。ここから下は大便の場所なので，栄養などの清いものは，ここより先には行かないという意味。
*7 「魄」には「粕」（かす）という意味がある。消化吸収された残りカスが出てくる門という意味。

［参考］「七衝門という視点」の重要性 ── 腸管の整体観念

　七衝門とは，「腸管全体を，１つのまとまりとしてみる視点」ともいえます。脊椎動物の原モデルとされるムカシホヤの体は，ほとんど腸管だけから成り立っています。この単純な腸管が，重力などの影響で口側と肛側に分極して形が変わり，脊椎動物に見られる様々な進化が生まれたという説があります。

　そして人間の腸管も，七衝門としてまとめたような，長くて複雑な姿に変化しました。ただしどれだけ変化しても「（栄養を）入れる→摂取する→出す」という基本的な働きは，ムカシホヤと変わりません。

　ところで『黄帝内経素問』五臓別論篇には「魄門亦為五臓使」という有名な言葉が載っています。この文は，単純な解釈では

> 「肛門は，排毒口として，五臓の濁気を排泄している」
> と説明されます。もう少し複雑な解釈になると
> 「肛門の開閉が正常かどうかは，臓腑の働きが正常かどうかに依存している」
> と説明されます。
>
> どちらにしても，腸管の通りがよいかどうか，つまり正常な排便が行われるかどうかを，体全体の重大な問題と捉えている点は同じです。そして実際に中医学では，どのような病気であろうと，便通がスムーズであるかどうかを，常に気にします。カゼであろうと，リウマチであろうと，便秘を放置したままでは治療できないと考えるのです。
>
> 蔵象学説の「六腑」では，腸管を細分化して「胃」「小腸」「大腸」などの働きを個別に説明していきます。
>
> ただしそれらは，実際には「全部合わせて1つ」です。中医学が伝える七衝門という捉え方は「1つのものとしての腸管は，体全体の働きを支える重要な器官なのだ」という視点を，伝えてくれているように思います。

Ⅰ 胆

1 胆の働き

①胆汁の貯蔵と排泄（分泌）

胆には，胆汁を貯蔵し，必要に応じてこれを排泄（分泌）する働きがあります。そして胆汁には，食べ物の消化を助ける働きがあります。胆汁が正常に分泌されないと，食べ物はきちんと消化されません。そこで胆の問題の多くは，単なる胆の問題だけではなく，同時に消化を受け持つ脾胃の問題としても現れます。

ただし胆の働きとは，胆が自分で生み出しているものではありません。背後にいる肝の影響がなければ，胆は胆汁を生成することも貯蔵することも排泄することもできないと，中医学は考えています。なぜかというと，そもそも「胆汁とは，肝の気から生まれる」と考えるからです。

例えば「肝の余った気が胆に分泌され，それが集まって精（ここでは胆汁の意味）となる」*という言い方があります。これは胆汁の生成に対する，肝の影響を語っているものです。そして中医学は，さらに胆汁の貯蔵も排泄も，肝の疏泄の働きがコントロールしていると考えています。つまり胆の働きの異常とは，大部分が肝の疏泄の異常によって起こされるものです。

> ＊『東医宝鑑』内景篇三・胆腑（朝鮮・光海君五年［中国明代］・許俊等編著）
> 「肝之余気，溢入於胆，聚而成精」

この2つの話から，胆の問題の多くは，単なる胆の問題としてではなく，脾胃の問題や，肝の問題と，同時に現れることが多いことがわかります。

では脾胃や肝の問題ではない，胆の問題とは，どのように現れるのでしょうか？

胆の気や胆汁には「下降する」という特性があります。つまり正常な状態では，下降しているということです。そこで胆の問題の多くは，胆気や胆汁の上逆（上に向かって暴発する）として現れます。胆汁は，苦くて黄緑色をした液体です。そこで胆気・胆汁が上逆すると「口が苦い」「黄緑色の液体を吐く」などの症状が現れます。

　ただし胆に異常が起こったとき，胆気や胆汁が必ず上逆するとは限りません。正常に分泌されない胆汁は，「外に向かって溢れ出す」こともあります。これは黄疸という症状として現れます。

　以上の関係をまとめると，蔵象として**表88**のような現れ方をします。

表88　胆の蔵象①── 胆汁の貯蔵と排泄（分泌）

	内臓（内部）の状態	現象
病んでいる状態	肝の疏泄が滞り，胆汁がきちんと分泌されず，消化に影響する。	・脇の下がはって痛い（肝の問題） ・消化不良で食欲がない（脾の問題） ・お腹がはる（脾の問題） ・大便がゆるい，または下痢（脾の問題） など。
	胆気の流れに問題が起こり，胆気・胆汁が上逆する。または漏れる。	・口が苦い（胆の問題） ・黄緑色の苦い液体を吐く（胆の問題） ・黄疸（胆の問題） など。

②決断を受け持つ（「胆主決断」*）

　＊胆主決断：胆は決断を主る。

　中医学では，胆は神（精神・意識）と深い関係があると考えています。神といっても色々ですが，主に次の2つと関係が深いとされました。

　・ものごとを判断し，決定を下す働き
　・外からの精神的な刺激（主に恐れや驚き）に対する抵抗力

　つまり胆気が充実していれば，「優柔不断になることなく，ものごとをすぐに決定し」さらに「ものごとに動じることなく」いられるということです。「豪胆」「大胆」「胆がすわっている」などの表現に，そのまま通じますね。

　また外からの精神的な刺激に弱い人は，いつも気持ちが落ち着かず，いろいろ気になって眠れなくなることがあります。これを中医学は「胆気が弱いタイプの不眠」と捉えます。つまり胆と神との関係には，先の2つのだけでなく，もう1つ「睡眠への影響」もある訳です。

　こうした関係は，蔵象としては**表89**のような現れ方をします。

表89　胆の蔵象② —— 決断を受け持つ（胆主決断）

	内臓（内部）の状態	現象
病んでいる状態	胆の気が弱る。	・すぐにビックリする ・恐がり ・考えてばかりで，ものごとを決められない ・いつもおどおどしている ・不眠，または夢が多い 　など。

II　胃

1　胃の働き

①食べ物は，まず胃におさまる（＝胃は水穀の受納を受け持つ「胃主受納水穀」*）

　　　＊胃主受納水穀：胃は水穀の受納を主る。

　受納とは，「受け取って，納める」という意味です。そして水穀は，「飲食物」という意味です。つまり「胃は水穀の受納を受け持つ」とは，口から入った食べ物や飲み物は，まず胃に納まるということです。

　胃には，「太倉」（大きな倉庫）・「水穀の海」（飲食物の海）などの別名がありますが，どちらも，この働きを表している名前といえます。

②食べ物を消化する（＝胃は水穀の腐熟を受け持つ「胃主腐熟水穀」*）

　　　＊胃主腐熟水穀：胃は水穀の腐熟を主る。

　腐熟とは，胃が受け持つ消化の働きを表す言葉です。直訳すると「腐らせて，熟させる」となります。ここでは「変質させてドロドロのものに変える」意味だと思ってください。

　そしてこの働きを裏で支えているのは，「運化を受け持つ」という脾の働きです。脾のところでも説明しましたが，いくつもの臓腑が行う消化・吸収という大仕事は，どれも運化という脾の働きに依存しています。

　ただしその中でも，脾と胃の関係は特別です。中医学では，飲食物の消化・吸収・運搬を行う気のことを「中気」といいます。中気は，狭い意味では「脾気」のことですが，実際には多くの場合「脾胃の気」という意味で使われます。つまり脾と胃は，それぐらい「切っても切れない関係にある」ということです。

　胃の「受納を受け持つ」「腐熟を受け持つ」という2つの働きは，蔵象としては**表90**のような現れ方をします。

表90　胃の蔵象① —— 水穀の受納を受け持つ，水穀の腐熟を受け持つ

	内臓（内部）の状態	現象
病んでいる状態	胃の「受納」「腐熟」の働きが弱る。	・消化不良でお腹がもたれる ・食欲不振 ・お腹が張る ・腹痛 　など。

③胃の気は下降し，濁ったものを下へ運ぶ（＝胃は降濁を受け持つ「胃主降濁」）*

　　＊胃主降濁：胃は降濁を主る。

　胃の気には，「下降する」という大切な特徴があります。脾の説明の中で，「脾気の上昇＋胃気の下降」は，体の気が昇降のバランスを取るための中心的な存在だという話をしました。ここで胃の気が下降するといっているのも，これと同じ意味です。

　そして「濁ったものを下へ運ぶ」という働きもまた，脾の働きと対応しています。まず，脾と胃の働きを並べてみます。

　　・脾の働き：脾の気は上昇し，清いものを上へ運ぶ（脾主昇清）
　　・胃の働き：胃の気は下降し，濁ったものを下へ運ぶ（胃主降濁）

　清いものとは，飲食物を消化して得られた「水穀の精微」（エネルギーや栄養）のことでした。では「濁ったもの」はというと，これは胃で消化されてドロドロになった飲食物を指しています。つまり降濁（濁ったものを下へ運ぶ）とはまず，そのドロドロの飲食物を腸に送り込むという意味です（図143参照）。

図143　胃の降濁（狭義）

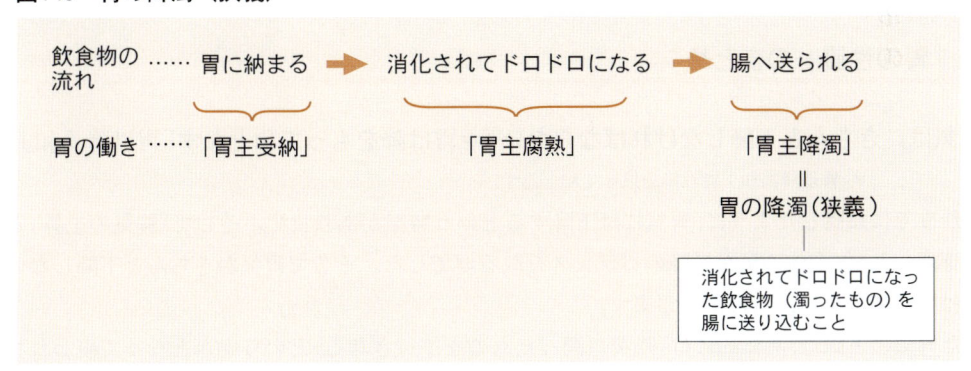

飲食物の流れ	胃に納まる	→	消化されてドロドロになる	→	腸へ送られる
胃の働き	「胃主受納」		「胃主腐熟」		「胃主降濁」＝胃の降濁（狭義）

　消化されてドロドロになった飲食物（濁ったもの）を腸に送り込むこと

　そして胃の降濁には，さらに広い意味もあります。

　体は飲食物を消化して，必要なものを吸収し，要らないものは主に大便や尿として外に出します。そして中医学は，この必要なもの吸収する作業を「昇清」と呼び，要らないものを下へ送る動きを「降濁」と呼ぶのです（図144参照）。もちろん「昇清」には，さらにほかの意味もあります。ただし「昇清」を，「降濁」に対するものとして使っている場合，その多くはこうした意味です。

　胃で消化されたばかりのドロドロの飲食物には，必要な栄養分がたくさん含まれています。そ

こでそれが腸を通過する間に，必要なものはどんどん吸収されます。これが「脾による昇清」です。そして残された不要なカスは，どんどん下降していきます。これが「胃による降濁」だということです。

図144　胃の降濁（広義）

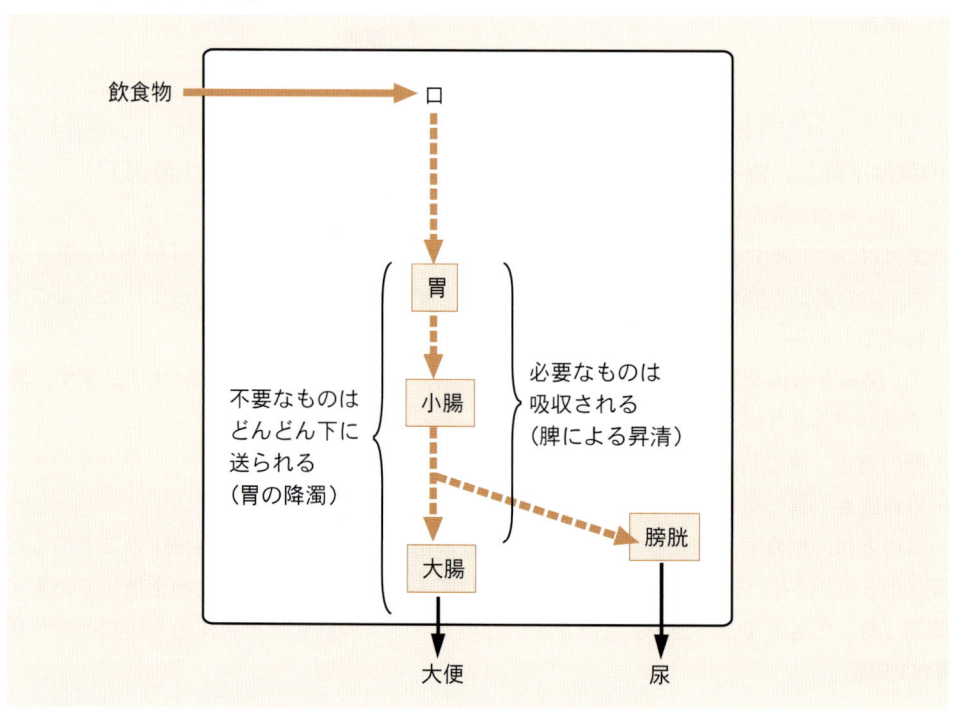

②「胃の性質」のまとめ

①胃気は，きちんと下降しなければならない（＝胃は降をもって和となす「胃以降為和」）*

　　　　＊ 胃以降為和：胃は降を以って和と為す。

　これまでにお話したように，胃気には下降するという特徴があります。そして「脾気の上昇」と「胃気の下降」は，体全体の気が昇降のバランスを取る要でした。そこで胃気がきちんと下降しないと，それは体全体の気の流れに影響します。

　また胃気の下降は，具体的には「降濁」（濁ったものを下行させる）という働きとなって現われます。そして「降濁」には，「受納」「腐熟」という胃の働きを支える役割もあります。つまり胃気がきちんと下降していなければ，そもそも胃が食べ物を受け入れる働きも，食べ物を消化する働きも，全てうまくいかなくなるということです。

　このように胃気は，いつでもちゃんと下降している必要があります。こうした胃の性質は「通降」（気がスムーズに通って下降するのがよい），または「和降」（下降することで，色々とうまくいく）などと呼ばれます。

　この性質は，蔵象としては**表91**のような現れ方をします。

表91　胃の蔵象②──胃気はとにかく、きちんと下降しなければならない

	内臓（内部）の状態	現象
病んでいる状態	胃気がきちんと下降しない。	・お腹がはる ・腹痛 ・便秘 など。
	胃気が下降せず、上逆（上に向かっての暴発）が起こる。	・げっぷ ・吐き気 ・嘔吐 ・口臭が強くなる など。

3　胃気の重要性

①胃は五臓六腑の海（「胃為五臓六腑之海」*）

　　　* 胃為五臓六腑之海：胃は五臓六腑の海なり。

　脾の説明でも触れましたが、中医学には「胃は五臓六腑の海である」という言葉があります。そしてここでの胃は「胃気＝脾胃の気＝中気」を指しているといいました。つまり「胃は五臓六腑の海」とは、脾胃の気には五臓六腑、つまり体全体を支える働きがあるということです。

　どうしてかというと、体が必要とするエネルギーや栄養を調達するための「消化・吸収・運搬」という仕事は、脾胃が中心となって受け持っているからです。

②多方面にわたる胃気の重要性

　中医学の中での胃気（脾胃の気）の重要性は、たくさんの内容を含んでいます。ここではそれぞれについて、簡単に紹介します。

1）病気の発生と胃気

　中医学は昔から、胃気が充実していれば、外の世界の邪気に侵されにくいと考えています。また後になると、胃気の弱りは、体の中で邪気が生まれる原因になるとも考えられるようになりました。

　つまり胃気が弱ることは、様々なタイプの病気の原因となるということです。

2）診断法と胃気

　中医学が脈をみるときのポイントの1つは「脈に胃気があるかどうか」を調べることです。脈に胃気があれば、「生命力がある」と判断できるからです。

3）治療と胃気

　中医学が病気を治療するときには、様々な薬を使います。具体的な薬の作用はいろいろありますが、どんな薬を使おうと、必ずしなくてはならないことは「胃気を守ること」です。

　例えば強い清熱薬のもつ「寒性」が胃を傷めないように、薬をお米と一緒に煎じる方法があります。または冷やしすぎないように、わざと生姜のような温める薬を少し加える方法もあります。

　このように守り方には、色々ありますが、中医学はいつも「どうやって胃気を守るか」つまり「体

4）病気の予後と胃気

　胃気の弱りは，病気の原因になるといいました。ただし病気になった場合でも，最低限の胃気の力が残っていれば，薬や針などの助けを得て，なんとか回復に向かうことができます。ただし胃気にその力が残っていない場合は，病気の予後は悪くなると，中医学は考えています。

　例えば少し重い病気でも，最低限の食欲があって，自分でものを食べていれば，それなりの胃気が生まれます。ただしそれを点滴に切り替えてしまうと，胃気は衰えてしまうのです。かといって食欲もないのに「自分で食べるのがよい」などと無理に食べさせても，やはり胃を傷めてしまいます。

　どんな病気であっても，食欲がない人に対しては，その原因を探り，まずはこれ以上胃気を傷めないようにし，次には胃気を回復させていけるように対処します。

5）養生と胃気

　昔から「腹八分目に医者いらず」などと言いますが，これはつまり胃気を守っているのだともいえます。中医学にも色々な養生法がありますが，中でも「胃気を守ること」は，大切なテーマの1つです。

III 小腸

1 小腸の働き

①胃で消化されてドロドロになった飲食物を受け入れ，さらに消化する
　　（＝小腸は受盛と化物を受け持つ「小腸主受盛・化物」*）

　　　　　＊ 小腸主受盛・化物：小腸は受盛・化物を主る。

　小腸はまず，胃が消化してドロドロに変化させた飲食物を受け取ります。これは「受盛」と呼ばれる働きです。そしてさらに消化を進め，もっとドロドロしたものに変えていきます。この働きは「物を変化させる」という意味で，「化物」と呼ばれます。

②ドロドロの消化物を「清いもの」と「濁ったもの」に分ける
　　（＝小腸は泌別清濁を受け持つ「小腸主泌別清濁」*）

　　　　　＊ 小腸主泌別清濁：小腸は泌別清濁を主る。

　そして小腸は，消化してドロドロになったものを「清いもの」と「濁ったもの」に分別します。

　まず「清いものを分ける」とは，体が必要としている水穀の精微（エネルギーや栄養）を吸収するということです。吸収された水穀の精微は，脾の運化によって体中に届けられます。また小腸からは大量の水分も吸収されるので，ここでの「清いもの」には，実際には水分も含まれることになります。中医学で，小腸は水分と関係が深いとされるのはこのためです。小腸の働きに問題があると，それは大小便の水量の異常としても現れます。

　次に「濁ったものを分ける」ですが，これは主に，小腸に残ったカス（大便の元）を，大腸に送る働きを指しています。

これらの働きは，蔵象としては**表92**のような現れ方をします。

表92　小腸の蔵象①　──　ドロドロの消化物を「清いもの」と「濁ったもの」に分ける

	内臓（内部）の状態	現象
病んでいる状態	小腸が清濁を分けられなくなり，余計な水分が大便に混入する。または濁ったものが尿に混入する。	・大便がゆるい ・下痢 ・尿がにごる 　など。
	小腸から，水分がきちんと吸収されない。	・尿の量が減る
	小腸の働きが悪くなり，濁ったものが下へ送られなくなる。	・お腹が張る ・腹痛 ・嘔吐 ・便秘 　など。

> [参考]　**小腸と水分と大小便**
>
> 　上でお話したように，小腸の「清いものを分ける」働きには，水分の吸収も含まれています。
> 　吸収された水分は脾によって運ばれ，体の中に潤いを与えます。そして余った水は，主に膀胱に運ばれ，尿として排出されます。つまり小腸から吸収された水は，尿の元でもあるのです。
> 　また小腸から大量の水分を吸収することで，正常な大便は作られていきます。適度な水分量の大便が作られるためにも，小腸の働きは重要だということです。
> 　そこで**表92**にもあったように，小腸の異常は，多くは大小便の異常となって現われます。ただし「小腸と水分と大小便」の関係は，蔵象として診断に使われるだけではありません。さらに治療にも応用されるのです。
> 　例えば中医学では，利尿作用のある薬を使って，下痢の治療をすることがあります。これは利尿を通して小腸の中の水を減らし，大腸に余分な水分が流れ込まないようにする治療法です。この方法は，中医学で「水瀉」と呼ばれる，水様性の下痢に多用されます。
> 　このように小腸は，体の水液代謝に深く関わっていることから，中医学には「小腸主液」（小腸は水液を受け持っている）という言い方もあります。

Ⅳ 大腸

1 大腸の働き

①消化・吸収された残りかすの通り道となる（伝道）
　小腸で消化され必要なものを吸収された残りかすは，大腸へ送られてきます。大腸の1つ目の働きは，この残りかすの通り道となることです。この働きは「伝道」と呼ばれます。

②残りかすからさらに水分を吸収し，大便を作り出す（変化）
　そして大腸は，残りかすから水分を吸収し，大便の最終的な姿を完成させます。この働きは「変化」と呼ばれます。

　「伝道」「変化」という2つを合わせて，「伝化（糟粕）」とも呼びます。「残りかす」すなわち「糟粕」の「伝化」が大腸の働きです。
　この働きは，蔵象としては表93のような現れ方をします。

表93　大腸の蔵象①──伝道と変化（伝化糟粕）

	内臓（内部）の状態	現象
病んでいる状態	残りかすの通り道としての大腸に，問題が起こる。	・便秘 ・下痢
	大腸に湿熱が溜まり，気の流れが滞る。	・腹痛 ・しぶり腹 ・下痢（膿や血液が混入） など。

2 大腸の働きを支えるもの

①肺の粛降
　肺気の粛降は，主に2つの面から大腸の伝道を助けています。
　1つは「気の流れ」です。肺は，気を受け持つ働きのある臓でした。そこで肺が体の気を正常に通していれば，大腸の気もスムーズに通ります。肺と大腸は表裏の関係にあるので，両者の気の結びつきは特に密接です。
　また大腸の伝道とは，消化・吸収された残りかすを下へ運ぶことでした。つまり大腸の気は下降するべきなので，特に肺の粛降がこれを支えているといえます。
　そしてもう1つは「水の流れ」です。肺は体の上部にあって，水液の代謝にも大きな影響力をもっていました。大腸が大便をスムーズに運ぶには，大腸自身にも適度な潤いが必要です。大腸が潤うには，肺の気が正常に下降し，水液も下へ運ばれる必要があると中医学は考えています。

この関係は，蔵象としては**表94**のような現れ方をします。

表94 大腸の蔵象② —— 大腸の働きと肺の粛降

内臓（内部）の状態		現象
病んでいる状態	肺の粛降に問題があり，大腸の気もスムーズに通らない。	・排便困難（ひどい場合は便秘）
	肺が水液をうまく下へ送れなくなる。大腸は潤いが不足し，気の通りも悪くなる。	・便秘
	肺の熱が大腸へ移り，大腸の働きが混乱する。	・下痢

②胃の降濁

　胃の説明でも触れましたが，「大腸の伝道」は，広い意味での「胃の降濁」の一部といえるものです。胃気がきちんと下降していることは，大腸の伝道の前提となります。

　胃気が下降しないことは，大腸の伝道に直接影響し，便秘の原因となります。

③腎の気化

　体に入ってきた飲食物を，消化・吸収しながら下へ運ぶのは，胃・小腸・大腸の働きです。またその背後には，肺の粛降の働きもあります。

　そして大便となった残りかすをいちばん下まで運んだ後，最後のカギをにぎっているのは腎気です。腎の説明でも触れましたが，腎気は大腸に作用し，大便がむやみにもれないようにしています。

　また腎気だけでなく，腎陰の不足や腎陽の不足も，排便の異常を起こす原因となります。

　この関係は，蔵象としては**表95**のような現れ方をします。

表95 腎の蔵象① —— 腎の気化

内臓（内部）の状態		現象
病んでいる状態	腎気の働きが弱り，時がくるまで大便を腸内にとどめておくことができなくなる。	・慢性の下痢 ・我慢することができずに垂れ流すような下痢が，昼も夜も続く

V 膀胱

中医学がいう膀胱には，広義と狭義があります。

1 広義の膀胱

①広義の膀胱とは

中医学がいう広義の膀胱とは，主に「津液の腑」としての膀胱のことです。

これは西洋医学がいう腎臓・尿管・膀胱・尿道のほか，発汗と関わるシステムとその働きなども含む概念といえます。

②広義の膀胱の働き

広義の膀胱の主な働きは，「津液を貯蔵し，気の作用を受けて，これを出す」（津液蔵焉，気化則能出矣）＊です。

  ＊『黄帝内経素問』霊蘭秘典論篇

「津液を貯蔵」するとは，水液が腎臓に集まったり，腎臓で作られた尿が膀胱に貯蔵されたりする働きを指しています。

次に「気の作用を受けて」ですが，これは主に膀胱や膀胱経の気，そして背後にある腎気の作用のことです。

そして，「これ（津液）を出す」ことで膀胱の働きは完成しますが，出すルートは3つあります。1つは膀胱から「尿」として出すルートです。もう1つは皮膚から，「汗」として出します。古い中医学は，太陽膀胱経は体の表面に強く影響し，発汗と深く関わっていると考えていました。そこで膀胱に貯蔵された津液は，汗としても出されると考えられたのです。そして3つ目のルートは，「尿」や「汗」のように体の外に出すのではなく「血脈のなかに出す」流れを指しています。中医学は，膀胱に貯蔵された津液の一部は血脈に入り，再び体をめぐると考えています。

2 狭義の膀胱

①狭義の膀胱とは

狭義の膀胱とは，主に解剖学がいう膀胱のことです。

②狭義の膀胱の働き

狭義の膀胱には，「尿を貯蔵し，排泄する」という働きがあります。ただし腎の説明で触れたように，膀胱にたまった尿がむやみに外にもれないのも，また必要に応じて外に出されるのも，全ては腎気の働きです。

この関係による蔵象は，腎の内容を参照してください。

VI 三焦

1 三焦とは

三焦とは何か？ これはいまの中医学の中でも，まだ定説がありません。特に混乱しているのは，三焦の実体（形や位置など）についての見解です。それに較べると，三焦の働きについての見解は，いくつかの説にまとめることができます。

ただしここは「歴代の三焦見解のまとめ」を紹介する場所ではありません。本書では，あくまで

も蔵象学説の範囲，または少なくとも『黄帝内経』の範囲で，臓や腑について紹介していきます。

『黄帝内経』は，三焦について，下にあげた２つの意味を紹介しています。この２つの意味は，もちろん互いに関係があります。ただし，まずは「２つはそれぞれ独立した，別の概念だ」ということを，分かっておいてください。

> [参考] 『黄帝内経』が紹介している三焦
>
> ・三焦とは，大きな水道である。
> ・三焦とは，体の三部分（の気化作用）の総称*である。
>   * 体は上中下（上焦・中焦・下焦）の３部分に分けることができ，それぞれの部分には，タイプの違う気化作用（気の運動による変化）が備わっているとする。
>   そして三焦とは，その三部分（上焦・中焦・下焦）の総称。

では，それぞれの働きについて，お話します。

② 「水道としての三焦」の働き

水道としての三焦には，次の２つの意味があります。
・三焦という腑には，「水道の通りをよくし，水液をスムーズに運ぶ」働きがある。
・三焦自体が，１つの大きな水道である。

これまでお話してきたように，水液の運行には肺・脾胃・大小腸・腎・膀胱など，様々な臓腑が関係しています。ただしそれらは全て「三焦という舞台」の上にあって，また「三焦の働き」にも依存しています。

そこで三焦の働きに問題が起こると，体中の水液の運行に影響が及びます（**図145**参照）。

また三焦の形についての定説はありませんが，上述の働きと無理なく共存できるものとして「胸部・腹部全てをおおう大きな腑」つまり「肺・脾胃・大小腸・腎・膀胱など全てを包み込んだ大きな腑」だという見解があります。この見解によると，三焦は「ほかに類を見ないような大きな腑」だということになります。そこで三焦には，たった１つの腑という意味で「孤腑」という呼び方もあります。

図145　水道としての三焦

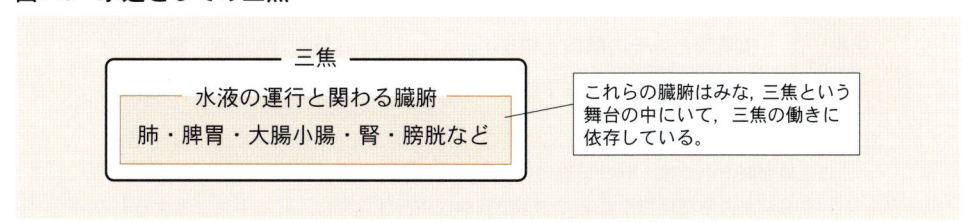

```
┌─── 三焦 ───────────┐
│  水液の運行と関わる臓腑      │ ── これらの臓腑はみな，三焦という
│  肺・脾胃・大腸小腸・腎・膀胱など │    舞台の中にいて，三焦の働きに
└─────────────────┘    依存している。
```

さて，この説明だけでは「三焦という捉え方は，実際の診断や治療で，具体的にどう応用されるのか？」が，よく分からないと思います。そこで，例を２つあげておきます。

> [参考] 三焦の不調が考えられる症状
>
> ①慢性腎炎
>   （患者）15歳，男性
>   （既往）3年前に腎炎にかかり，その後3回，急性の発症が起こる。（今回が3回目）
>   （所見）全身の浮腫，腹水，浮腫は四肢にも及ぶ，など。
>   三焦全体の水の流れが悪いと判断された。
> ②慢性の心臓病（冠状動脈疾患）
>   （患者）老人，女性
>   （既往）長年の心臓病
>   （所見）動悸，息切れ，咳，顔のむくみ，乏尿など。
>   三焦全体の水の流れが悪いと判断された。

　例からも分かるように、「あきらかに水の問題」であり、「水の影響が体全体に及んでいる場合」に三焦という捉え方が使われていることが分かります。
　まず①では、浮腫が四肢を含めた全身に及んでいます。②は詳しい説明は省きますが、体に溜まった水が心（動悸）や肺（咳嗽）に影響し、ひいては腎や膀胱（乏尿）にも影響しているということです。
　ただし同じ三焦の問題でも、治療をするときの具体的な方法はいろいろあります。例えば肺を通して三焦の通りをよくしたり、脾を強めることで三焦全体に影響させたりします。もちろん三焦全体を，同時に活性化させる方法もあります。

❸ 上焦・中焦・下焦の総称としての三焦

①三焦の分け方

　上焦・中焦・下焦は、それぞれ表96のように分けられます。

表96　三焦の分け方

	部位	含まれる臓腑
上焦	横隔膜より上の胸部，頭部，顔面部	心，肺
中焦	横隔膜とへその間の上腹部	肝*，胆，脾，胃
下焦	へそから陰部までの下腹部	小腸，大腸，腎，膀胱

　　注意：中医学の中の温病学には、「三焦弁証」という弁証法（1種の診断法）があります。
　　　　この三焦弁証の中では、肝は下焦に属するとされています。ただし、それは三焦弁証
　　　　という弁証法の中だけでのことです。伝統的な中医理論では、肝は中焦に属するもの
　　　　とされます。

第2節　蔵象学説

②それぞれの働き

上焦・中焦・下焦には，それぞれ次のような働きがあります。

1）上焦

上焦の働きは，「気や水穀の精微（エネルギーや栄養）を，隅々まで行き渡らせること」です。この働きは「開発」「宣化」または「昇発」「宣散」などと呼ばれますが，これは肺の「宣発」「粛降」と重なるイメージで捉えてください。つまり主に「内→外」という発散，さらにその延長として「上→下」と降り注がれていくイメージです。

上焦の働きを表す「上焦は霧のようだ」（「上焦如霧」）[*1]という言葉がありますが，これも同じイメージに沿ったものといえます。霧はまず空間に行き渡って空気や樹木を潤し，それから地面にも降り注がれて全体をしめらせる（栄養を届ける）からです。

2）中焦

中焦の働きは，まず「消化・吸収」そして消化・吸収などを通して「気血を作り出すこと」，さらに「気の昇降のバランスを取ること」です。どちらも脾や胃の説明で，お話したことです。

ただし中焦といった場合，そこには脾胃のほかに肝と胆も含まれます。つまり消化・吸収という大仕事は，主に肝胆脾胃という「中焦チーム」の仕事だと中医学は考えているのです。ただし今までの説明を読んで，中には「消化・吸収の中心は脾胃である」という印象をもっている人もいるかもしれません。もちろん，それは正しい認識です。

どういうことかというと，消化・吸収は主に「中焦チーム」の仕事ですが，その中心は脾胃であり，さらにその核心は脾の働きだということです。

中焦の働きは「中焦は漚（おう）のようだ」（「中焦如漚」）[*2]という言葉で表されます。「漚」とは「長い間水につける，腐敗させ熟させる」という意味です。飲食物を消化して，変化させる働きを表した言葉といえます。

3）下焦

下焦の働きは，主に「大小便の排泄」です。下焦には小腸も含まれるので，もちろん「吸収」も下焦の働きといえます。ただし小腸の吸収は，大きな意味では脾の働きの一部でした。そこで下焦といった場合，その働きは主に「大小便の排泄」となります。

下焦の働きは「下焦は瀆（とく）のようだ」（「下焦如瀆」）[*3]という言葉で表されます。「瀆」とは「川や溝（どぶ）などの水の通り道」のことです。大小便を排泄し続ける下焦の働きを，川の水がいつも流れている様子にたとえた言葉といえます。

[*1, 2, 3]　いずれも『黄帝内経霊枢』営衛生会篇

4　その他

三焦については，ここで紹介した2つの意味のほか「気の通り道であり，気が活動する場所である」という見解もあります。

この見解は，『黄帝内経』や蔵象学説とは別の，独立した理論体系です（もちろん深い関係はあります）。とても大切な理論なので，蔵象学説の次に「命門元気三焦系統理論」として説明します（p. 278）。

5 ── 奇恒の腑（府）

1 奇恒の腑とは

①奇恒とは
　奇恒の「奇」には「普通ではない，変わっている」という意味があり，「恒」には「平常の，いつもの」という意味があります。
　つまり奇恒とは，「平常とは違う変わったもの」という意味です。

②なぜ奇恒の腑というのか（後世のこじつけ）
　奇恒の腑には「脳・髄・骨・脈・胆・女子胞（子宮）」の6つが含まれます。ではなぜこの6つを，奇恒の腑と呼ぶのでしょうか？　この問題について，まだ定説はありません。多くの教科書には，だいたい図146のような理由が紹介されています。

図146　奇恒の腑

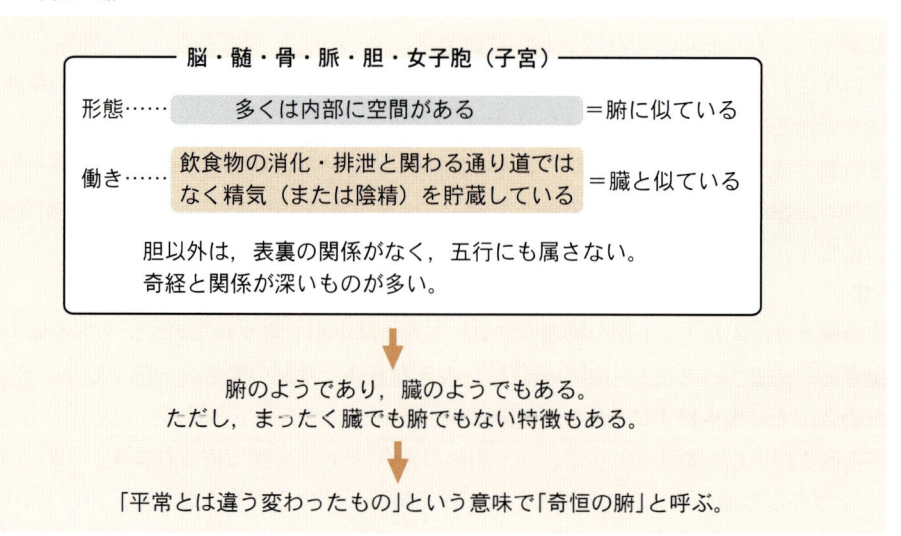

```
―――― 脳・髄・骨・脈・胆・女子胞（子宮）――――
形態……   多くは内部に空間がある          ＝腑に似ている

働き……   飲食物の消化・排泄と関わる通り道では
          なく精気（または陰精）を貯蔵している   ＝臓と似ている

胆以外は，表裏の関係がなく，五行にも属さない。
奇経と関係が深いものが多い。
```
↓
腑のようであり，臓のようでもある。
ただし，まったく臓でも腑でもない特徴もある。
↓
「平常とは違う変わったもの」という意味で「奇恒の腑」と呼ぶ。

　少し言葉が悪いかもしれませんが，図146の説明は，奇恒の腑について「後の人が一生懸命に考えた，こじつけの集大成」のようなものです。
　もちろんうそではありません。でも，本当でもないと思います。
　では本当の意味はなにか？　それは分かりません。元の本である『黄帝内経』でも，奇恒の腑は「五臓別論」という1箇所にしか出てこないからです。たった1箇所に少し書いてあるだけでは，詳しく探りようがありません。
　私が支持しているのは「これはその名の通り別論なのだ」という見解です。つまりいままでお話してきた蔵象学説とは別の見解・理論，または別の学派の捉え方として理解しようというものです。
　ただしそれにしても，「五臓別論」という，たった350字程度の文章だけでは論述が少なすぎます。

この文章だけを元に，6つの奇恒の腑について説明することはできません。

そこでここでは，蔵象学説にこだわらず，つまり『黄帝内経』にこだわらず「中医学が脳・髄・骨・脈・女子胞（子宮）をどう捉えているのか」を紹介していきます。なお，胆については，六腑の中ですでに説明したので，ここでは触れません。

I 脳

1 中医学と脳

脳という字は『黄帝内経』にも出てきます。つまり二千年ほど前には，中医学も「頭のなかに脳がある」ことを知っていたわけです。ただし歴代の中医学は，脳についてあまり語ってきませんでした。

まず『黄帝内経』では，脳を視覚・聴覚・平衡感覚などと関係の深いものと見ています。また「髄の集まり」である脳は，同じく髄から作られる骨との関わりが深く，その意味で運動機能とも関わりが深いと考えていました。つまり不完全ながらも，いちおう「運動」「感覚」と関わるものとして捉えています。ただし「内分泌」や「意識・思考」などとの関わりについては語っていません。

それは，その後の中医学も同じでした。なぜなら内分泌・意識・思考などの働きは，中医学がいう五臓六腑の働きの中に呑みこまれているからです。これは，そもそもそういう形で蔵象学説が完成している訳なので，当たり前といえます。

ただし神（意識）が「頭」と関係があるという話は，4～5世紀頃に書かれたとされる本（『金匱玉函経』の中の「証治総例」）に1行だけ出てきます。そしてこの1行と同じ意味のことを，少しだけ言い方を変えて書いている本も，その後何冊かあります。ただしそれらはみな「頭は神と関係がある」と言っているだけで，「脳」とは言っていません。

そして19世紀になると，中医学も「脳は神（意識・考えなど）と関係がある」といい始めます。つまり中医学の中ではじめて，「脳と神」がつなげられ始めたわけです。

この動きは20世紀になっても続き，また少し違った「脳と神の関係」が考えられました。

そしていまの中医学の教科書は，これら19～20世紀の成果を，まったく紹介していません。なぜなら19世紀の理論なんて，中医学の感覚では「まだ生まれたてのホヤホヤ」だからです。そんな新しいものを，教科書に載せるわけにはいきません。消えずにもう何世紀か残れば，認めてもらえるわけです。

ただし現在，多くの教科書の脳に関する説明には，とても大きな間違いがあります。それはきちんと正しておかなくてはいけません。また私は，19～20世紀の成果についても，簡単に紹介くらいすべきだと考えるので，ここで紹介します。

2 中国の教科書の問題点──脳と神（意識）

多くの中医基礎理論の教科書は，脳の説明をするときに，次のようにしています。

①明代・李時珍の「脳は元神の府だ」（脳為元神之府）という言葉を引用して，中医学は脳と意識・

精神の関係を捉えていたとしている。
　②清代・王清任の「意識や記憶などは脳の働きだ」（霊機記性在脳）という言葉を，蔵象学説の中に引用してしまっている。

これに関して，私は以下のように考えています。
①の問題点：
　この言葉は，李氏が『本草綱目』という本で，辛夷という薬の説明をしている部分に出てきます。ただし李氏は，そこで「脳は意識や精神と関係がある」などという話をしているわけではありません。
　また，「元神」という言葉は，元々道教の用語です。解釈にはいろいろありますが，例えば「先天的に与えられた霊光である」とか「本能の衝動や，前世からの業（カルマ）の働きが止んだときに，はじめて自在に動き始めるもの」などと説明されます。一部の道教系・仏教系の中医師は「元神」「識神」「欲神」などの言葉を使いましたが，そうした理論は，宗教色の濃い少し特殊なものなので，蔵象学説の内容と混ぜてしまうことは止めた方がよいと思います。
②の問題点：
　この言葉は，王清任の『医林改錯』という本に出てきます。ただし，王氏がこの本で語っている理論は，相当にアナーキーな理論です。どのようにアナーキーかというと，蔵象学説の根本を否定しています。例えば王氏は，同書「心無血説」の中で，血の流通に対する心の作用を完全に否定しています。さらに脾には生血作用や統血作用があるとする伝統的な認識についても，同様に「私は従うことはできない」という見解を示しています。
　つまり中国の教科書は，蔵象学説を否定する理論を引用して，蔵象学説の説明をしてしまっているのです。しかもその説明は，王氏の否定を正面から受け止めて，それに反論する形での説明ではありません。「意識や記憶などは脳の働きだ」（霊機記性在脳）という都合のよい言葉を勝手に拾ってきただけで，この言葉を通して王氏が伝えたかった脳論・神明論を，きちんと説明するものにはなっていません。

3　中医学が捉えた脳（19世紀，唐容川の考え）

①神（知覚）の生まれ方
　脳や髄の元は腎の精気です。腎の精気は陰と陽の元なので，それ自体に陰陽の特性はありません。ただし中医学には，これとは別に「心と腎を，体の中の火と水にたとえる」見方があります（後述「心と腎」参照 p.257）。そこで唐氏は，腎精から作られる脳髄を「水の精」と呼んでいます。そして唐氏は，水の精である脳髄が，心火に照らされることで知覚が生まれると考えました。月が太陽の光を受けて輝くように，水（脳髄）も火（心火）の光があって，初めていろいろ見える（感じる）ようになるのだということです。

②脳の成り立ちと働き
　中医学は腎精が髄を生み，髄が頭部に溜まったものが脳だと考えています。唐氏は，この成り立ちの順序に「脳はあくまでも受動だ」という宿命的な意味をよみとりました。

そこで唐氏は「臓腑や手足が脳髄を使っているのであって，脳がそれらを支配しているのではない」と言っています。だから西洋医学が脳の病気だとするものを，中医学では「腎から治したり」「肝から治したり」「肺から治したり」「心から治したり」「胃から治したり」するのだと考えました。

③脳と経絡のつながり

これは『黄帝内経』がすでに言っていることで，唐氏のオリジナルな考えではありませんが，唐氏は「臓腑の経脈は，みな脳とつながっている」ことを強調しました。

そしてこの視点は，いまの中医学が脳について考えるときにも，1つの主流となるものです。

4 中医学が捉えた脳（20世紀，張錫純の考え）

①心と脳と神

張氏はまず，「脳の中にある神は元神」で「心の中にある神は識神」だと考えていました。そして元神とは「思いや考えはなく，あるがままの空虚なもの」で，識神とは「いろいろな思いや考えに満ちたもの」だとしています。

つまり神を2つに分けたわけですが，識神と元神は，いつもつながっていると張氏は考えていました。両者がつながって連絡が取れていれば，人は正確にものごとを判断したりできると言っています。

②意識（思い）の生まれ方

では識神と元神は，どういう関係にあるのでしょうか？

張氏は，神（神明）が心と脳を貫いていれば，そこに思いが生まれるとしています。そしてそれは「脳→心」というプロセスをたどると考えました。張氏はいくつかの言い方でこれを表現していますが，例えば「脳の中の元神は体（本体）であり，心の中の識神は用（機能）である」「神明は脳に蔵され，心に発する」などと言っています。

上の言葉と合わせて私なりに解釈すると「まだ具体的な思いや考えになっていない状態の神（元神）が脳にはしまわれている。この神が必要に応じて脳から心へ届けられたとき，そこに具体的な思いや考えとしての神（識神）が生まれる」と言っているのだと思います。

5 まとめ

脳と心の関係は，唐氏の考えでは「心→脳」というプロセスになっていました。そして王氏の考えは「脳→心」です。つまり同じ「神・脳・心の関係」でも，唐氏と王氏では，ベクトルの方向が正反対になっていることが分かります。

ただし私は，両者の考えが互いに矛盾するものであるとは思いません。2つの見解は，共存することができると考えるからです。

例えば最近では，「脳は単なる電気信号をやり取りする回路であり，こころや精神と呼ばれるものは，脳ではなく内臓の細胞の働きである」というような研究もあります。

また「脳とは，原因の世界とつながっている端末コンピューターのようなものである」という見解もあります。

こうした見解をふまえて唐氏と王氏の説を読むと，両者は無理なく共存できるようにも思います。

II 髄

1 髄とは

中医学がいう「髄」には，次の2つの意味があります。

> ①「奇恒の腑」の1つとしての髄。
> ②「気・血・津・液・精・髄」という精微物質（体にとって必要なもの）の1つとしての髄。

いま中医学が「髄」というとき，ほとんどの場合は②の意味を指しています。ただし「①は②と違うものなのか？」ということについて，中医学がそんなに深く考えている訳ではありません。ほとんど②の意味だけで使われるので，あまり①について考える必要がないというのが現状です。

①については，「髄そのものではなく，脊髄の通り道である脊柱管のことだ」という説もあります。その方が「奇恒の腑」の意味に近づくからです。

2 髄の働き（精微物質の1つとしての髄）

①脳髄を満たす

腎精から生まれた髄は，頭部に集まって脳となります。腎精が足りないと髄も不足し，脳の働きに影響します。

また脳のところでお話したように，中医学は脳と髄を分けずに「脳髄」ということが多いです。そもそも脳は髄海（髄の集まり）なので，とても自然な呼び方といえます。

②骨を滋養する

腎精から生まれた髄は，脳だけでなく骨にもなります。成長期に髄が足りないと，骨は正常に発達しません。また大人になってから髄が不足すると，骨が弱くなります。

③血を生む

腎精から生まれた髄は，血を生むこともできます。腎精や髄の不足は，陰や血が不足する原因の1つです。

III 骨

1 骨の働き

①体を支える（「骨為幹」*）
　　　　　＊ 骨為幹：骨は幹なり。

　骨は，文字通り「ほねぐみ」として，体全体を支える働きをしています。骨が弱ると，体は正しい姿勢や，正しい形を保つことができなくなります。

②運動を支える
　例えば『黄帝内経』では，筋と骨を分けずに「筋骨」と呼ぶことも多いです。この呼び方が表しているように，骨には筋といっしょに運動を支える働きもあります。骨が弱ると，運動する能力も衰えることになります。

IV 脈

1 脈とは

　脈という言葉は，はじめは「血管」という意味で使われていました。そこで中医学には，さらに「血脈」という言葉もあります。
　そしてその後，おそらく二千年ほど前ですが，「血の通り道である血脈（血管）」とはべつに「気血の通り道である経絡」が発見されました。そこで元々あった「脈」という言葉に，経絡という意味も加えられたのです。
　ただし経絡という用語が生まれたのは，もう少し後のようです。例えば十二正経の名前も，いまは「足太陽経」などと呼びますが，この頃は「足泰陽脈」（泰陽＝太陽）とか「足巨陽脈」（巨陽＝太陽）などと呼んでいます。その後の『黄帝内経』でも，まだ「膀胱足太陽之脈」と呼んでいます。
　そしていまの中医学がいう「脈」は，元々の「血脈」の意味と，後から足された「経絡」の意味を全て含んだものです。つまり「血脈」「経脈」「絡脈」を含んだものが，「脈」だということになります。

2 脈の働き

①気血を通す道となる
　脈には，気血を通すという大切な働きがあります。詳しくは，経絡学説を参照してください（p.112）。

②体の情報を伝える
　中医学には，「脈診」という大切な検査法があります。これは脈の様子を通して，体の内部の様

子を探る方法です。細かくいえば脈だけではなく、脈を流れる気血を通して探るわけですが「脈には内部の状態を伝える働きがある」といえます。

V 女子胞（子宮）

1 別名のいろいろ

子宮には、女子胞のほかにも「胞」「胞宮」「胞臓」「子処」「子宮」「子臓」「血室」「血臓」など、たくさんの別名があります。

色々ありますが、特に「これが正式な名称だ」というのはありません。いまよく使われるのは「女子胞」「胞宮」「子宮」の3つです。

2 女子胞の働き

①月経を受け持つ

女子胞の大切な働きは、月経を受け持つことです。ただし月経は、女子胞の働きだけで起こるわけではありません。正常に初潮を迎え、その後も月経が規則正しくくり返される背景には、女子胞を含む大きなシステムの働きがあります。

「生命とは」(p.97)でお話したように、中医学は「女は14歳、男は16歳で性的な成熟を迎える（生殖能力が備わる）」と考えています。そして性的成熟の前提となるのが「腎気（腎精）の充実」でした。生まれてから14〜16年の間に、腎気が十分に培われると、体の中で「天癸」と呼ばれる特殊な陰精が生まれます。「腎気」が充実し、気血がみなぎっているところに「天癸」が生まれると、衝脈と任脈の気血が満たされます。衝脈と任脈はどちらも子宮に通じているので、衝脈・任脈に満たされた気血は、一定周期で「子宮」に溢れます。これが中医学の考える「月経」です（**図147**参照）。

また月経はとにかく血と関係が深いので、さらに「血を受け持つ心」「血を貯蔵する肝」また「気血を生み出す元である脾」などにも、大きく影響されます。脾はまた「後天の本」でもあるので、そもそも腎気・腎精を充実させる段階からの関わりとなります。

以上が、正常な月経を支えるシステムです。この複雑なシステムのどこに問題があっても、それは月経の異常を生み出す元になります。

②妊娠を受け持つ

初潮を迎え正常な月経が維持されると、女子胞には子どもを身ごもる働きが備わります。そして妊娠した後は、胎児を守り育てる働きを受け持ちます。

これらの新しい働きも、やはり前述のシステムに支えられているものです。腎気・天癸・衝脈・任脈・心・肝・脾など、どこに問題があっても、それは妊娠・出産にまつわる問題として現われます。ただし妊娠は、月経と違って女性だけの問題ではありません。必ず男精（男性の生殖の精）が関わります。そこで特に不妊の問題を考えるときには、さらに「男精」という要素も加えなくては

なりません。

図147　月経が生じるしくみ

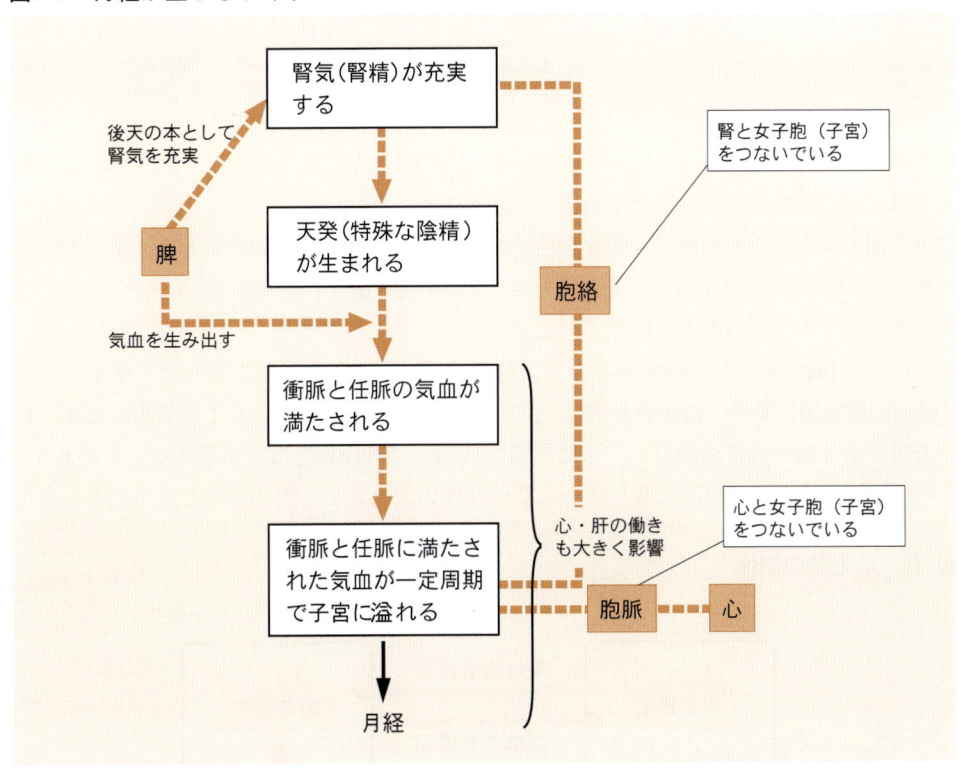

```
                    腎気(腎精)が充実
                    する
    後天の本として ↗     ↓              腎と女子胞（子宮）
    腎気を充実            天癸(特殊な陰精)  をつないでいる
  ┌──┐              が生まれる        ┌──┐
  │脾 │ ─────→                       │胞絡│
  └──┘  気血を生み出す ↓               └──┘
                    衝脈と任脈の気血が
                    満たされる
                          ↓          }
                    衝脈と任脈に満たさ    心・肝の働き    心と女子胞（子宮）
                    れた気血が一定周期    も大きく影響    をつないでいる
                    で子宮に溢れる     } ┌──┐ ┌─┐
                          ↓           │胞脈│─│心│
                        月経           └──┘ └─┘
```

6 ── 臓と臓の関係

◆1 心と肺

　心と肺の関係は，2つの内容に分けることができます。

①血と気

　心と肺の関係は，一言でいうと「血と気の関係」です。
　まず気には，血を通す働きがあります。気が通るから，血も通ると考えるわけです。そして血には，気を運ぶ働きがあります。これは気という目に見えないものが，血という目に見えるものに宿って進んでいくということです（**図148**参照）。

図148　気と血の関係

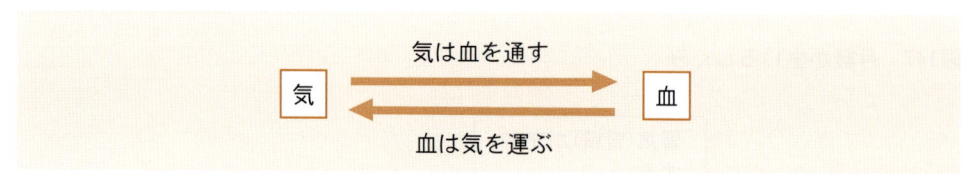

　　　　気は血を通す →
　　気　　　　　　　　　血
　　　　← 血は気を運ぶ

　そして肺は「気を受け持ち」，心は「血を受け持ち」ます（肺主気／心主血脈）。つまり気血の関係が，そのまま肺と心の関係にもあてはまるのです（**図149**参照）。

　肺は気を通すことで心の血を通す働きを助け，心は血を通すことで肺の気を通す働きを助けています。また，肺にはさらに「全身の脈を波打たせ，気血を通す働き」（肺朝百脈）もありました。肺は，この働きを通しても，心の働きを助けています。

　肺と心には**図149**のような関係があるので，肺気が弱ったり，肺の気が滞ったりすると，心に影響し「胸部の閉塞感，動悸，唇や舌が青紫色になる」などの症状が現れることがあります。反対に心気や心陽が弱り血の流れが滞ると，肺に影響し「咳嗽，呼吸困難」などが現れることがあります。

　例えば慢性肺性心の多くは，こうした心と肺の関係の崩れとして捉えることができるものです。

図149　心と肺の関係

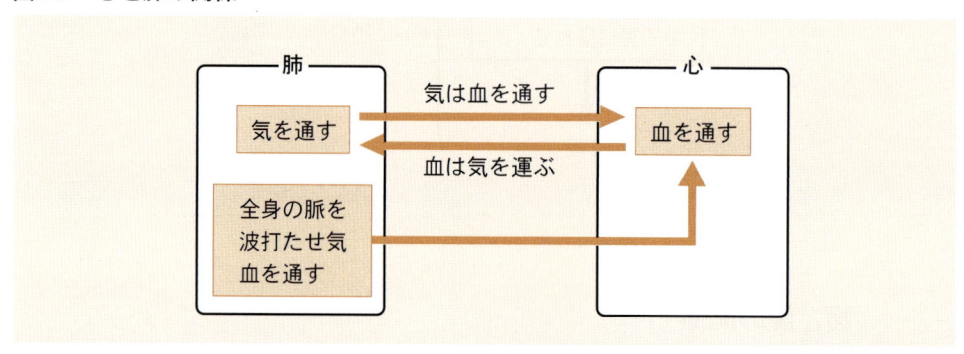

【肺】気を通す／全身の脈を波打たせ気血を通す　⇄　【心】血を通す
（気は血を通す／血は気を運ぶ）

②宗気を通じた関係

　心と肺の関係を考えるときに，もう1つ「宗気」のことも知らないわけにはいきません。宗気については「気血津液」（p.290）でお話しますが，宗気の重要な原料は，肺が吸いこんだ清気（外の世界の気）です。

　宗気には「呼吸を助ける働き」と「心に作用して，気血を通す働き」があります。そこで中医学は，こうした宗気の働きによって「呼吸のリズム」と「心拍のリズム」はバランスが取られているのだと考えています。

　つまり心と肺は，たんに1対1で協調関係にあるだけではなく，さらに「宗気を通じて，生命にとって大切な2つのリズムの関係を維持する」という共同の働きもしているということです。例えば中医学では，あるタイプの不整脈や動悸を「宗気の不足」と捉えて治療することがあります。

② 心と脾

心と脾の関係は、2つの内容に分けることができます。

①血の生成

心は血を受け持ちますが、そのためにはまず血が十分に作られなくてはなりません。そして脾は、気血を生み出す元です。この意味で、心の「血を受け持つ働き」は、脾の働きに依存しています。

また反対に、脾が「気血を生み出す」という仕事をするには、脾自身も気や血を受け取ることで養われなくてはなりません。そして心は、その強大な陽気の力で、血を送り出す働きをしています。つまり脾の働きも、心血や心の陽気に依存しているということです（図150参照）。

図150　心と脾の関係

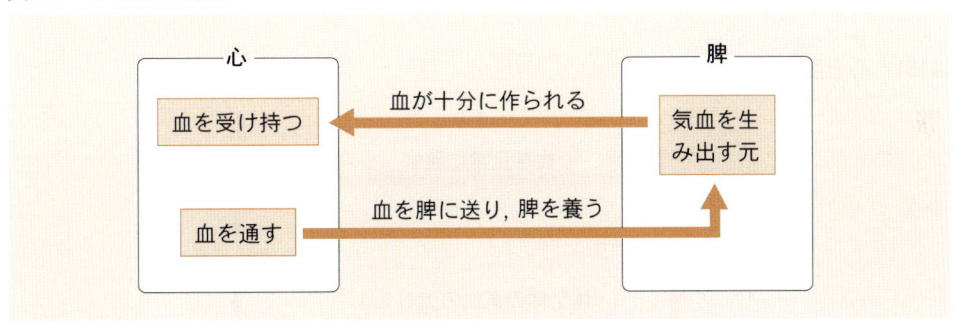

［心］血を受け持つ ← 血が十分に作られる ← ［脾］気血を生み出す元
［心］血を通す → 血を脾に送り、脾を養う → ［脾］

②血の運行

心には、血を通す働きがあります。そして脾の気には、脈の中を流れる血が外にもれないようにする働き（脾主統血）がありました。つまり両者は、「心が通し」「脾が束縛する」ことで、血の正常な流れを支えているといえます。

③まとめ

脾が弱り、気血を十分に生み出せなくなると、血が不足し、心の働きに影響します。また脾の、統血機能が弱っても、やはり心血は足りなくなり、心の働きに影響します。

このように心と脾の関係は、病証としては心と脾が同時に弱る「心脾両虚証」（または心脾気血両虚証）として現れることが多いです。典型的なタイプの心脾両虚証は、次のような現れ方をします。

> 心脾両虚証（心脾気血両虚証）
> ・心血が不足する（動悸、健忘、不眠、睡眠中に夢が多いなど）
> ・脾気が弱る（食欲不振、お腹がはる、大便がゆるい、気力がわかない、脱力感など）

また脾には、「思いと関係が深い」という特徴がありました。そこで「思いわずらい」「考えすぎ」などは、脾の働きを弱め、ひいては心脾両虚証を生み出す重要な原因となります。

3 心と肝

心と肝の関係は、2つの内容に分けることができます。

①血の運行や貯蔵

心には血を通す働きがあり、肝には血を貯蔵する働きがあります（心主血脈／肝蔵血）。

体に血が足りていて、心がその血を正常に流していれば、肝は血を貯蔵することができます。肝が正常に働くためには、こうして血を受け取り、肝自身が潤う必要があるのです。

そして肝が正常に働けば、肝は「疏泄の働き」を通して、体全体の気血の流れをよくします。つまり肝も、疏泄を通して「血を通す」という心の働きを助けているのです。

このように心と肝は、まず血の運行や貯蔵という働きを通じて、互いに依存しています（図151参照）。

図151　心と肝の関係

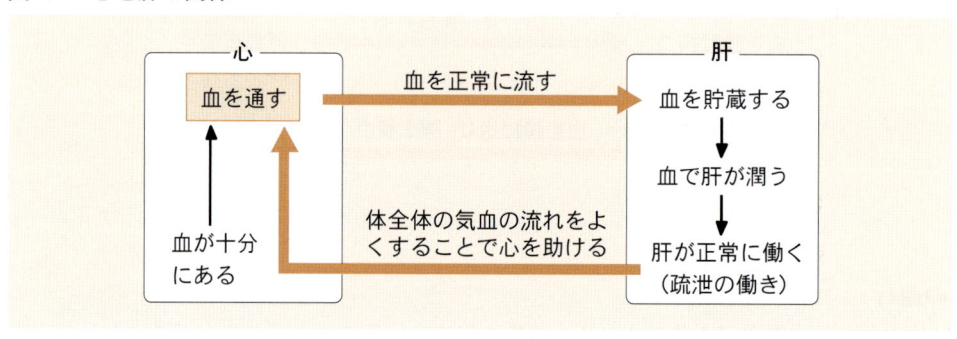

心：血を通す ← 血が十分にある
心 →（血を正常に流す）→ 肝
肝：血を貯蔵する → 血で肝が潤う → 肝が正常に働く（疏泄の働き）
肝 →（体全体の気血の流れをよくすることで心を助ける）→ 心

血が足りなかったり、または心が正常に血を通せないと、肝は十分に血を貯蔵できません。すると肝の働きも悪くなり、疏泄を通して心を助けることができなくなります。このように心血も肝血も足りない状態を「心肝血虚（証）」といいます。次のような心血の不足による症状と、肝血の不足による症状が、同時に見られるのが特徴です。

> 心肝血虚証
> ・心血が不足する（動悸、健忘、不眠、睡眠中に夢が多いなど）
> ・肝血が不足する（めまい、手足のしびれ、痙攣、爪に艶がないなど）

②神（意識・精神）への影響

心には「神を受け持つ」働きもあります（心主神明）。また肝の疏泄の働きは、精神活動に対しても、大きな影響力をもっていました。つまり心と肝は、精神活動という面でも、深く関係しているのです。

心は神を受け持つので、精神が正常であるためには、まず心が正常でなければなりません。そしてすでにお話したように、心が正常で、肝に十分な血が貯蔵されると、肝は疏泄の働きを通して気血の通りをよくしていきます。気血がスムーズに流れることも、人がすっきりとした精神状態でい

るための，欠かせない条件です。

そこで心や肝の問題は，多くの場合，精神の変化としても現れます。例えば心火が強まると，「不眠，発狂してさわいだり暴れたりする，うわごとを言う」などの症状が現れることがあります。また肝火が強まったときには「イライラする，怒りっぽくなる，不眠」などの症状が現れやすくなります。

④ 心と腎

心と腎の関係は，4つの内容に分けることができます。

①心腎相交（水火既済）

心は体の上部にあります。つまり陰陽でいうと，陽に属する位置です。また心には，「陽の中の太陽」と呼ばれる性質もありました。そして心は，五行では「火」に属します。つまり心は，「とっても陽」で「とっても火」な臓というわけです。そこで中医学は昔から，心を体の中の「火」にたとえてきました。

これに対して腎は，体の下部，つまり陰に属する位置にあります。また腎には「水を受け持つ」働きがあり（腎主水液），五行でも「水」に属します。つまり腎は，「とっても陰」で「とっても水」な臓です。そこで腎は，体の中の「水」にたとえられてきました（図152参照）。

図152　水火の象徴としての腎と心

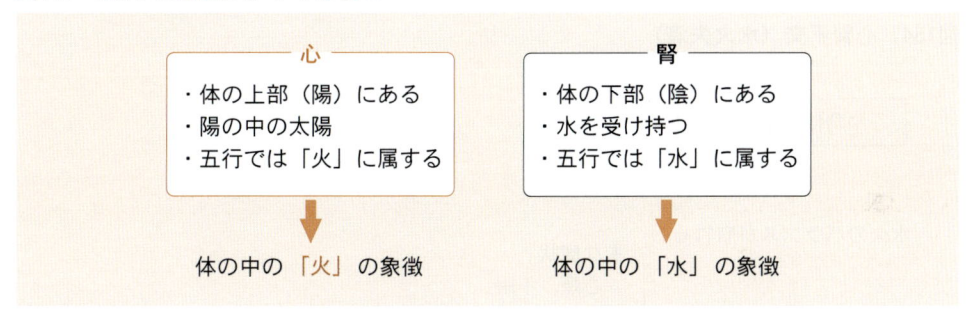

心	腎
・体の上部（陽）にある ・陽の中の太陽 ・五行では「火」に属する	・体の下部（陰）にある ・水を受け持つ ・五行では「水」に属する
↓	↓
体の中の「火」の象徴	体の中の「水」の象徴

そして中医学は，火と水の象徴である心と腎は，いつも交わることで体の「水と火のバランス」つまり「陰と陽のバランス」を取っているのだと考えています。

まず心火は下降して腎に入り，腎陽と協力して腎陰を温めます。そうすることで「水臓」である腎が冷えすぎないようにするのです。また腎水は上行して心に入ります。そして心陰と協力して，心火が強まり過ぎないように抑える働きをします。

このようにして「心火はいつも下降し」「腎水はいつも上行し」，体全体の水火・陰陽のバランスは保たれているのです。この状態を「心腎相交」または「水火既済」と呼びます（図153参照）。

心や腎に問題があると，この水火のバランスは崩れ，「心腎不交」または「水火失済」と呼ばれる状態になります。心腎不交の，主な症状は「心煩」と「不眠」です。心煩とは，胸部の熱感や閉塞感，つまり胸の部分がすっきりせず，いつもなにか落ち着かない感じの症状を指します。その他の症状

は，心腎不交がどういう原因で起こったかによって変わります(**図154**参照)。

図153　心腎相交（水火既済）

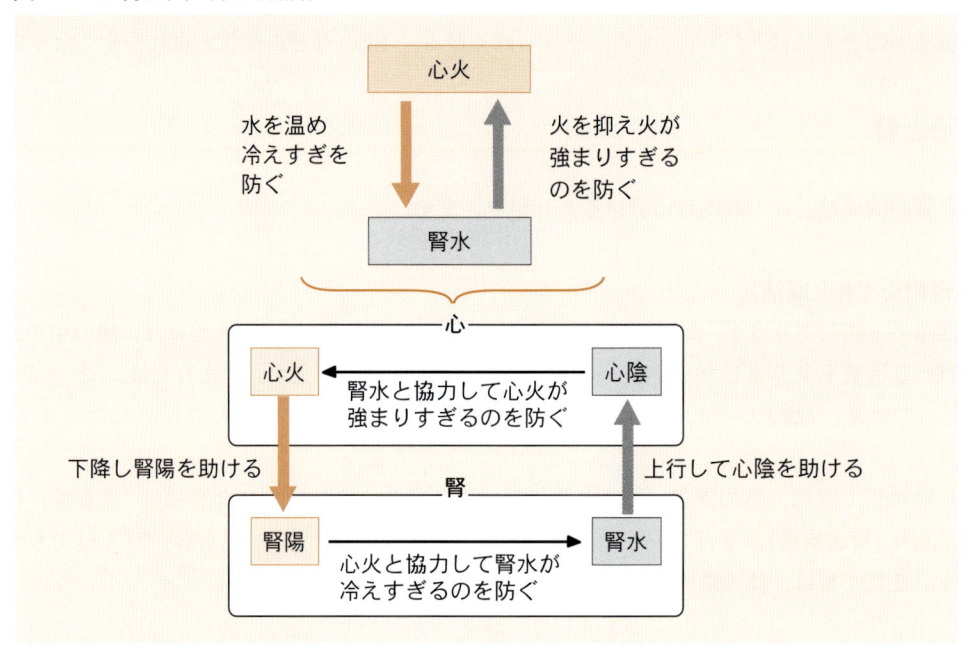

```
             心火
    水を温め  ↓↑  火を抑え火が
    冷えすぎを     強まりすぎる
    防ぐ           のを防ぐ
             腎水
```

```
        ┌──────────────心──────────────┐
        │ 心火 ← 腎水と協力して心火が ← 心陰 │
        │      強まりすぎるのを防ぐ         │
        └────↓────────────────────↑────┘
下降し腎陽を助ける        腎        上行して心陰を助ける
        ┌────↓────────────────────↑────┐
        │ 腎陽 → 心火と協力して腎水が → 腎水 │
        │      冷えすぎるのを防ぐ           │
        └─────────────────────────────┘
```

図154　心腎不交（水火失済）

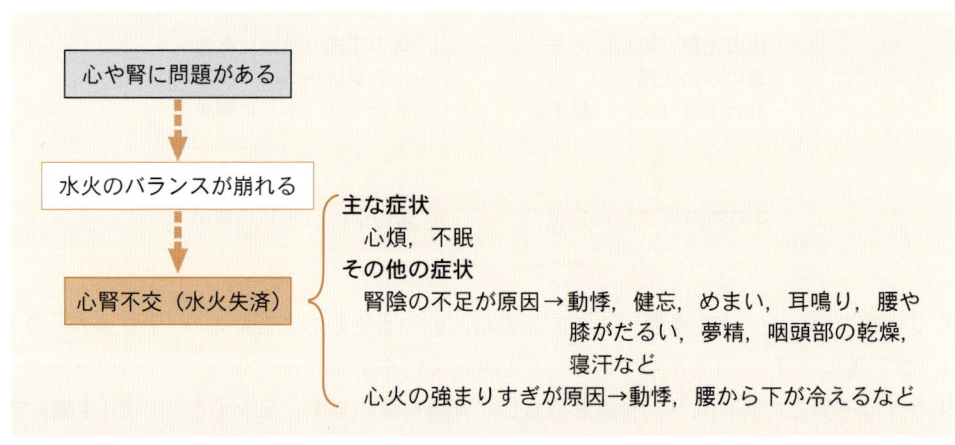

```
心や腎に問題がある
      ↓
水火のバランスが崩れる     主な症状
      ↓                     心煩，不眠
心腎不交（水火失済）        その他の症状
                            腎陰の不足が原因→動悸，健忘，めまい，耳鳴り，腰や
                                            膝がだるい，夢精，咽頭部の乾燥，
                                            寝汗など
                            心火の強まりすぎが原因→動悸，腰から下が冷えるなど
```

②腎陰・腎陽の心への影響

　腎陰・腎陽は，それぞれ全身の陰陽の元でした。そこで腎の不足は，心腎不交に限らず，ほかの形でも心に影響します(**図155**)。

　例えば腎陽が不足して，腎の「水を受け持つ」働きが弱ると，体は水をうまくさばけません。すると停滞した水が上行して心を侵し，動悸・喘息・むくみなどの症状をひきおこすことがあります。これは「水気凌心」(体に害のある水が心を侵す)と呼ばれる状態です。

　また腎陰の不足が心に影響して，心陰の不足を起こすこともあります(心腎陰虚)。この場合，多

くは心腎不交となりますが，腎陰の不足が顕著な場合は「陰虚火旺」と呼ばれる状態になることもあります。これは陰の不足（陰虚）によって，体の中に火（虚火）が生まれた状態です。心煩のほか，体がほてる，手足の中心部が熱くなる（熱く感じる）など，火による症状が現れます。

また同時に心火が強まると「口の中や舌の腫れ（炎症など）・動悸・不眠・気持ちが落ち着かない・顔が赤い」などの症状が現れることがあります。これは「心火亢盛」と呼ばれる状態です。この火は陰虚火旺による火とは違う火なので，必ずしも陰虚による虚火と同時に見られるとは限りません。ほかの原因で起こることもあります。

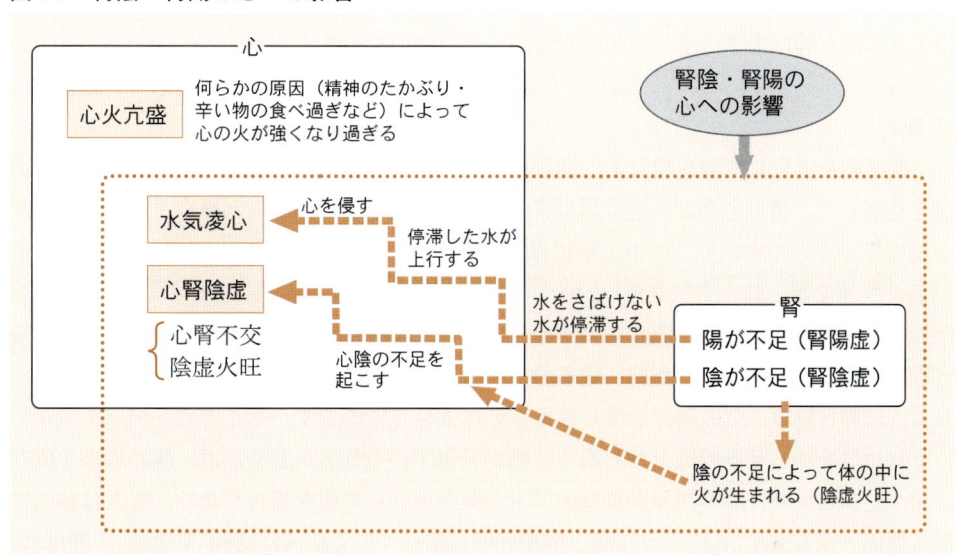

図155　腎陰・腎陽の心への影響

③精と血

心は血を受け持ち，腎は精を貯蔵します（心主血脈／腎蔵精）。そして中医学は「精と血は，互いが互いを生み出す関係にある」と考えています。つまり腎精と心血にも，互いが互いを生み出す関係があるということです。

例えば不整脈や狭心症など循環器系の病気には，中医学がいう「心血の不足」によるものが多くあります。治療はもちろん「心血を補う」ことになりますが，実際には腎陰・腎精を補う薬を使うことも多いです。こうした用薬法も，腎精と心血の関係をふまえたものといえます。

④神と腎精

心は，神を受け持つ働きのある臓です（心主神明）。また神の働きには，脳も関係していました。そして脳とは，腎精から生まれた髄が頭部に集まって出来たものです。

つまり神が正常であるためには，心が正常で，さらに腎精に支えられた脳も正常でなくてはなりません。このように心と腎には，協力して神の働きを支えているという関係もあります。

例えば健忘症を治療する場合，中医学では心と腎を滋養する方法が多く使われます。これは上の関係をふまえて，心と腎の両面から，神（ここでは記憶）の働きを回復させる方法といえます。

5 肺と脾

肺と脾の関係は、3つの内容に分けることができます。

①宗気の生成

気にもいろいろありますが、「宗気」という気は、肺と脾が共同で作り出しているものです（「気血津液」p.290参照）。

肺は、呼吸を通して自然界の清気を吸い込みます。脾は飲食物を消化して、精気（エネルギーや栄養）を作り出します。そして宗気は、この清気と精気が合わさることで作られるのです。

このように肺と脾はまず、宗気の生成を通じて結びついています。

②気の運行

脾は、飲食物を消化して得た精気を、運化の働きを通じて肺へ送ります。そして肺は、宣発・粛降の働きを通して、精気を全身へ送り届けます。つまり気の運行からみた場合、肺の宣降は、脾の運化を助けているのです。そこで中医学には「脾は気を生み出す元であり、肺は気の運行の中枢である」（脾為生気之源，肺為主気之枢）という有名な言葉があります。

ただし肺は、脾を助けて気を流しているだけではありません。自分を養うためにも、脾から精気を受け取っています。つまり脾が肺へ送る精気には、肺を養う働きもあるということです。

このように肺と脾は、気の運行を通じても互いに依存しています。そこで脾が弱って気が不足すると、それは肺を弱らせる原因となります。肺が元気でいられるかどうかは、脾に大きく依存しているのです。また反対に肺の病気が長びいても、気を消耗して脾を弱らせたり、または脾の働きを鈍らせる原因となります。このように脾と肺が同時に弱っている状況は「脾肺気虚証」と呼ばれます。

ただし具体的な病証としての「脾肺気虚証」は、単純な気の問題ではなく、同時に水の問題を含むものとして現れることが多いです。つまり、次にお話する③の内容を含む状態で現れやすくなります。なぜなら肺気も脾気も、水の運行と関係の深い気だからです。（肺脾気虚証は、図156としてまとめてあります）

③水液の代謝

脾には、体のなかの水液を運行させる働きがあります（脾主運化―運化水湿）。そして肺の宣発と粛降は、気のレベルだけでなく、水のレベルにも影響をもっていました（通調水道）。つまり肺の宣降は、水液の代謝という分野でも、脾の運化を助けているのです。

ただしここでも肺は、一方的に脾を助けている訳ではありません。肺が体の上部の水を外や下へ送ることができるのも、脾の運化の働きが背後にあるからです。

そこで脾の働きが弱って体に湿気や痰（水液が停滞したもの）がたまると、多くの場合、肺に影響します。これは咳や喘息を起こす重要な原因の1つです。このように脾が弱って生まれた痰は、肺に影響しやすいことから、中医学には「脾は痰を生む元であり、肺は痰が溜まる場所である」（脾為生痰之源，肺為貯痰之器）という有名な言葉があります。

④まとめ

ここまでお話した関係は，多くは**図156**のような脾肺気虚証として現れます。ただし「脾気虚が主」「肺気虚が主」「水液の停滞が顕著」など，タイプによって具体的な現れ方には違いがあります。

図156　脾肺気虚証

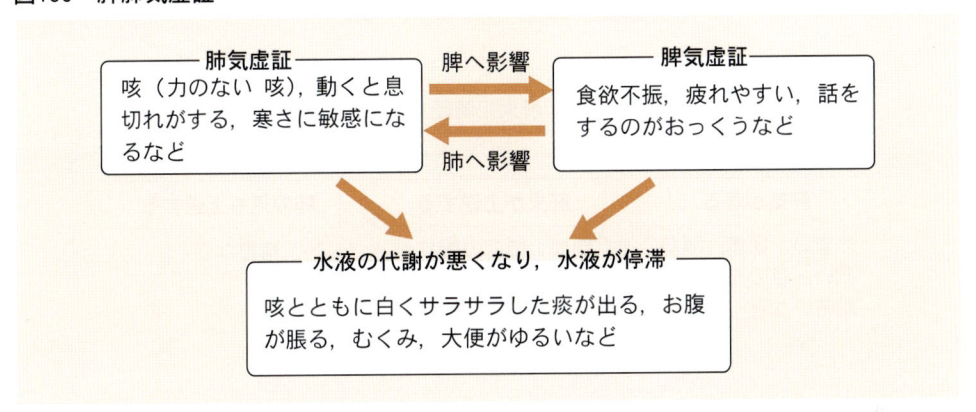

```
┌─肺気虚証─────┐  脾へ影響  ┌─脾気虚証─────┐
│咳（力のない 咳），動くと息│ ───────→ │食欲不振，疲れやすい，話を│
│切れがする，寒さに敏感にな│ ←─────── │するのがおっくうなど    │
│るなど          │  肺へ影響  │              │
└──────────┘      └──────────┘
         ↘            ↙
      ┌─水液の代謝が悪くなり，水液が停滞─┐
      │咳とともに白くサラサラした痰が出る，お腹│
      │が脹る，むくみ，大便がゆるいなど    │
      └──────────────────┘
```

⑥ 肺と肝

肺と肝の関係は，2つの内容に分けることができます。

①気の昇降

肝の気は，上昇も下降もしますが，特に上昇・発散しやすい傾向があります。そして肺気には，粛降という下降する性質があります。そこで中医学は，「肝気の上昇」と「肺気の下降」には，共同で気の昇降のバランスを取る働きがあると考えています。脾と胃も共同で気の昇降バランスを取っていましたが，さらに肝と肺によるバランスも，全身の気の流れにとっては大切だということです。

図157　肺と肝

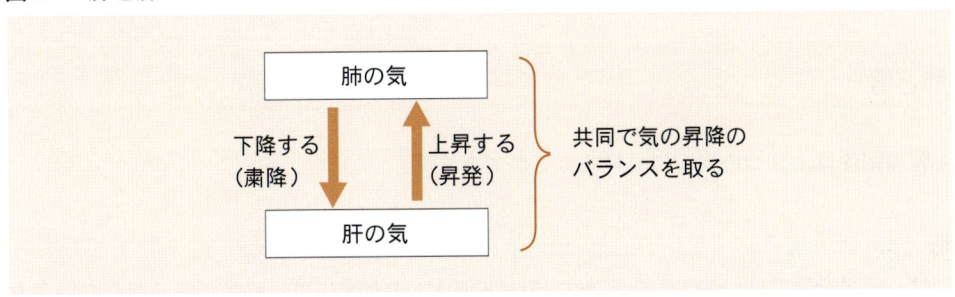

```
         ┌───┐
         │肺の気│
         └───┘
       ↓    ↑        ┐
    下降する  上昇する    ├ 共同で気の昇降の
    （粛降）  （昇発）    │  バランスを取る
         ┌───┐        ┘
         │肝の気│
         └───┘
```

この肺と肝による昇降バランスの崩れは，主に「肝火犯肺証」として現われます。肝火犯肺証の多くは，精神的な不満が肝気の滞りを生み，さらに気の滞りが火（肝火）を生み出し，肝火が肺に影響することで起こります。上逆（上に向かって暴発）した肝火によって肺気も上逆したり，肺陰

が損傷を受けるという状態です（**図158**参照）。

図158 肝火犯肺証

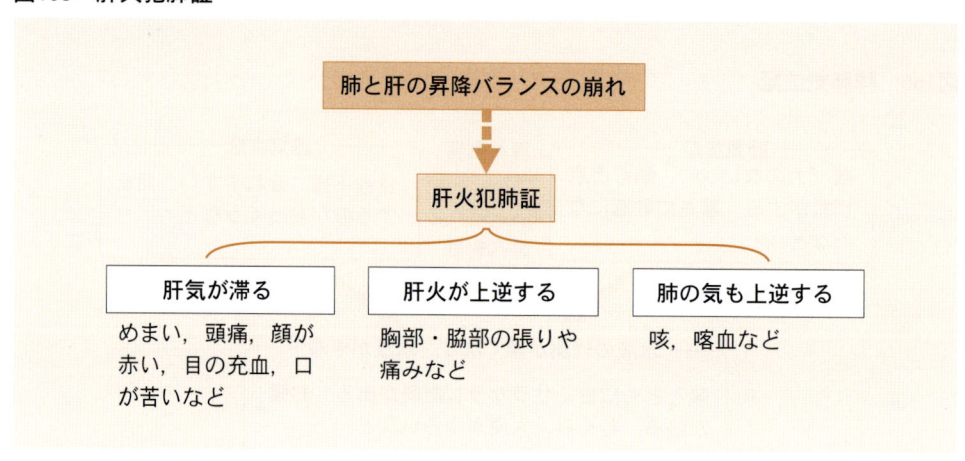

肺と肝の昇降バランスの崩れ
↓
肝火犯肺証

- 肝気が滞る：めまい，頭痛，顔が赤い，目の充血，口が苦いなど
- 肝火が上逆する：胸部・脇部の張りや痛みなど
- 肺の気も上逆する：咳，喀血など

②気と血の運行

　肝には，「血の貯蔵や，血流の調節を受け持つ働き」がありました（肝蔵血）。そして肺には，気を受け持つ働きがあります（肺主気）。そこで中医学は，肺と肝には，共同で気血の運行を調節する働きがあるとも考えています。

　例えば慢性肝炎や初期の肝硬変では，「お腹がはる」という症状が顕著な場合があります。これは肝性腹脹と呼ばれるものです。この肝性腹脹を，中医学は「気と血の滞り（気滞血瘀）によるもの」と考えています。そこで治療は「気と血を通す（行気活血）こと」が中心となります。もしこの腹脹が，単なる胃腸の問題ならば，気を通す薬は「お腹の気を通す薬」を使うのですが，肝性腹脹はそれでは治りません。さらに「肺を開く」（肺の気を通す）必要があるのです。それはなぜかを考えるときに，ここでお話した肺と肝の関係は，1つの根拠となります。

　またこの方法は，そのまま肝硬変による腹水の治療にも応用されます。腹水の治療は多くの場合「気を通す（行気），血を通す（活血），水をさばく（利水）」が中心となりますが，やはり肺に作用する薬を加えることが大切です。

7 肺と腎

　肺と腎の関係は，3つの内容に分けることができます。

①呼吸

　肺には，呼吸を受け持つ働きがあります（肺主呼吸）。また腎には，呼吸が浅くならないように吸い込んだ気を納める働きがありました（腎主納気）。このように肺と腎には，まず呼吸を共同で行うという関係があります。中医学には「肺は呼気を受け持ち，腎は吸気を受け持つ」（肺主呼気，腎主吸気）という言葉がありますが，これはこうした関係を表したものです。

　もし腎の納気の働きが弱ると，呼吸は十分な深さを保つことができません。また慢性的な肺の病

気で肺気が弱り，それが腎に影響した場合にも，やはり腎の納気の働きは弱ります。すると例えば「動くと息切れがする，呼吸困難（喘息）になる」などの症状が現れることがあります。これは「腎不納気」と呼ばれる状態です（**図159**参照）。

　例えば生まれつき体が弱い子どもの気管支喘息には，この「腎不納気」によるタイプが多く見られます。その場合，肺だけを治療してもよくはなりません。さらに腎の納気の働きを回復させる必要があるのです。こうした治療法は，「呼吸とは，肺と腎の共同作業である」という中医学の考えを踏まえたものといえます。

図159　肺と腎（腎不納気）

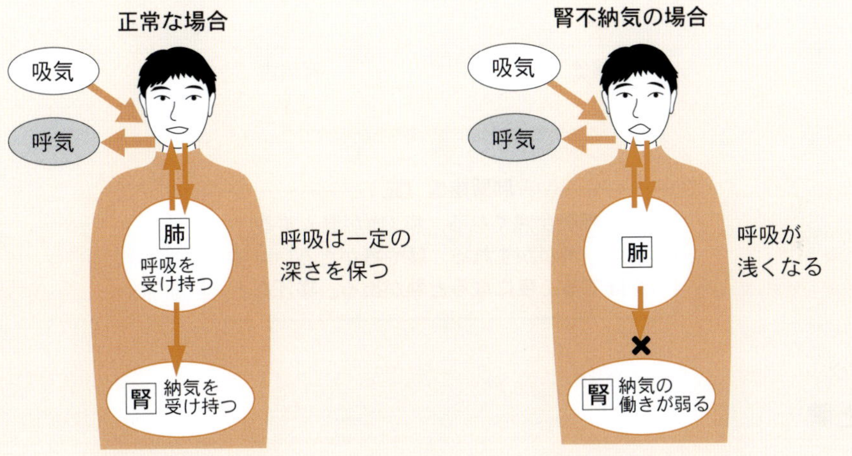

腎不納気証
息切れ，呼吸困難（喘息），呼吸が浅く息を深く吸い込めない，
運動をすると，以上の症状が悪化する，など。

②水液の代謝

　肺の宣発・粛降の働きは，水液の代謝にも大きな影響力をもっていました（通調水道）。また腎には，水を受け持つ働きがあります（腎主水液）。

　宣発・粛降を通して水液を運行させるのは，肺気の働きです。ただしこの働きは，腎の陽気の助けがなくては成り立ちません。また腎には，膀胱に溜まった水液を，尿として排出させる働きもあります。ただし腎がこの仕事をするためには，肺の宣降が正常でなくてはなりません。肺が上部の水液を下に送らなければ，膀胱に水液がたまることはないからです。このように肺と腎は，水液の代謝を通しても，深く関係しています。

　そこで肺の宣発・粛降の働きが弱ると，水を受け持つ腎の働きにも影響し，尿の量が減る，むくむ，などの症状として現れることがあります。また腎の陽気は，体の水液代謝の要といえる存在です。もし腎の水を受け持つ働きが弱ると，体に水液が溜まってしまいます。溜まった水液が肺に影響すると，咳や喘息などの症状となって現れます。

③陰液

肺と腎には，さらに陰液を通じた関係もあります。

腎陰は，全身の陰の元でした。そこで腎陰の不足（腎陰虚）は，肺陰の不足（肺陰虚）を起こす原因ともなります。また肺の病気で肺陰虚が重くなった場合，腎に影響して腎陰虚を起こすこともあります。

このように肺陰虚と腎陰虚が同時に現れる状態は，「肺腎陰虚（証）」と呼ばれています（**図160**）。

図160　肺腎陰虚（証）

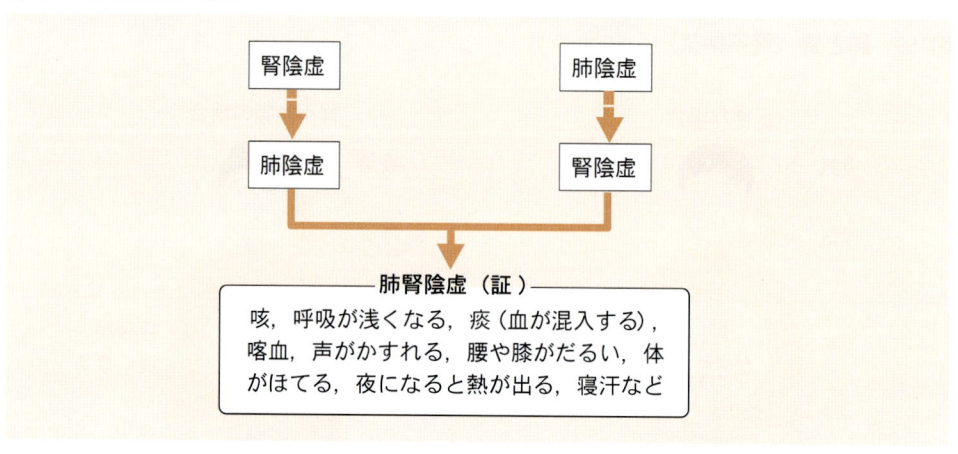

```
腎陰虚                 肺陰虚
  ↓                     ↓
肺陰虚                 腎陰虚
   └──────┬──────┘
          ↓
    ┌─ 肺腎陰虚（証）──────────────┐
    │ 咳，呼吸が浅くなる，痰（血が混入する），│
    │ 喀血，声がかすれる，腰や膝がだるい，体 │
    │ がほてる，夜になると熱が出る，寝汗など │
    └────────────────────┘
```

8　肝と脾

肝と脾の関係は，2つの内容に分けることができます。

①「肝の疏泄」と「脾の運化」

肝の疏泄には，脾の運化を支える働きもありました。肝の疏泄が正常でなければ，脾は正常に働けないということです。また脾が作り出す水穀の精微（飲食物を消化・吸収して得られるエネルギーや栄養）は，肝を養うものでもあります。つまり脾は肝に支えられるだけでなく，肝を支えてもいるのです。このように「肝の疏泄」と「脾の運化」には，互いに依存する関係があります（**図161**）。

図161　「肝の疏泄」と「脾の運化」

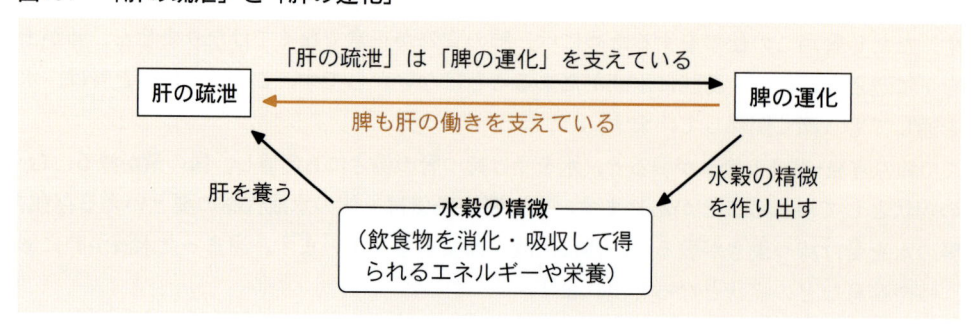

```
            「肝の疏泄」は「脾の運化」を支えている
  肝の疏泄 ←─────────────────→ 脾の運化
            脾も肝の働きを支えている
      ↑                              ↓
   肝を養う    ─ 水穀の精微 ─     水穀の精微
              （飲食物を消化・吸収して得    を作り出す
               られるエネルギーや栄養）
```

肝の疏泄が滞ると，脾の働きに影響し「肝脾不和（証）」と呼ばれる状態が生まれます（**図162**）。これは肝気の滞り（肝鬱）と脾の弱り（脾虚）が，同時に現れる状態です。また肝脾不和証は，脾が弱って肝に影響することでも起こります。

図162　肝脾不和（証）

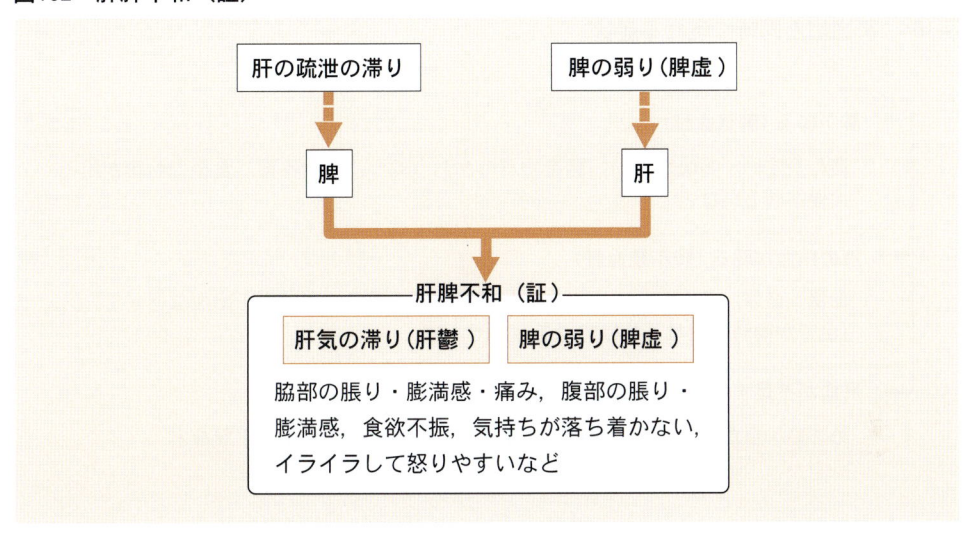

肝の疏泄の滞り → 脾
脾の弱り（脾虚）→ 肝
↓
肝脾不和（証）
　肝気の滞り（肝鬱）　脾の弱り（脾虚）
脇部の脹り・膨満感・痛み，腹部の脹り・膨満感，食欲不振，気持ちが落ち着かない，イライラして怒りやすいなど

②血の生成・運行・貯蔵

　脾は「気血を生み出す元」でした。また脾には「血が，脈の外に出ないようにする」働きもあります（脾主統血）。つまり脾が正常であれば，血は十分に作られ，正常に脈の中を流れるのです。肝が血を貯蔵するためには，こうした脾の働きが正常でなくてはなりません。

　そして肝は，疏泄の働きを通して脾を支えてもいます。脾が正常に働くためには，「肝の疏泄」が正常でなければならないからです。

図163　肝と脾（血の生成・運行・貯蔵）

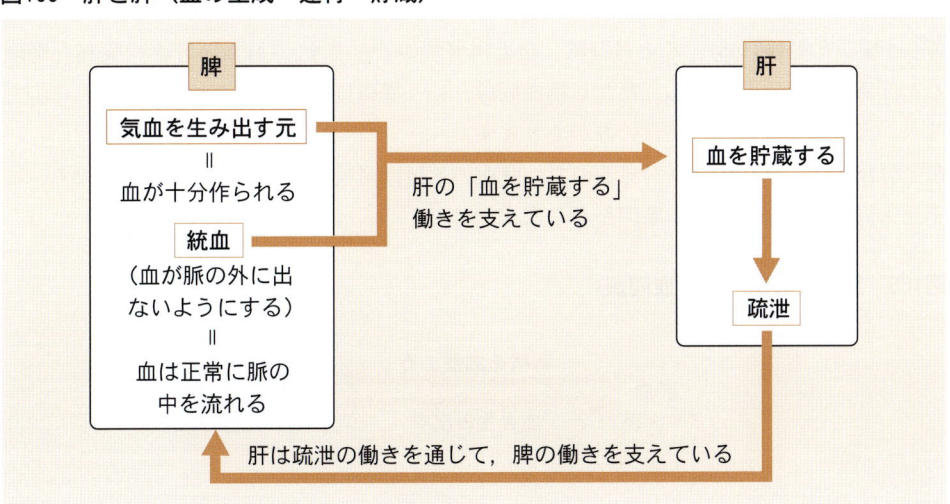

脾
　気血を生み出す元 ＝ 血が十分作られる
　統血（血が脈の外に出ないようにする）＝ 血は正常に脈の中を流れる

→ 肝の「血を貯蔵する」働きを支えている →

肝
　血を貯蔵する
　↓
　疏泄

← 肝は疏泄の働きを通じて，脾の働きを支えている

脾が弱って気血を十分に作り出せなかったり，脾の統血の働きが弱って血が脈の外にもれると，肝血は不足（肝血虚）してしまいます。

その場合，肝血虚の症状と同時に，脾が弱ったことによる脾気虚の症状や，または「血が脈の外にもれる」という出血の症状（脾不統血証）が見られます（図164）。

図164　肝血虚と同時に現れる症状

- 脾が弱る（脾気虚証）
  疲れやすい，呼吸が浅い，話をするのがおっくう，食欲不振，食後にお腹が脹る，大便がゆるいなど
- 脾の統血が弱る（脾不統血証）
  血便，血尿，鼻出血，皮下出血，月経時の出血過多，膣の不正出血など
  （全てが同時に現れるわけではありません）
- 肝血が不足する（肝血虚証）
  めまい・目がかすむ・夜盲症・手足や体の痺れ・痙攣・生理不順など

❾ 肝と腎

肝と腎の関係は，3つの内容に分けることができます。

①精血同源

肝は血を貯蔵し，腎は精を貯蔵する働きがあります（肝蔵血／腎蔵精）。そして精と血には，互いが互いを生み出す関係がありました。つまり「肝が貯蔵する血」と「腎が貯蔵する精」には，互いが互いを生み出す関係があるということです。こうした肝血と腎精の関係を「精血同源」または「乙癸同源」と呼びます（図165）。乙とは肝陰，癸とは腎陰のことです。「肝血と肝陰」「腎精と腎陰」は，もちろん同義語ではありません。ただし精血同源という関係に限ってみると，それぞれは似たような意味といえるので，こうした言い方があります。

肝血と腎精にはこうした関係があるので，肝血の不足は腎精の不足を起こす原因となり，また腎精の不足も肝血の不足を起こす原因となります。

図165　肝と腎の関係（精血同源）

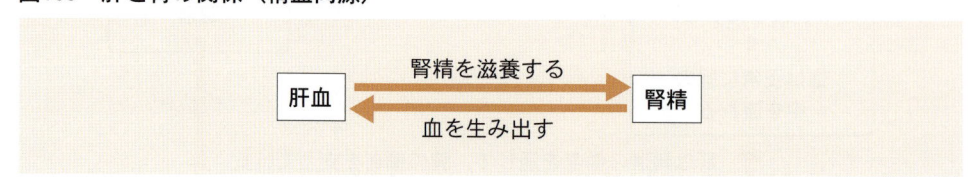

肝血 →（腎精を滋養する）→ 腎精
腎精 →（血を生み出す）→ 肝血

> [参考]「肝腎同源」という言葉についての注意点
>
> 　肝と腎の「精血同源」または「乙癸同源」の関係を,「肝腎同源」と呼ぶこともあります。ただしこの言葉には注意が必要です。腎精と肝血の関係を,広く陰の関係と捉えて,「乙癸同源」つまり「肝陰と腎陰は同源」とする分には,元の意味と大した違いはありません。ただし,これをもっと大雑把に「肝腎同源」とした場合,そこに相火と呼ばれる体内の熱,または肝と腎の陽気という意味を加える人もいます。
> 　そうした説を支持するかどうかは人によって意見が分かれますが,少なくとも元の「精血同源」や「乙癸同源」とは,全く違った意味になることは確かです。その点は,混同しないようにしてください。

②腎陰と肝陰

　腎陰と肝陰の関係は,「精血同源」の関係として,①でその一部を説明しました。ただし腎陰と肝陰は,ただ「同源である」だけではありません。同源だからこそ,さらに大切な関係があるのです。
　まず,全身の陰の元である腎陰には,肝陰を支える働きがあります。また,肝のところで「肝の気(陽気)はとにかく活発なので,抑え役が必要だ」という話をしました。その抑え役とは,肝血または肝陰です。つまり腎陰には,肝陰や肝血を支えることで,間接的に肝の陰陽のバランスを取る働きがあるといえます。そこで腎陰が不足すると,肝陰が不足し,肝陽の上亢(肝の陽気が上に向かって暴走する)が起こることがあります。これは「めまい,耳鳴り,頭痛,頭が張る,顔が赤い,顔が熱い,怒りっぽくなる」などの症状が見られる状態です。
　なお,肝陰と腎陰は同源なので,ただ腎陰だけが肝陰を支えているわけではありません。肝陰もまた,腎陰を支えているのだと中医学は考えます(**図166**)。そこで肝陰の不足は,腎陰が不足する原因となり,腎の陰陽のバランスを崩す原因となります。
　このほか「腎陰が不足→肝陰も不足→肝の陽気(肝火)が暴発→肝火が腎陰をさらに消耗させる」という悪循環を生んでしまう場合もあります。

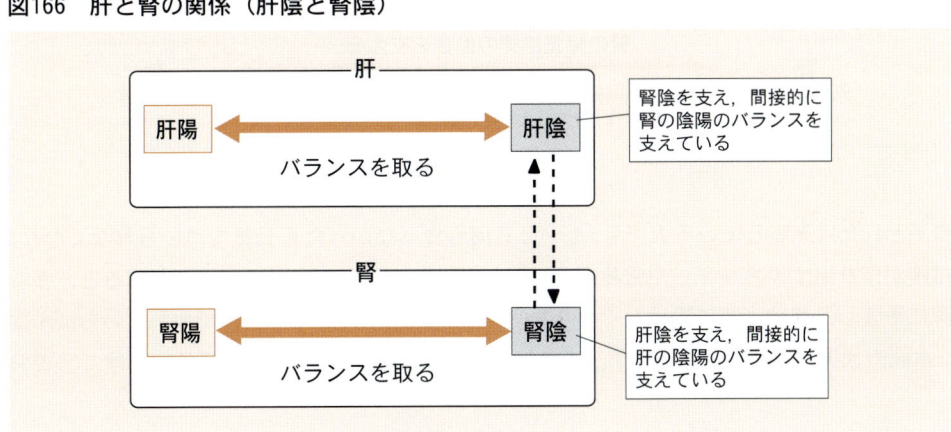

図166　肝と腎の関係(肝陰と腎陰)

③「肝の疏泄」と「腎の封蔵」

　肝の疏泄とは，気を発散・上昇・下降させることで，気血や水液などの流れをよくする働きのことです。これに対し腎の封蔵は，主に大小便・女性の経血やおりもの・男性の精液などを，むやみに外に漏らさないようにする働きのことです。つまり2つの働きには，「疏泄＝発散させる」「封蔵＝しまいこむ」という反対の性質があるといえます。

　そして中医学は，「この相反する2つの働きの間には，互いが互いを抑えることで，それぞれの働きを調整する関係がある」と考えています。つまり疏泄と封蔵の関係の崩れもまた，病気の原因になるということです。ただし実際の崩れ方は，「肝の疏泄が滞り，腎の封蔵に影響する」というタイプがほとんどです。

　そして疏泄と封蔵の関係の崩れは，多くが男性科や婦人科の病気として現れます。肝の疏泄についての説明で「女性特有の生理活動への影響」「男性特有の生理活動への影響」の話をしました。いま，お話している疏泄と封蔵の関係は，あの話とつながるものです。疏泄の説明の補足として，合わせて理解するようにしてください。

　疏泄と封蔵の関係の崩れは，具体的には「男性の早漏・射精不能・逆行性射精」「女性の各種生理不順（周期の乱れ・経血の量の変化など）・不妊症」などの病気として現れます。

10　脾と腎

　脾と腎の関係は，2つの内容に分けることができます。

①「先天の本」と「後天の本」

　腎は「先天の本」であり，脾は「後天の本」です。そして両者の間には「互いに養い合うことで，それぞれの働きを助長する関係」があると，中医学は考えています（**図167**）。

　具体的にいうと「脾が正常に働くには，腎の陽気の支えが必要」であり，また「腎精が枯れないためには，脾が作り出す水穀の精微（エネルギーや営養）が欠かせない」ということです。

　　図167　「先天の本」と「後天の本」

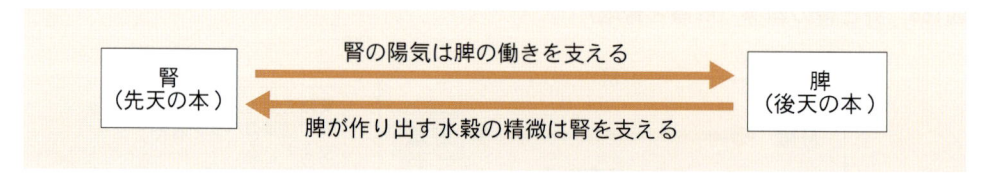

```
┌──────┐  腎の陽気は脾の働きを支える  ┌──────┐
│  腎  │ ───────────────────────────→ │  脾  │
│(先天の本)│ ←─────────────────────────── │(後天の本)│
└──────┘  脾が作り出す水穀の精微は腎を支える  └──────┘
```

　腎精がどれだけ充実している人でも，1～2日何も食べなかったら元気ではいられなくなります。これは脾が作り出すエネルギーや営養を受け取れなくなるからです。反対に腎が弱ると，多くの場合，脾に影響し，脾は正常に働けなくなります。脾の働きといっても色々ですが，いちばん顕著なのは「水液の代謝」に対する影響です。これはとても大切な内容なので，項目を分けて②でお話します。

②水液の代謝

　腎の陽気は全身の陽気の元なので，体中の陽気の働きに大きな影響力をもっています。そしてその中でも，脾陽と腎陽の関係は特につながりの強いものです。

　脾には水液に対する運化（消化・吸収・運搬）の働きがあり，腎には水を受け持つ働きがありました（脾主運化―運化水液／腎主水液）。そこで脾陽と腎陽のつながりは，主に「水液の代謝」に対する共同作業として現れます。

　脾の水液に対する運化の働きは，腎陽の支えがなくては成り立ちません。腎陽が弱ると，脾は水液をさばけなくなってしまうのです。すると「お腹が冷えて痛い，腰や膝が冷えて痛い，大便がゆるい，食物が消化されず下痢となって出る（下利清穀という），明け方に下痢をする（五更泄または五更泄瀉という）」などの症状が現われます。これは脾腎陽虚と呼ばれる状態です。

　また，はじめは単なる脾陽の弱り（脾陽虚）であっても，長びいて程度が重くなると腎陽に影響し，脾腎陽虚を起こすこともあります。

7 ── 腑と腑の関係

1 腑全体としての働き

　1つ1つの腑には，それぞれの働きがありました。ただし上でお話したように，腑には「飲食物を伝え，変化させる」（伝化水穀）という全体としての働きがあります。

　もちろん飲食物の消化・吸収・運搬という仕事は，五臓六腑が全体で行っている大作業です。ただしその主要な舞台，つまり実際の通り道や一時的な溜まり場となっているのは，胃・小腸・大腸・膀胱・三焦などの腑でした。それが「飲食物を伝え」という言葉に込められている重要な意味です。具体的なプロセスを簡単にまとめると，図168のようになります（臓は除いてあります）。

第2篇 第2章　人間のしくみ

図168　腑の働き（伝下水穀）

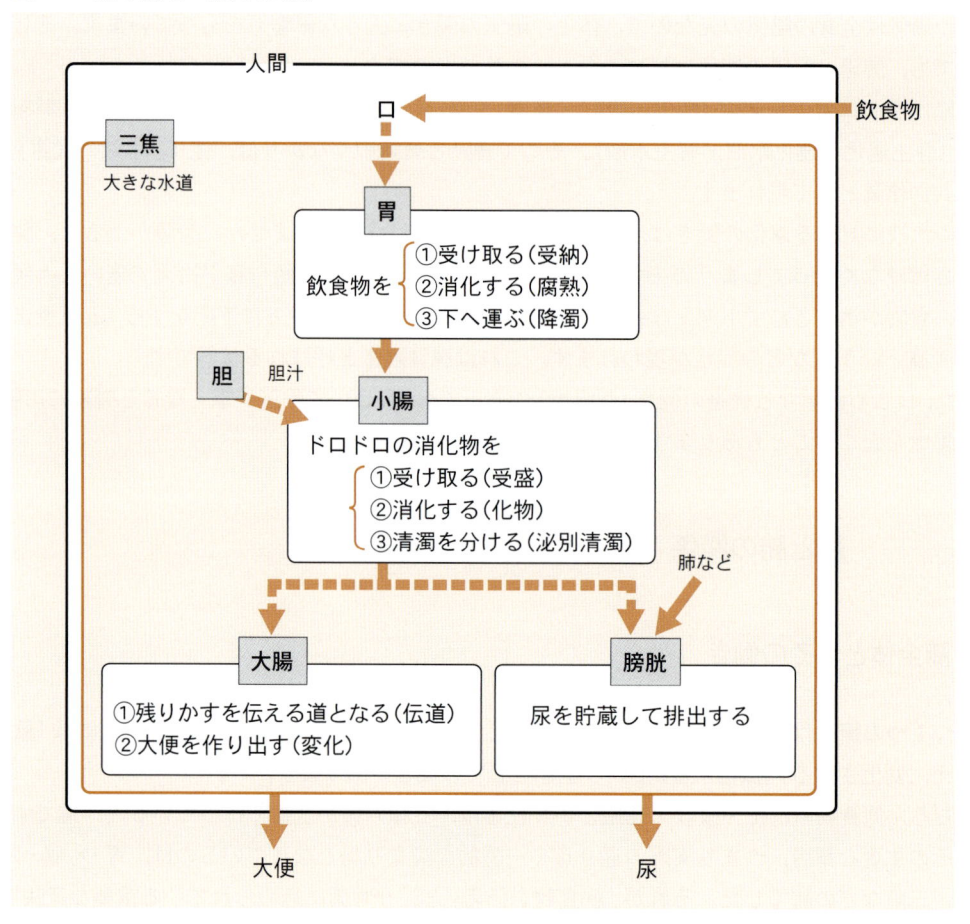

```
人間
　　　　　　　　口 ←――――――――――― 飲食物
  三焦       ↓
  大きな水道  ┌─────┐
            │ 胃  │
            └─────┘
         飲食物を ①受け取る（受納）
                ②消化する（腐熟）
                ③下へ運ぶ（降濁）
                ↓
  ┌──┐ 胆汁
  │胆 │------→┌─────┐
  └──┘       │ 小腸 │
             └─────┘
         ドロドロの消化物を
            ①受け取る（受盛）
            ②消化する（化物）
            ③清濁を分ける（泌別清濁）
                              肺など
         ┌───────┐           ↓
    ┌────┐         ┌────┐
    │大腸 │         │膀胱 │
    └────┘         └────┘
  ①残りかすを伝える    尿を貯蔵して
   道となる（伝道）    排出する
  ②大便を作り出す
   （変化）
      ↓                ↓
     大便              尿
```

　上図からもわかるように、腑にとって大切なことは「きちんと変化させ、滞りなく運ぶこと」です。そこで中医学は、腑の働きの特徴を「六腑は通っていることが大切だ」（「六腑皆以宜通為用」）*という言葉で表しました。

　　　　　＊『臨証指南医案』巻七・痢・血痢・範案（清代・葉天士）

❷ 腑の病気

　六腑は通っていることが大切なので、もし正常に通らなくなると病気が生まれます。そして正常に通らないという状態には、「通りが悪くなる（例：便秘）」「通りがよくなりすぎる（例：下痢）」という2つの現われ方があります。
　また腑の病気は、さらに「腑の＜通す働き＞を邪魔する、何か強い要素があるタイプ」（実証という）と、「腑自体が弱ってうまく通せないタイプ」（虚証という）に分けることができます。実際の診断のときには、この2つの区別は大切です。
　具体的な例をあげるので、合わせて理解してみてください。ただし例は、たくさんある腑病の一

部を，ごく簡単に紹介したものです。

また腑は，**図168**のようにつながっています。そこで腑の病気には，どれか1つがおかしくなると，他の腑にも影響しやすいといという特徴もあります。

例1 「腑の〈通す働き〉を邪魔する，何か強い要素があるタイプ」（実証）

①胃が熱に侵される（胃熱証）
　［原因］普段から辛い物を食べすぎる／熱性の邪気（熱邪）が胃を侵した／ストレスが生み出した体内の火が胃に影響したなど。
　［状態］胃が熱に侵され，胃の働きが悪くなる。熱によって水分が不足し腸の働きにも影響したなど。
　［症状］発熱，胃の部分が熱く痛い，のどが渇く，便秘など。

②膀胱が湿熱に侵される（膀胱湿熱証）
　［原因］湿熱の邪気が膀胱を侵した（多くは泌尿器系の感染）／体内に生じた湿熱の邪気が膀胱を侵したなど。
　［状態］湿熱の邪気によって，膀胱の働きが正常でなくなった。
　［症状］頻尿，尿意の切迫，排尿痛，排尿後に尿の切れが悪い，尿色が濃い，血尿など。

例2 「腑自体が弱ってうまく通せないタイプ」（虚証）

①大腸の水分（潤い）が不足する（大腸津虧証）
　［原因］感染性の熱病などで体内の水分が不足し大腸に影響した／老化による潤いの不足／分娩で陰血をたくさん失い，大腸に影響したなど。
　［状態］大腸の潤いが不足し，大便をスムーズに運ぶことができない。
　［症状］便秘（大便が乾燥する），排便時も大便がスムーズに出ない，口の中やのどが乾燥するなど。

②胃の陰が不足する（胃陰虚証）
　［原因］胃熱や肝熱・心熱などが関係する慢性病で，胃陰が損なわれた。
　［状態］胃の陰が不足し，胃の働きに影響した。
　［症状］食欲不振，胃部の不快感や痛み，気持ち悪い（吐いても物は出てこない），口の中やのどが乾燥する，便秘など。

8 ── 臓と腑の関係

臓と腑の関係は，大まかにいうと陰と陽の関係です。また特定の臓と腑は，経絡を通して結びつき，互いに表裏の関係にありました。そこでここでは，表裏の関係にある5組の臓腑についてお話します。

1 心と小腸

心と小腸の関係で大切なのは，「心の火は経絡を通して小腸に伝わる場合がある」ということです。心火が小腸に伝わると，以下のような症状が現れます。

> **心移熱於小腸**（心火が小腸に伝わる）
> （1）心火が強まる
> 　　　心煩［胸部の熱感・落ち着かない感じ］，舌が赤い，口の中や舌が腫れるなど。
> （2）心火が小腸に伝わり，小腸の泌別清濁に影響する
> 　　　尿の量が減る，尿の色が濃くなる，血尿，尿の出が悪い，排尿痛，お腹がはって痛い（主にへその周り）など。

（注意点）
①上の状態を，一部の本は「小腸実熱証」として紹介しています。ただし小腸実熱証は，心火とは関係のない原因でも起こります。その場合，（1）の症状は現れません。
（本によっては，心と小腸の関係について「小腸の火も，心に伝わることがある」と説明しています。ただしこの言葉は，理論のつじつまを合わせるためのものです。心火と関係のない小腸実熱証では心火の症状がみられません。このことから，小腸の火が心に伝わることは，実際にはほとんど見られないことが分かります。）
②ここで現われる小腸の症状は，ほとんどが尿や排尿と関係するものです。中医学では，尿や排尿の異常の多くは，腎や膀胱の病気として現れます。そこで弁証（診断）のときには，心火が小腸に伝わったことによる尿の異常と，腎や膀胱の病気とを区別しなくてはなりません。
　ただしその際の「小腸」「腎」「膀胱」の区別は，あくまでも中医学のなかでの区別です。
　中医学で「小腸」と判断した病気でも，西洋医学の病名では膀胱や腎の病気であることはあります。例えば西洋医学で「腎結核」と診断された患者を，中医学では「心火が小腸に伝わったもの」と判断し，治療・回復させた例があります。
③心火が小腸に伝わり「小腸の熱」として現われるものが，必ずしも実熱・実火（強まりすぎた火熱）であるとは限りません。上の腎結核の例のように，慢性病にみられる虚火（何かが弱まることで生まれた火熱）として現れることもあります。

2 肺と大腸

　肺と大腸の気は，どちらも下降することが大切でした。そこで中医学では，「肺の粛降は大腸の伝道を助け，大腸の伝道は肺の粛降を助けている」と考えます。肺の気が正常に下降しなければ大腸の気もうまく下降できなくなり，大腸の気が正常に下降しないと肺の気もきちんと下に降りないということです。

　肺の気が下降しないと，それは主に「呼吸困難や咳」など，呼吸の問題として現われます。呼吸は「肺と腎の共同作業だ」という話をしましたが，肺と表裏の関係にある大腸も，呼吸に大きな影響力をもっているということです。また大腸の気が下降しないと，主に「排便がスムーズにいかない，または便秘」など，大便の問題として現われます。

　具体的な状況には，例えば次のようなものがあります。

◆肺→大腸
- 肺気の下降する力が弱り，大腸の気の下降する力も弱る（排便困難，便秘）。
- 肺気の下降する力が弱り，水も下降しないため，大腸の下降する力が弱り，大便は十分な潤いを得られない（大便の乾燥による排便困難，便秘）。

◆大腸→肺
- 熱性の邪気（熱邪）が大腸を侵して大腸の気が正常に下降しなくなり，肺気が正常に下降できなくなる（胸部の膨満感，咳嗽，呼吸困難，喘息など）。

　肺と大腸にはこうした関係があるので，中医学では呼吸器系の感染など咳や喘息の見られる病気を治療する場合，「同時に便秘が見られるかどうか」を非常に重視します。大腸の気が通っていないのに，肺の気だけを通しても，肺気の流れは正常にならないからです。

3 脾と胃

　脾と胃の関係は，3つの内容に分けることができます。

①飲食物の消化・吸収

　飲食物の消化・吸収という仕事は，いくつもの臓腑による共同作業でした。そしてその作業の中心となっているのが脾と胃です。

　胃が飲食物を受け取って消化をするからこそ，脾はエネルギーや栄養を運ぶことができます。反対にいえば脾の運化の働きが正常だからこそ，胃腸によけいなものがたまらず，胃はまた新しい飲食物を受け取ることができるともいえます。このように脾と胃は協調して，消化・吸収という大作業を行っています。

　そこで脾や胃のどちらか，または両方に問題があると，その多くは飲食物の消化・吸収の問題として現れます。軽い場合は「お腹がもたれる，お腹がはる，げっぷが多い，食欲がない」といった程度ですが，重くなると「お腹がはって痛い，吐く，大便がゆるい（または下痢）」などの症状となって現れます。

②気の昇降

脾や胃のところでお話したように「脾気の上昇」と「胃気の下降」は、体全体の気が昇降のバランスを取る要です。そこで脾や胃の問題の多くは、気の昇降バランスの崩れとしてみることもできます。

脾に問題があって気が上昇できなくなると、下降する力が強まってしまいます。たとえば下痢は、その具体的な現れの１つです。また胃に問題があって気が下降しなくなると、上昇する力が強まります。するとそれは「胸がムカムカする、吐き気がする、吐く」などの症状となって現れます。

さらに「吐き下し」として、嘔吐と下痢が同時に現れることもありますが、これは上昇も下降も完全に乱れてしまった状態です。こうした状態は、例えば急性の胃腸炎やコレラなどに見られます。また「脾胃の気＝中気」は、体全体を支える働きのある大切な気でした。そこで長年続いた重い病気で痩せ細り、すっかり体力が衰えてしまったような状況でも「吐き下し」が起こることがあります。これは中気が弱りきったことによる、昇降バランスの崩れです。

③燥と湿

これは抽象的な言い方ですが、中医学は「脾は乾燥し、胃は潤っていなければならない」と考えています。

どうしてかというと、まず脾には体の水分をさばく働きがあります（運化水湿）。つまり脾は、湿気に負けてはいけないので乾燥が必要だということです。また胃には、食物を消化する働きがあります。そのためには胃の陰液が必要なので、潤いが必要だということです。

つまり脾と胃は、「燥と湿」というバランスを通しても、互いの働きを支え合っているといえます。そこで脾や胃の病気をみるときには、「乾燥と湿気」という視点も、とても大切です。

例えば脾が湿気に負けてしまうと「お腹がはる、腹部や胸部の不快感（膨満感や閉塞感）、体や頭が重く感じる、食欲不振、味覚の減退」などの症状が現れます。また胃に熱があって胃の陰液が不足すると「胃の部分が熱い・痛い、のどが渇く、たくさん食べてもすぐ空腹になる、口臭が強まる、便秘」などの症状が現れます。

こうした症状の出方から、「乾燥を好む脾が、どれほど湿ってしまっているのか」または「潤いを好む胃が、どれほど乾燥してしまっているのか」を判断し、状態を回復させていこうとする視点は、脾や胃の病気を治療するときには、とても大切なものです。

◆4 肝と胆

肝と胆の関係は、２つの内容に分けることができます。

①肝の疏泄と胆汁

胆のところでお話したように、胆汁の貯蔵と排泄（分泌）は、肝の疏泄によってコントロールされています。そこで肝の疏泄に問題があると、胆は正常に胆汁を貯蔵・排泄することができません。

反対に胆汁の分泌が滞っても、それは肝の疏泄に影響します。このように肝と胆は互いに影響しやすいので、はじめは「肝の病気」や「胆の病気」であっても、最終的には両者の病気が同時に現れる「肝胆同病」となることが多いです。

そして胆汁には、飲食物の消化・吸収を助ける作用があります。そこで肝や胆の病気の多くは、脾胃の働きに影響しやすいという特徴もあります。また胆汁は黄金色の液体です。そこで中医学では、黄疸という症状は「胆汁が溢れて皮膚などを染めたもの」であると考えています。

②肝経と胆経

肝と胆の病気には、それぞれの経脈が通っている部位に、症状が現れやすいという特徴もあります。

例えば湿熱の邪気が肝胆を侵した「肝胆湿熱証」と呼ばれる状態では、「偏頭痛、めまい、耳鳴り、脇部のはりや痛み、陰部がジメジメする」などの症状が多く見られます。どれも肝経や胆経の通り道である頭・耳・脇・陰部に現れている症状です。

③精神・意識

肝の疏泄は、精神活動にも大きな影響を与えています。また決断を受け持つ働きのある胆も、神と深い関係がありました。そこで肝胆の病気は、精神・意識など神の問題としても現れやすい特徴があります。

例えばうつ病・不眠などは、肝胆の病気として起こるものも多いです。

5 腎と膀胱

腎には「膀胱に溜まった尿がむやみに外にもれないようにしたり、必要に応じて外に出したりする働き」がありました。つまり尿の貯蔵・排出という膀胱の働きは、腎気にコントロールされているということです。そこで腎気の不足は膀胱の働きに影響し、様々な尿の問題として現れます。

尿の貯蔵・排出という膀胱の働きは、つまり「膀胱の開閉」です。そこで膀胱の問題は、「開きすぎ」または「閉じすぎ」という現れ方をします。例えば腎気の不足が膀胱の「開きすぎ」として現れると、頻尿・遺尿・尿失禁などの症状が起こります。これは「膀胱失約」と呼ばれる状態です。また腎気の不足が膀胱の「閉じすぎ」として現れると、尿が出しにくい・尿の量が少ない・重い場合は尿が出ないなどの症状が起こります。これは「膀胱気化不利」と呼ばれる状態です。

Q&A　　　　　　　　　　　　　　　　　　　　　　よくある質問❺

Q　「精血同源を，どうして乙癸同源とも言うの？」
　　　「どうしてわざわざ，そんな隠語的な言い方をするの？」

A　中医学の用語には，隠語的な言い回しがたくさんあります。
　例えば瀉白散，瀉黄散，瀉青丸などの方剤がありますが，ここでの白・黄・青は，それぞれ肺・脾・肝の意味です。また瀉心火と補腎陰を行うことを，瀉南方補北方と言ったりもします。もう少し凝ったモノになると，例えば熱湯と水を1：1で混ぜたものを「陰陽水」と呼んだり，尿を「輪廻水」と呼んだりもします。
　どうしてこんなことをするかというと，中国のインテリは，昔から同じ表現の重複や，直接的な表現を嫌うからです。例えば1つの文章のなかで，同じ用語をそのまま2回使うのは，とても学のない行為となります。また瀉白散も，瀉肺散としてしまうと，やはり学のない感じが漂います。いずれにせよ，文化の香りがしない訳です。
　そして中医学の用語の場合，もう1つ「患者の目をあざむく」という目的もありました。例えば巴豆という薬があります。これは非常に熱性の強い薬です。そのことは，一般の人でもよく知っています。ですから処方に巴豆という薬名を発見したら，人によっては嫌だというかもしれません。そこで昔の中医師は，巴豆を処方するとき，江子という別名を使うことがありました。

　さて精血同源を，どうして乙癸同源と呼ぶかですが，これはとても簡単なしくみです。
　五臓と五行は，例えば「木＝肝」のように，1対1で対応関係にあります。そして五臓はさらに，それぞれ陰と陽に分かれます。でもそうなると10に分かれるので五行では足りません。そこで五行に十干を合わせることで，五行の陰陽にも対応できるようにした訳です。その具体的な内容を，次頁の表にまとめました。

五行	十干	陰陽
木	甲（木の兄＝きのえ）	肝陽
木	乙（木之弟＝きのと）	肝陰
火	丙（火之兄＝ひのえ）	心陽
火	丁（火之弟＝ひのと）	心陰
土	戊（土之兄＝つちのえ）	脾陽
土	己（土之弟＝つちのと）	脾陰
金	庚（金之兄＝かのえ）	肺陽
金	申（金之弟＝かのと）	肺陰
水	壬（水之兄＝みずのえ）	腎陽
水	癸（水之弟＝みずのと）	腎陰

　この分類にそって考えると，「肝陰＝乙」「腎陰＝癸」となります。肝陰というのは広い意味で捉えれば肝血を含みます。そして精血同源という場合の腎精は，腎陰（陰精）という意味で使われています。そこで「精血同源」は，「乙癸同源」とも呼ばれる訳です。

　ただし，本来の腎精は，腎陰の元でもあり，腎陽の元でもあるものです。ですから特に陰・陽という特性はありません。その点は，混同しないようにしてください。

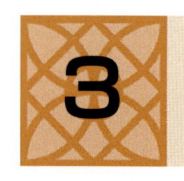

3　命門元気三焦系統理論

1 ── 命門元気三焦系統理論とは

1 背景

　蔵象学説は，中医学のバイブルと呼ばれる『黄帝内経』の中心的な理論でした。これに対し命門元気三焦系統理論（以後「命元三焦系統理論」と略記）は，『難経（なんぎょう）』という本の中心的な理論です。
　ただし『難経』の中に「命元三焦系統理論」などという言葉はありません。それは蔵象学説も同じです。蔵象学説とは，『黄帝内経』の内容の一部を，ある解釈にもとづいてまとめたものに過ぎません。それと同じように『難経』の内容の一部をまとめて，1つの理論にしたものが命元三焦系統理論です。

2 意義

　命門・元気・三焦という用語は，それぞれ『難経』より前の時代から使われていたものです。
　ところが『難経』は，これらの言葉に新しい意味を与え，さらにこの3つの用語をキーワードとして，人間を支える1つのシステムを説明しました。それが命元三焦系統理論です。
　前にお話した蔵象学説は，五臓を中心とした臓腑・経絡のつながりから人間というシステムを説明しました。これに対し命元三焦系統理論は，命門を中心とした三焦・元気の働きから，人間のシステムを説明するものです。
　もちろんどのような視点から見ようと，人間自体は変わりません。ただし視点が変わると，新しい視界が開けるのも事実です。命元三焦系統理論は，蔵象学説だけでは「気づきにくい」または「ぼやけてしまう」部分に，焦点を合わせることができる理論といえます。

3 限界と可能性

　命元三焦系統理論は，蔵象学説ほど細かい理論ではありません。独自の視点でシステムを捉えているという意義はあっても，理論体系としては大雑把なものです。そこでいまの時点では，「蔵象学説の不足を補うことができるもの」と捉えるのがよいと思います。
　ただし今後さらに研究が進めば，いまよりも体系的な理論として発展していく可能性はあります。

2 ── 「命門・元気・三焦」それぞれの意味

① 命門とは

　蔵象学説・命門（p.228）でお話したように、『難経』は命門に「右の腎」という意味を与えました。ただしこの「右」は、右側という意味ではありません。多くの場合、この右は「左右＝陰陽＝水火」という認識のうえで理解されます。つまり右の腎とは、腎陽または腎火だということです。
　慣れていない人は、もしかするとこの説明を「目茶苦茶なこじつけだ！」と思うかもしれません。ただしこうした言い方は、中医学が古代からよくするものなのです。それどころか中医学が左右といったとき、単純に「左側・右側」を意味していることの方が少ないといえます。
　さて「命門の意味」がはっきりしたところで、次は「命門の働き」です。『難経』は、命門を「元気（原気）が湧き出る泉のようなところ」だと考えていました。泉から水が絶えることなく湧き出てくるように、命門からは元気が絶えることなく湧き出ているということです。そして命門には、生長や発育、さらに生殖能力や性機能を支える働きがあるとしています。

② 元気とは

　元気という言葉を、医学書のなかで最初に使ったのは『難経』だとされています。『難経』は、元々哲学用語だった元気という言葉を医学に取り入れ、色々な説明を加えました。その内容をまとめると、以下のようになります。
　元気は、原気とも書きます。同じ意味なので、どちらを使ってもかまいません。

> 『難経』の元気観
> ・元気の由来
> 　元気の源は父母の精なので、人は先天的に元気をもって生まれてくる。
> 　そして人が生まれた後は、元気はさらに後天の精の滋養を受けて命門から生まれる。
> ・元気の働き（＝様々な面から生命を支える）
> 　①臓腑や経絡の働きを活発にし、さらに臓腑や経絡の働きを維持する。
> 　②外から吸い込んだ気を納め、呼吸を支える。
> 　③三焦は様々な気化（気の運動による変化）の舞台となるが、それを支えているのは元気（後述）。
> 　④外界の邪気から、人間を守る。

③ 三焦とは

　蔵象学説・三焦（p.242）でお話したように、『黄帝内経』の中の三焦には［①大きな水道　②上焦・

中焦・下焦の総称］という，2つの意味がありました。そして『難経』が語っている三焦の働きは，このどちらとも違うものです。その内容をまとめると，以下のようになります。

> **『難経』の三焦観**
> ①三焦とは「元気の通り道」である。
> 　　命門で生まれた元気は，三焦という通り道を通って，体中に行き渡る。
> ②三焦とは「気化（気の運動による変化）の舞台となる場所」である。
> 　　人間の体では，様々な気化が起こっているが，それは全て，三焦という舞台の上で起こっている。

また『難経』は，元気が三焦という通り道を通って臓腑や経絡に行き渡るとき，特に元気が集中して通過する場所，集まる場所があると考えていました。それが十二正経に1つずつある「原穴」と呼ばれるツボです。

そこで原穴は，「三焦の元気を強め，活性化させる作用のあるツボ」とされます。

3 ── 命門元気三焦系統理論の内容

1 基本モデル

命元三焦系統理論は，とてもシンプルな理論です。その基本的な内容は，次のようにまとめることができます。

> **命元三焦系統理論の基本モデル**
> ・元気は命門から生まれる。
> 　（先天の精と後天の精の作用を受けて，命門から絶えることなく生まれ続ける）
> ・元気は三焦を通って全身に行き渡る。
> 　（五臓六腑も皮膚も筋肉も，とにかく上下内外の隅々に行き渡る）
> ・全身に行き渡った元気は，「様々な面から生命を支える」という働きを，体中で発揮する。
> ・さらに元気は，上記の働きを通して，体全体のバランスを取っている。
> ・元気の様子（強弱）は，手首の部分の脈を取ることで知ることができる。
> 　（具体的には，「寸口脈の尺部」と呼ばれる部位の脈を取る。）

2 まとめ

これまでの内容を見ると，命門元気三焦系統理論といっても，実際には「元気」という1つのキー

ワードを通して人間を見ていることが分かると思います。

基本モデルはとてもシンプルですが，一応は，「元気の発生・動き・作用」「システムとしての働き」「検査法」といった内容を最低限含んだものといえます（図169）。

シンプルではあっても，蔵象学説とは違う視点から，人間というシステムを説明しているものとして捉えてください。

図169　命元三焦系統理論

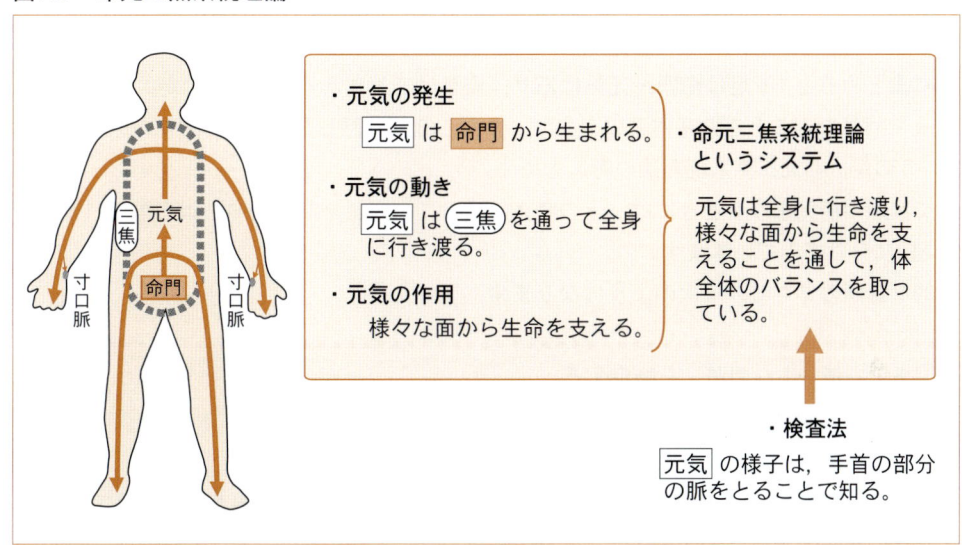

- 元気の発生
  - 元気 は 命門 から生まれる。
- 元気の動き
  - 元気 は 三焦 を通って全身に行き渡る。
- 元気の作用
  - 様々な面から生命を支える。
- 命元三焦系統理論というシステム
  - 元気は全身に行き渡り，様々な面から生命を支えることを通して，体全体のバランスを取っている。
- 検査法
  - 元気 の様子は，手首の部分の脈をとることで知る。

4 ── 命門元気三焦系統理論の応用法

命元三焦系統理論を使って病気をみる場合，前提となるのは次の内容です。

①「命門の盛衰」が，そのまま「元気の盛衰」となる。
- 元気は命門から生まれるので，命門が弱っていれば，元気も弱くなります。
- 命門の弱りには次の3タイプがあります。
  - 命門の陽が足りない（命門陽虚）
  - 命門の陰が足りない（命門陰虚）
  - 命門の陰陽が両方足りない（命門陰陽両虚）
- 命門陽虚の場合，元気の不足は「陽虚」として現われます。同じように命門陰虚・命門陰陽両虚は，それぞれ「陰虚」「陰陽両虚」として現われます。

②「命門と元気の盛衰」が，そのまま「臓腑の盛衰」となる。
- 命門が弱れば元気も弱り，その結果，臓腑も弱ることになります。臓腑の働きは，元気によって支えられているからです。
- これも①と同じで，命門・元気の陽虚は，臓腑の「陽虚」として現われ，同じよ

> うに命門陰虚・命門陰陽両虚は，それぞれ「陰虚」「陰陽両虚」として現われます。
> ③「元気の運行」は「三焦の状態」によって決まる。
> ・元気が通ったり，活動したりする場所は三焦です。
> ・そこで三焦に［気の滞り／血の滞り／水の滞り／寒／熱］など，元気の運行を妨げる何かがあると，それは元気の運行や働きに影響します。
> ・ただし命元三焦系統理論では，こうした「色々な滞り」は，命門や元気の不足の上に起こるものと考えています。

簡単にまとめると「不足は命門・元気にあり，滞りは三焦にある」というのが，命元三焦系統理論を使って病気をみるときの基本といえます。ただし③でお話したように「滞りの原因は不足にある」というのが，命元三焦系統理論の考え方です。

そこで実際の病気をみるときには，上の考えに沿って，問題を「主症＝主な問題」と「兼証＝副次的な問題」に分けてみていきます。

具体的な診断のプロセスは次のようになります。

> ①まず主証（主な問題）を特定する。
> 　　命門・元気の不足が，どのタイプのものか判断する。
> ②さらに命門・元気の不足が，どの臓腑に影響しているかをみる。
> 　　例えば命門・元気の陽虚が「脾を中心に現れている」または「脾と腎に現れている」などを判断する。
> ③三焦の滞りのタイプを特定する（つまり兼証を特定する）。
> 　　例えば「気の滞り」なのか，「水の滞り」なのかといったことを判断する。

こうした作業を通して病気の姿が見えてきたら，判断に応じてふさわしい治療をしていくというのが，命元三焦系統理論の方法です。

ただし命元三焦系統理論では，病気の原因が「命門の不足」に限定されています。つまり背後に「弱り」のある病気にしか使えません。そこで命元三焦系統理論が応用される病気は，いまのところ慢性腎炎・慢性腎不全・腎性貧血などに限られています。

では例として，これまでお話したプロセスにそって，命門元気三焦系統理論が慢性腎炎を弁証するときの，大まかな構図を次頁**図170**で紹介します。

図170　命門元気三焦系統理論の応用法

現れている証候によって次の3つに分類する
　①命元陰虚型／②命元陽虚型／③命元陰陽両虚型

命門・元気の不足が，どの臓腑に影響しているかをみる
　①命元陰虚型には，以下のようなタイプが含まれる
　　腎陰虚／心腎陰虚／肺腎陰虚／肝腎陰虚／心肝腎陰虚／
　　肺肝腎陰虚／肺脾腎陰虚
　②命元陽虚型には，以下のようなタイプが含まれる
　　腎陽虚／脾腎陽虚／肺腎陽虚／心腎陽虚／肺脾腎陽虚／
　　心肺腎陽虚
　③命元陰陽両虚型には，以下のようなタイプが含まれる
　　腎陰陽両虚／心肝脾腎陰陽両虚／肺腎陰陽両虚／肝腎陰陽両虚／心腎陰陽両虚／心肺腎陰陽両虚／心脾腎陰陽両虚／肺心肝腎陰陽両虚／心肝脾肺腎陰陽両虚

⎫　主証

三焦の滞りのタイプを特定する
　三焦で元気の通りを妨げている，具体的な内容を特定する。
　主に①気鬱／②血瘀／③痰湿／④湿熱／⑤熱毒などがある
　（同時に複数ある場合もある）。

⎫　兼証

特定された主証と兼証の「バランス」や「程度」に応じて，
相応しい治療法を導き出す。

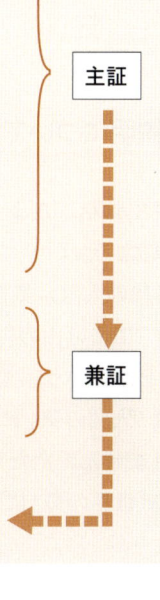

4 気血津液

1 ── 気

① 気の説明について

　精気学説でお話したように，古代の人は「全てのものは気から出来ている」と考えていました。つまり簡単にいえば「全ては気」「気が全て」なのですが，それではいくらなんでも大雑把です。

　そこで古代の人は，気をいろいろと分類しました。その分け方は，昔の神様の分け方に似ています。つまり「山には山の神」がいて「川には川の神」がいるように，「天には天の気」があり「地には地の気」があるという感覚です。

　ここでは「人間の気」について説明することが主な目的なので，そうした自然界の気について詳しくは触れません。ただし「人間の気」は，世界の気の一部です。そこでまず中医学と関わりのある範囲での「世界の気」について少しお話してから，人間の気について説明していきます。

② 世界（自然界・宇宙）の気

①気の性質

　気には色々な気があって，それぞれの特徴や働きがあります。ただしそうした分類とは関係なく，全ての気には「気としての共通の性質」があります。その性質をまとめると以下のようになります。

> ①いつでもある
> 　「気が無くなる時はない」という意味です。
> ②どこにでもある
> 　「気の無い場所などない」という意味です。
> ③たえず動いている
> 　例えば運気学説でお話したように，自然界の気は決まった周期で休むことなく規則的に動いています。
> 　また経絡学説でお話したように，十二正経の気は，決まった順序で休むことなく流れています。
> ④決まった形はない
> 　気は集まると，人間になったり，星になったり，決まった形をもちます。ただし気が散ると，その形はなくなります。このように気には，元々決まった形はありません。
> ⑤気を直接見ることは難しいが，現象を通じて知ることはできる

> 例えば「春の気」を直接見ることはできません。ただし春の訪れを示す色々な変化を通して，春の気を感じることはできます。

②気の分類

中医学と関係のある範囲でみると，世界の気は，例えば表97のように分類することができます。

表 97　気の分類

①陰気・陽気	例えば天気は陽気で，地気は陰気です。また夏の気は陽気で，冬の気は陰気です。このように世界の全ての気は，陰気と陽気に分けることができます。
②五行の気	自然界を五行に分類すると，木気・火気・土気・金気・水気という五行による気の分類が生まれます。
③天気・地気・人気	世界を「天・地・人」と分けた場合，それぞれに固有の気があるという分け方です。
④正気・邪気	天気や地気などの環境変化（例えば季節変化）が，正常な範囲にとどまっていれば，それは正気と呼ばれます。これに対して，例えば異常気象など，人間を病気にさせてしまう変化が起きた場合，それは邪気と呼ばれます。 正気・邪気については，第2巻を参照してください。
⑤飲食物や薬物の気	飲食物の気には，例えば「穀気・水穀の気・酒気」などがあります。また古代には，飲食物や薬を，「生臭い」とか「香ばしい」といった特徴によって五気に分ける方法もありました。 また第1章で紹介した，薬を四気五味に分けるときの「四気」も，薬の気を分類する方法です。

③ 人間の気

①気とは

人間の気に限りませんが，気は単なる物質ではありません。もし気がただの物質なら，気が集まって世界を作り，人間を作り，それで終わりです。ただしいままでの説明から分かるように，世界も人間も，常に動いて変化しています。つまり気は，物質であると同時にエネルギーでもあるのです。

人間についていえば，まず，気が集って人間を作ります。そしてさらに，人間が生きて動き，変化を続けているのも，全て気の働きだということです。

②人間の命を支える気

人間にはまず，生まれつきもっている「先天の精気」があります。ただし，これだけで生きていくことはできません。そこで人間は，自分でも気を作り続けて生きていきます。

先天の精気のほかに，人間の命を支える大切な気は「清気」と「水穀の精気」です。清気は，肺が呼吸をすることで自然界から摂り入れます。水穀の精気は，脾胃を中心としたいくつかの臓腑が，飲食物を消化・吸収することで得られるものです。そして肺や脾胃が正常に働くためには，そもそも腎に，「先天の精気」が十分に貯蔵されていなくてはなりません。

このように人間の命は，「先天の精気」「清気」「水穀の気」に支えられています。そしてそれらの

気を生み出す主役は，腎・脾胃・肺です。五臓六腑はどれも大切ですが，気から見た場合，腎・脾胃・肺は，特に大切な臓腑といえます。

③気の働き

人間の気には，大きく分けると5つの働きがあります。ただしこれから挙げる5つは，気の働きという大きなものを，視点を変えて5つの側面からまとめたものに過ぎません。5種類の働きというより「全てが合わさって1つ」という感じで，理解してみてください。

> **「気の働き」の5つの側面**
>
> **1）様々な生理活動を行い，人間を生長・発育させる（推動作用）**
>
> 　気にはまず，「様々な生理活動を行う」という働きがあります。どういうことかというと，気が集まって人間を作り，さらに気が動くことで人間は生きているのだということです。
>
> 　例えば肝臓には，肝臓としての働きがあります。それは肝気と呼ばれる肝臓の気によって実現されていると，中医学は考えます。
>
> 　そして人間には，他にも多くの臓腑・経絡・器官などがあり，それぞれの働きがあります。またそれらの働きを通して，体は血を作ったり，血を流したり，必要な水を分配したり，不要な水を排出したりもしています。こうした様々な生理活動も，全て気の働きによるものです。
>
> 　また人間は，ただ動いて生きているだけではありません。生まれた後は，生長・発育していきます。そうした変化もまた，気の働きによって生まれるものだと，中医学は考えています。
>
> 　このように「様々な生理活動を行い，人間を生長・発育させる」という気の働きを，中医学では「推動作用」と呼んでいます。推動とは，「推進する，前進させる」という意味です。
>
> 　ただしこの「推動作用」は，5）でお話する「気化作用」の一部といえるものです。気化作用という大きな働きの一部を，少しだけ視点をかえて説明しているのが推動作用だと思ってください。
>
> **2）体を温める（温煦作用）**
>
> 　気にはまた，「体を温めて，体温を一定の高さに保つ働き」もあります。
>
> 　人間の体は，冷えると正常に働けません。内臓の働きも悪くなりますし，血の循環や，水の代謝なども悪くなります。そうならないように，いつも体を温めているのも，気の大切な働きです。
>
> 　この気の働きは，中医学では「温煦作用」と呼ばれます。温煦とは，「温める」という意味です。
>
> **3）邪気から体を守る（防御作用）**
>
> 　気の防御作用には，2つの内容があります。1つはバリアーのように，悪いものを寄せつけないようにする働きです。例えば衛気とよばれる気は，体の表面をバリ

アーのように覆い，外の邪気から人間を守っています。それは内臓も同じです。例えば胃には胃気がみなぎり，心には心気がみなぎることで，胃や心が邪気に侵されないようにしています。

そして2つ目は，邪気を追い出す働きです。気がみなぎっていれば，そもそも体が邪気に侵されることはありません。もし気が弱っていると，邪気はその弱った部分を侵します。ただしこの段階では，必ずしも治療が必要とは限りません。少し弱っているだけなら，気は自分の力で邪気を追い出すことができるからです。

このように邪気を寄せつけないようにしたり，邪気を追い出そうとしたりする気の働きを，中医学では「防御作用」と呼んでいます。

4）体液や内臓を，決まった場所にとどめる（固摂作用）

気の固摂作用にも，2つの内容があります。1つは「体内の液体が，決まった場所から漏れないように，または勝手な場所に流れないようにする働き」です。

体の中には，血液・汗（液）・尿（液）・唾液・胃液・腸液・精液など，たくさんの「液」があります。そしてそれぞれの液は，きちんと決まった場所になくてはいけません。例えば血液なら血脈のなかに，腸液なら腸のなかにということです。もしそれぞれの液が自分の持ち場を離れて，勝手な場所へ流れてしまったら，人間は病気になってしまいます。そうならないように，それぞれの液を決まった場所に留めているのも，気の大切な働きです。

2つ目は「内臓を決まった場所に止めておく働き」です。内臓には「心・肺は上，肝・胆・脾・胃は中間，腎・膀胱・子宮は下」などというように，決まった位置があります。この位置が変わらないのも，気が支えているからだと，中医学は考えるのです。

この2つの働きを，中医学では「固摂作用」と呼んでいます。

5）運動を通じて変化を起こす（気化作用）

もう何度も出てきましたが，気化とは「気の運動による変化」という意味です。そもそも人間が生まれることも，生きていることも，生長したり老いたりすることも，全ては「気の運動による変化」といえます。つまり気化とは，生命活動そのものなのです。気化がなければ，生命もありません。

人間に沿ってもう少し具体的に言うと，例えば
- 受精して新しい生命が誕生する。
- 新しい生命は，胚胎として母体のなかで育ち始める。

などといった過程は，どちらも気化によって起こることです。また人間が生まれた後，例えば
- 呼吸で取り入れた自然界の清気から，宗気（後述）を作り出す。
- 飲食物を消化して，水穀の精気（エネルギーや栄養）を作り出す。
- 飲食物を消化・吸収して，残りかすから大便を作り出す。
- 水穀の精気から，気・血・津液などを作り出す。
- 不要な水液を，汗や尿として排出する。

などの生理活動も，全て気化の具体的な現れといえるものです。

さて，もうお分かりかと思いますが，気化には下の3種類の変化が含まれます。
①気が，別の種類の気に変わる（例：自然界の清気が，宗気に変わる）。
②無形の気が，有形のものに変わる。
　　〔例：水穀の精気がある臓腑へ入ると，一部はその臓腑を動かすエネルギー
　　　　　となるが，一部はその臓腑を作る材料となる。〕
③有形のものが，無形の気に変わる（例：飲食物から気が作られる）
　このように，様々な種類の変化を含む，物質代謝やエネルギー代謝などの総称が，「気化作用」と呼ばれる気の働きといえます。

④気の運動

　気の性質のところでお話したように，気は絶えず動いています。それはもちろん，人間の気も同じです。では具体的にどう動いているかというと，「昇ったり，降りたり，出たり，入ったり」していると，中医学は考えました。これを気の「昇・降・出・入」といいます。昇降とは「上⟷下」の流れ，出入とは「内⟷外」の流れを，それぞれ指しています（図171）。

　また気の運動のことを，中医学では「気機」と呼びます。つまり気機の基本的な形式が，昇降出入だということです。

　このように人間の気は，たえず昇降出入を続けることで「上⟷下」「内⟷外」のバランスを取っています。人間が生きている限り，この運動がやむことはありません。

図171　気の運動（気機）

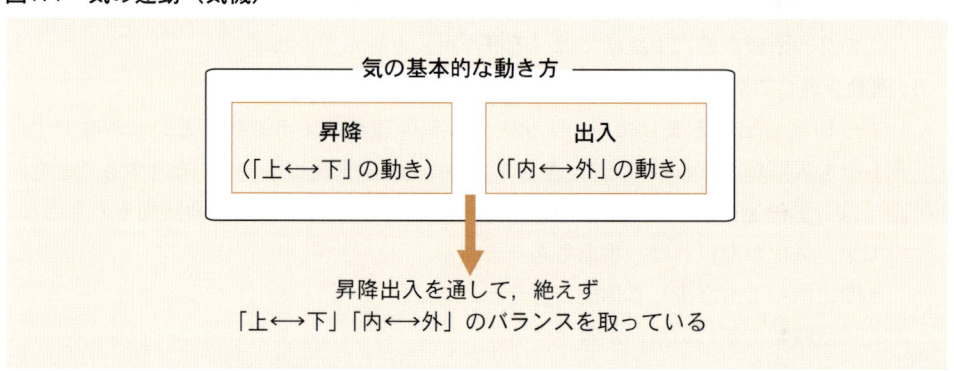

```
┌─────── 気の基本的な動き方 ───────┐
│  ┌──────────┐   ┌──────────┐  │
│  │   昇降    │   │   出入    │  │
│  │（「上⟷下」の動き）│   │（「内⟷外」の動き）│  │
│  └──────────┘   └──────────┘  │
└────────────────┬───────────────┘
                 ↓
       昇降出入を通して，絶えず
    「上⟷下」「内⟷外」のバランスを取っている
```

　気の昇降出入は，具体的には臓腑を中心とした様々な生理活動として現われます。例えば「脾気の上昇」と「胃気の下降」は，気の昇降です。また肺の呼吸は，気の出入であるといえます。

　つまり局部を見た場合，「脾気は上昇し」「胃気は下降する」というように，昇降出入のバランスには偏りがあります。ただし人体全体としては，昇降出入のバランスが取れているのです。

　またこのバランスは，固定したものではありません。いつも変化している動態バランスです。例えば夏は暑いので，汗をたくさんかきます。これは出入の「出」が強まっている状態です。反対に冬は寒いので，気は外へ発散せず，体内にしまいこまれます。これは「入」が強まっている状態といえます。

このように自然界の一部である人間は、外界の変化とのバランスを取りながら、個体としてのバランスも取っているのです。

⑤気の運動の乱れ方

気の昇降出入のバランスが取れている状態を、「気機調暢」といいます。これに対し、昇降出入のバランスが崩れている状態は「気機失調」「気機不暢」などと呼ばれます。ただし一口に気機失調といっても、その乱れ方は様々です。

それらをまとめると、**図172**のようになります。

図172　気の運動の乱れ（気機失調）

① 気機不暢
　何らかの原因によって、体の気の昇降出入が妨げられている状態。
② 気滞（気鬱）
　気の流れが、ある局部で限定的に妨げられている状態。
③ 気逆
　「昇」が強まり、「降」が弱っている状態。　　　　　　　　　　　｝ 昇降の異常
④ 気陥
　「降」が強まり、「昇」が弱っている状態。
⑤ 気脱
　気を体内にとどめておくことができず、外にもれてしまう状態。　　｝ 出入の異常
⑥ 気結（重いものは「気閉」と呼ぶ）
　気が外に発散できず、内に凝り固まってしまう状態。

⑥気の分類と、それぞれの働き

人間にとって、生命や健康を維持するための気は、全て「正気」です。つまり大きく言えば、人間の気は全て正気となります。ただしそれでは大雑把すぎるので、やはり色々と分類されました。

その内容をまとめると、次のようになります。

1）臓腑の気

これは、臓腑全体としては「五臓六腑之気」「五臓之気」などの呼び方があります。

また個々の臓腑の気は、それぞれ「肝気」「心気」「胃気」「胆気」などと呼ばれます。

これらの気は、主に臓腑全体の働きや、個々の臓腑の働きを指す言葉です。

2）経絡の気

経絡の気は「経気」または「真気」と呼ばれます。経気とは、経絡の働きを指す言葉です。

3）その他、部位による分類

臓腑・経絡以外にも、部位によって分類された気はたくさんあります。とても全てを紹介することはできませんが、例えば次のようなものがあります。

　上気・中気・下気／頭気・胸気・腹気・脛気／口歯之気・耳目之気／骨髄之気・肌肉之気・血脈之気など。

これらの気も、主にそれぞれの部位の働きを指している言葉です。

4）特殊な気［元気・宗気・営気・衛気］

ここで紹介する元気・宗気・営気・衛気も，やはり人間の正気の一部です。これらの気は，特定の部位に集まっているという点では1）～3）の気と同じです。ただしその働きは，単にその部位の働きを指している訳ではありません。これら4種の気は，以下のようにそれぞれ固有の働きをもっています。

ⅰ）元気

[別名] 原気，真気
　　　　　上述のように経絡の気も真気と呼ばれますが，元気も真気と呼ばれます。名前は同じでも，両者は違うものです。

[作られ方] 気化作用によって腎の精気から生まれる。
　　　　　腎の精気は「先天の精」と「後天の精」が合わさったものなので，元気が十分にあるかどうかは「先天的な強さ」と「毎日きちんと食べて消化・吸収しているか」という2つの要素に影響される。

[分布] 元気は命門で腎の精気から生まれ，その後，三焦を通って体中に届けられる（「命門元気三焦系統理論」p.278参照）。

[働き] ①生長・発育を促す。
　　　　②臓腑・経絡・器官などを温め，またそれらの働きを活性化させることで，各種生理活動を支える。

[意義] 生命を支える基本的な気とされる。

[応用]「命門元気三焦系統理論」（p.278）を参照してください。

ⅱ）宗気

[作られ方] 肺が吸い込んだ「自然界の清気」と，脾胃が飲食物を消化・吸収して得た「水穀の精気」が結びついて生まれる。

[分布] 胸のなかに集まる。
　　　　宗気が集まる場所は，「気海」または「膻中」と呼ばれる。

[働き] ①呼吸道に作用して，呼吸を支える。
　　　　（正常な「発声・声色・呼吸」は，宗気によって支えられていると考えられています。）
　　　　②心脈に作用して，気血の運行を支える。

　　　　　正常な「気血の運行」「四肢の温度（手足が熱くも冷たくもならない）」「四肢の運動」「視覚・聴覚」「心拍（強弱やリズム）」などは，宗気によって支えられていると考えられています。突然「四肢」や「視覚・聴覚」などの言葉が出てきましたが，気血がすみずみまで行き届けば，手足も，目や耳も，正常に働くと，理解してください。

[診断法]「虚裏」と呼ばれる左側乳頭の下部分で触診をして，その拍動を調べれば，宗気の盛衰がわかるとされています。

[応用例] 虚裏への触診は，ほぼ「心尖拍動を調べている」と理解することができます。また心の正常な拍動を支えるという宗気の働きは洞結節の働きと共通点が多いです。そこで例えば洞頻脈を「宗気の不足による気血の滞り」と診断し，胸中の気血を通すことで治療をする方法もあります。

ⅲ）営気
[別名] 栄気
[作られ方] 脾胃が飲食物を消化・吸収して得た「水穀の精気」の中の精化部分（特に純度の高い，または栄養価の高い部分）から作られる。
[分布] 血脈の中へ入り，血液の一部として脈内を循環する。（血液の一部なので，営気と血液を合わせて「営血」と呼ぶ）
[働き] ①血液を作り出す。
（営気は血液の一部なので，営気がなければ血液を作ることはできない。）
②栄養分となる。
（血液中の栄養分として，臓腑・経絡・器官・四肢など，体中に届けられる。）

ⅳ）衛気
[作られ方] 脾胃が飲食物を消化・吸収して得た「水穀の精気」の中の，特に活発な性質をもつ部分から作られる。
[分布] 衛気の運行については色々な説があり，まだ論争が続いている段階です。ここではそのなかから，3つの主要なものを紹介します。
①営気と一緒に，脈にそって運行する。
②昼は陽経や体表部をめぐり，夜は陰経や五臓をめぐる。
③何の規制もなく，体中を自由にめぐる。
[働き] ①体表部を覆うバリアーとして，外邪の侵入を防ぐ。
②体の表面や内部を温める。
③体の表面に，必要な水分を運ぶ。
④毛穴や汗腺などの開閉を調節することで発汗をコントロールし，体温を一定に保つ。

2 ―― 血

1 血とは

　中医学がいう血とは，いわゆる「血」「血液」のことです。体内を流れるあの赤い液体を，血と呼んでいます。

ただし中医学は、体の外に出た血を、もう血とは呼びません。「離経之血」または「死血」と呼んで区別します。例えば血液検査をするために抜かれた血は、もう中医学がいう血ではないのです。これについては後述「死血について」(p.294)を参照してください。

❷ 血の作られ方

①津液と営気から作られる血

血の基本的な原料は「津液」と「営気」です。ただし血は、ただ両者を混ぜれば出来あがるものではありません。

例えば「醬油」と「みりん」を混ぜただけでは、ただの「醬油＋みりん」ですが、これを火にかけて少し煮つめると、1種の「たれ」になります。このように「津液＋営気」が血になるためにも、やはり「火の力」「陽気の力」が必要だと、中医学は考えました。ただし具体的に、どのような力が関係するのかについては、幾つかの説があります。以下は、主な3種の説についてまとめたものです。

> 1）「営気の働き」による
> 　　血を「＜津液という陰＞と＜営気という陽＞が融合したもの」と見ると、営気は「血中の陽気」であるといえます。
> 　　つまり血の原料である営気自身が、津液に作用して血を作り出すのだという考えです。
>
> 2）「心陽（心火）の働き」による
> 　　火には、「ものを変化させる働き」があります。そして蔵象学説の心でお話したように、五行で火に属する心の陽気（心火）にも「ものを変化させる働き」があると考えられました。
> 　　つまり津液＋営気に、心火が作用することで、血は生まれるという考えです。
>
> 3）「肺の働き」による
> 　　肺には「呼吸を受け持つ」働きがあります。そして肺が吸いこんだ気が、津液や営気に作用することで血は作られるとも考えられました。

この3つの説は「どれが正しい」というものではありません。3つが同時にあると理解するのが、いちばんよいと思います。

②腎精から作られる血

蔵象学説の腎でお話したように、血は腎精からも作られると、中医学は考えています。具体的なプロセスには、下の2つの説があります。

> 1）「髄・骨」を通して
> 　　腎精は髄を生み、髄は骨を満たします。そして髄に満ちた骨から、気血は生まれるとも考えられました。

2)「肝」を通して

蔵象学説でお話したように，腎精と肝血の間には「精血同源」と呼ばれる関係があります。これはつまり腎精は肝を養い，肝血となることでも，血に変わっているという考えです。

この2つの説もまた，2つが同時にあると理解するのがよいと思います。

❸ 血の運行

①運行を支えるもの

もう何度もお話しましたが，血は自分だけでは流れることができません。血が脈の中を流れるには，気の力が必要です（気の推動作用）。また血が脈の外にもれずに流れるためにも，気の力が必要でした（気の固摂作用）。

このように血は，主に気の「推動作用」と「固摂作用」に支えられて運行しています。

②運行の特徴

血の運行には，次の3つの特徴があります。

> 1）止まることはない。
> 2）決まったルートを循環している。
> 3）一定のリズムがある。

③運行の仕方

血は「決まったルートを循環している」と言いました。ただしそのルートについては，いろいろな説があります。下は，主な4つの説についてまとめたものです。

> **血の運行ルート**
> 1）末端（手足）から中心（頭や胴体）へ向かう［十二正経を通る］
> 　これは経絡学説のなかでお話した「根結」や「標本」などに代表される考えです。気血は手足の先から流れ始め，十二正経を通って頭・胸・腹などに向かうと考えられました。こうして中心に集まった気血は，また十二正経を通って末端に戻ることで循環します。
> 2）末端（手足）から中心（頭や胴体）へ向かう［十二正経以外も通る］
> 　1）では，気血は全て十二正経を通るとされました。これに対し，ここでは，さらに五臓六腑の大絡も通ると考えます。
> 　具体的には，まず末端の血は十二経を通って臓腑へ向かいます。次に臓腑の血は，今度は臓腑とつながっている大絡を通って末端に戻ってくるという考えです。
> 3）末端（手足）から中心（頭や胴体）へ向かう［行きは陽経，帰りは陰経］

> 基本的には2），3）と同じですが，末端から中心に向かうときには，気血は陽経を通り，中心から末端へ戻るときには陰経を通るという考えです。
> 4）十二正経を順番にまわる
> これは1）〜3）とは，全く違う考えです。この説については，経絡学説で紹介した**図84**（p.117）を参照してください。

◆4 血の働き

①体中に栄養と潤いを与える

血は脈の中を流れ，体中に行き渡ります。そしてそのことを通して，血は体中に栄養と潤いを与えています。

人間が栄養を取らなければ動けなくなるように，血が行き渡らなければ臓腑や器官も働けません。そこで血の不足（血虚）や，運行の滞り（血滞・血瘀）などは，様々な病気の原因となります。

②精神活動を支える

蔵象学説の心や肝でお話したように，人間の精神や意識は，血と深い関係があります。

例えば心血や肝血の不足（心血虚・肝血虚）は，不眠や多夢（夢が多い）を起こす主要な原因の1つです。また血熱と呼ばれる「熱邪が血に影響した状態」では，うわ言，気持ちが落ち着かない，イライラする，発狂するなどの精神の異常が起こります。

◆5 死血について

中医学は，よく気血という言葉を使います。気と血は「気が血を通し，血は気をのせている」という状態で，一緒になって流れているからです。

では，気血の気とは何でしょうか？

まず挙げられるのは営気です。でもそれだけではありません。例えば衛気もあります。さらに臓腑や器官など，その部位ごとの気も無関係とはいえません。つまり血は，色々な気に支えられて「気血」として流れているのです。

ただし体の外に出た血には，もう気は作用していないと中医学は考えます。人間が死ぬと，気は肉体から離れ，物体としての肉体（陰）だけが残されます。これと同じように，血は体の外に出てしまうと「営気の抜けた，物体としての血（陰）」だけが残されると考えるのです。こうした血は「死血」または「無営之血」と呼ばれます。

では，輸血用にパックされた血は何なのかというと，あれもやっぱり「無営之血」です。あのままでは，血として働くことはありません。ただし，輸血されて生きている人間の体内に戻れば，もう1度，気と結びついて気血として動き始めるわけです。

このほか最近では，血栓のことを「死血」と呼ぶ人もいるようです。

3 ── 津液

1 津液とは

①津液の定義
　津液とは，体内にある様々な水液の総称です。ただし津液とは，あくまでも正常な水液のことをいいます。例えば腹水やむくみなどのように，水液が正常に代謝されず停滞しているものを，津液と呼ぶことはありません。

②津と液の区別
　津液とは，津と液を合わせた呼び方です。もちろんどちらも水液なのですが，その質や分布などには，少し違いがあります。**表98**は，両者の違いをまとめたものです。

表 98　津と液

	津	液
性状	・サラサラしている ・澄んでいる ・流動性が高い	・ドロドロしている ・濁っている ・流動性が低い
分布	・皮膚，筋肉・目・鼻・口・耳・性器など，体の表面に行き渡る 　〔サラサラで流動性が高いので気とともに流れ，すみずみに行き渡る〕 ・血脈のなかにも入る	・骨，関節，臓腑，脳，髄などを満たす 　〔ドロドロで流動性が低いので気とともに流れて，体表部に分布することはない〕
作用	・(各部位の) 養分となる ・(各部位を) 潤す	・関節の動きをスムーズにする ・そのほか，骨，臓腑，脳，髄などを潤す

　注意：表がまとめている両者の違いは，あくまでも相対的な違いを説明しているものです。あまり言葉の意味に捕われ過ぎないようにしてください。

③津と液の関係
　例えば「お湯」と「水」というのは，あくまでも相対的な区別です。水を火にかけて，ある温度を過ぎたとたん「たったいま，水がお湯に変わりました」などということはありません。
　そして津と液の区別も，これと同じあいまいさを含んだものです。どちらも水液だという意味では，津と液に本質的な違いはありません。そこで中医学は，津と液には「互いに転化する」関係があると考えています。つまり「津は液になり，液は津になる」ということです。両者を分けず，まとめて「津液」と呼ぶことが多いのは，こうした理由によります。
　そこで実際の診断や治療でも，両者を神経質に分けるようなことは，ほとんどありません。たいていは「津液の損傷」「津液の不足」などという言い方をします。
　ただし中医学のなかには，臓腑や脳髄などを満たす液は，津に比べて重要な水液であるという考

えもあります。そこで例えば「発熱による軽度の脱水」などは傷津と呼び、「ショック時にみられるような高度脱水」は脱液と呼ぶなどの区別をすることもあります。

❷ 津液の生まれ方と運行・排泄

①津液の生まれ方

　津液は、飲食物を消化・吸収することで作られます。具体的には、脾胃が消化した飲食物に含まれる水分を、小腸や大腸から吸収したものが津液です。

　そこで中医学には、「小腸は液を受け持つ」（小腸主液）、「大腸は津を受け持つ」（大腸主津）などの言葉があります。ただし蔵象学説でお話したように、小腸・大腸からの水液の吸収も、大きな意味では脾の運化の働きの影響下にあるものです。

②津液の運行

　津液の運行には、多くの臓腑・器官が関わっていますが、特に重要な働きをしているのは脾・肺・腎・三焦です。以下はこの４つの臓腑の、津液の運行に対する働きをまとめたものです。

> 1）脾の働き
>   ⅰ）運化の働きを通して、津液を肺へと運ぶ。
>   ⅱ）運化の働きを通して、津液を全身に行き渡らせる。
> 2）肺の働き
>   ⅰ）宣発の働きを通して、津液を体の表面へ運ぶ。
>   ⅱ）粛降の働きを通して、津液を腎や膀胱へ送る。
> 3）腎の働き
>   ⅰ）腎の陽気には、全身の水液代謝を支える働きがある。
>   　（陰に属する水液をさばくには、陽気の力が必要）
> 4）三焦の働き
>   ⅰ）三焦は、水液代謝の舞台となる。

③津液の排泄

　津液の排泄に対して、特に重要な働きをしているのは肺と腎です。以下は肺と腎の働きを中心に、津液の排泄についてまとめたものです。

> 1）肺の働き
>   ⅰ）宣発の働きを通して、皮膚から津液を、汗として排出する。
>   ⅱ）呼吸を通して、津液の一部を体外に排出する。
> 2）腎の働き
>   ⅰ）気化の働きを通して、膀胱から津液を、尿として排出する。

④まとめ

　これまで津液の代謝（生成・運行・排泄）について，主に臓腑の働きという視点からお話しました。ただし「水をさばく」という仕事をするときに，いちばん大切なのは陽気の力です。「胃が〜」「腸が〜」「肺が〜」「脾が〜」などといっても，それら全てを支えている陽気が弱ってしまったら，体は水をさばけなくなります。そして陽気でいちばん大切なのは，全身の陽気の元である腎陽です。

　個々の臓腑の働きも大切ですが，この基本を忘れないようにしてください。

❸ 津液の働き

①養分として体中を潤す

　1）養分として皮膚，筋肉・目・鼻・口・耳・性器など，体の表面に行き渡り，各部位を潤す。
　2）さらに養分として骨，臓腑，脳，髄など，体の内部にも行き渡り，各部位を潤す。
　3）関節にも行き渡り，関節の動きをスムーズにする。

②血の原料となる

　血のところでお話したように，津液は血の原料でもあります。

③体内の陰陽のバランスを調節する

　津液は水分なので，陰陽でいうと陰です。そこで体内の「津液の量」は，そのまま体内の陰陽バランスに影響すると，中医学は考えています。

　例えば暑いときには，汗がたくさん出ます。すると体内の津液が少なくなり，陰陽のバランスは崩れてしまいます。これを回復させるためには水が必要なので，人間は「のどが渇く」のだと考えるのです。

　また反対に寒いときには，ほとんど汗が出ません。すると不要な水を汗としては出せないので，主に尿として出すようになります。これも環境に応じて出口を確保することで，津液が停滞してしまうことを防ぎ，陰陽のバランスを取っているのです。

　このように津液の代謝には，体内の陰陽バランスを調節する働きもあります。

④熱病への抵抗力となる

　例えば枯木には，簡単に火をつけることができます。ただし切ったばかりの生木には，そう簡単に火をつけることはできません。生木はまだ，乾いていないからです。

　この例は，「火（火熱）にとって，水が満ちているものは侵しにくい」ことを示しています。それは，人間も同じです。

　例えば感染性の熱病の多くは，中医学がいう「火熱の邪気」が人間を侵すことで起こります。そしてこうした病気が重くなるか軽くてすむかは，津液の量と深い関係があると，中医学は考えるのです。

　もし火熱の邪気に侵されても，体内に津液が満ちていれば，邪気はなかなか内部に入っていけません。ただし例えば「元々胃の津液が足りない人」の場合，胃が火熱の邪気に対抗する力が弱くな

ります。すると邪気は胃を侵し，発熱のほか，便秘などを起こしやすくなると考えます。また例えば「元々肺の津液が足りない人」では，邪気は肺を侵します。すると乾いた咳，水分の足りない痰，のどが乾燥して痛む，などの症状が現れると考えます。

このように津液には，熱性の邪気への抵抗力となる働きもあります。

❹ 津液鏈（津液連鎖）について［津液の整体観］

「津液の働き①②」からわかるように，津液は体内の様々な液体の原料となります。例えば「目では涙に」「口では唾液に」「骨では骨髄に」「臓腑では臓腑の組織液に」「脳では脳髄に」「脈内では血に」変わるわけです。

このように考えると「体の中には色々な液体があるが，元を正せば全ては津液だ」という捉え方が生まれます。この視点にそって，体内の様々な液体についてまとめたものが「津液鏈」（津液連鎖）と呼ばれる津液の整体観です。

津液鏈については，多くの人が，様々な角度から研究を進めています。図173は，北京中医薬大学の教授であった故・劉渡舟先生の考えをまとめたものです。飲食物から生まれた津液が，体内で様々な液体に変化するしくみの一部を，説明したものといえます。

津液鏈という捉え方は，局部に捕われすぎることを防ぎ，「全ては同源だ」という大きな視点をもたせてくれるものといえます。

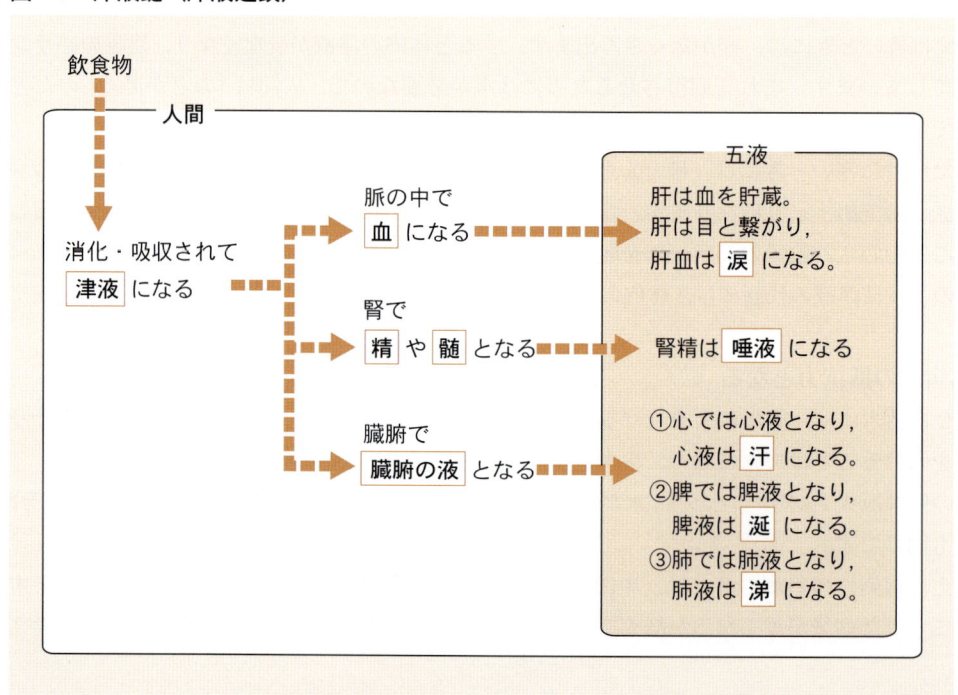

図173 津液鏈（津液連鎖）

```
飲食物
  ↓
 人間
  ↓
消化・吸収されて   脈の中で
  津液 になる  →  血 になる  →  五液
                              肝は血を貯蔵。
                              肝は目と繋がり，
                              肝血は 涙 になる。
                  腎で
                → 精 や 髄 となる → 腎精は 唾液 になる
                  臓腑で
                → 臓腑の液 となる → ①心では心液となり，
                                    心液は 汗 になる。
                                  ②脾では脾液となり，
                                    脾液は 涎 になる。
                                  ③肺では肺液となり，
                                    肺液は 涕 になる。
```

4 ── 気・血・津液の関係

1 気と血の関係

　中医学では気と血の関係を，「気は血の統率者である（気為血之師）」「血は気の母である（血為気之母）」という2つの言葉で表します。①〜③が前者，④が後者にあたるものです。

①気は血を生む（気の生血作用）

　血のところでお話したように，血の生成には「気の働き」が欠かせません。そこで気には，血を生み出す働きがあるといわれます。実際気が旺盛であれば，血も十分に作られます。ただし気が不足していると（気虚），血は十分に作られません。つまり気虚は，血の不足（血虚）を起こす原因の1つとなるのです。

　そこで中医学では，血の不足を治療する場合「補血（血の不足を補う）」だけを行うとは限りません。同時に気虚が見られる場合，「補血」よりも「補気（気の不足を補う）」を中心とした治療を行うことがあります。補気を行うことが，間接的に補血を行うことになるからです。こうした方法を「益気生血」といいます。

例　体が弱く，カゼを引きやすい

　例えば，普段から体力がなくて疲れやすく，食欲もあまりない。また少し風が強いとか，気温が低いだけでもすぐに寒気がして，カゼを引いてしまうという人は，明らかに気が不足しています（気虚）。

　ただし同時に，唇の色が薄い，脈が細い，また女性なら月経の周期が長くなる，経血の量が少なく色が淡いなどが見られた場合，これは単純な気虚ではなく，さらに血の不足（血虚）も見られる状態といえます。

　この場合，上と同じく，治療は「益気生血」が基本です。例えば薬を処方する場合は，「補気薬と補血薬を，5：1程度の割合で服用する」方法がよく使われます。つまり補気を主とした「補気＋補血」です。

　ただしここでは「すぐに寒気がしてカゼを引いてしまう」という症状があります。これは，バリアーとしての気（衛気）が弱っている証拠です。そこで実際の治療では，こうした具体的な症状に合わせて，さらに衛気を強める薬を加えます。針灸による治療でも，考え方は同じです。

②気は血を通す（気の行血作用）

もう何度もお話したように，血は自分だけで流れることはできません。「気が血を通しているのだ」というのが中医学の考え方です。これを気の行血作用といいます。

そこで気が不足すると（気虚），血を通す働きも弱くなります。つまり気虚は，血の滞り（血瘀）を生む原因の1つです。またなんらかの原因で気の流れが乱れた場合，血の流れにも乱れが生まれます。例えば気が上逆（上に向かって暴走）すると，血も一緒に上逆し，顔が赤い，目の充血，頭痛，吐血などの症状が現われることがあります。反対に気が下陥（下落）すると血も下陥し，血便，子宮の不正出血などの症状が現われることがあります。

そこで中医学は「血の流れの異常」を治療する際にも，血だけでなく気の状態を重視します。気が不足していれば「気を補い」，気の流れが乱れていれば「気の流れを調える」治療をするということです。

例　肺炎による咳血

例えば熱性の邪気が肺を侵すと，発熱や咳などの症状が現れます。

咳とは，肺気がスムーズに流れなくなり，肺気が上逆することで起こる症状です。

また気の滞りは熱を生む原因となるので，肺気の滞りは，熱邪の勢いをさらに強めることがあります。そしてこの強まった熱邪は，肺の絡脈を侵し，出血を起こすことがあるのです。するとそれは，咳血となって現われます。

こうした出血症状を治療する際にも，中医学は，やはり血だけでなく気のことを考えます。出血の原因は，そもそも肺気がスムーズに流れないことにあるからです。具体的には「止血」のほか，「肺熱を冷ます」治療と同時に「肺気の流れを回復させる」治療を行います。

---

③気は血の漏れを防ぐ（気の摂血作用）

脾や気のところでお話したように，気には，血を脈の中にとどめ，むやみに外へ漏れないようにする働きがあります。これは，摂血作用と呼ばれる気の働きです。

そこで気が不足し，摂血作用が弱ると，様々な出血症状が現れます。

これは脈全体の問題なので，部位は関係ありません。例えば吐血や鼻出血のような上部の出血も，血便・血尿のような下部の出血も，さらに皮下出血のような出血も，全て気虚によって起こることがあります。

そしてこうしたタイプの出血を治療するには，当然気を補う（補気）ことが中心となります。もちろん他のことを，何も考えないわけではありません。ただしあくまでも治療の中心は，「気を補い，気の摂血作用を回復させる」（益気摂血）ことにあります。

> ### 例　上部消化管出血による血便（黒便）
>
> 　上部消化管出血による血便と同時に，疲れやすい，食欲がない，大便がゆるい，顔色が白いなど気虚または陽虚（陽気の不足）の症状が見られる場合，中医学は「気の摂血作用が弱ったことによる出血」だと考えます。
> 　この場合，治療は「益気摂血」が基本です。例えば薬による治療では，気を補う薬（補気薬）を中心とした処方をします。そして出血量が多い場合には，補気薬の量をさらに増やすことで対応します。もちろん他の方法をとる場合もありますが，これが原則だということです。

④血は気の拠り所

　これまで気が血を通すことばかり強調してきましたが，血はただ流されているだけではありません。気血が流れるとき，「血は気の乗り物のような役割をしている」と中医学は考えています。目に見えない気は，目に見える血に宿ることで，体の中にとどまっているという意味です。さらに気は，血から栄養を受け取るともいわれています。

　つまり気も，以上2つの意味で，血に依存しているのです。そこで中医学は，この2つの関係をまとめて「血は気の母である」と表現しました。ただしここで重要なのは「気は血から栄養を受け取る」という関係ではなく，「気にとって，血は大切な拠り所だ」という関係の方です。

　例えば重度の血虚や大出血などでは，血が深刻に不足します。すると，気はよりどころを失って浮遊してしまうことがあります。これは，例えばショック状態などに見られる，たいへん危険な状態です。特に出血では，血だけではなく，血に宿っている気も外に出てしまうので，事態はさらに深刻といえます。

　こうした「血脱」「気脱」と呼ばれる事態が起きたとき，中医学は，まず気の力を回復させようと考えます。もちろん「血脱」も「気脱」も，どちらも人間にとっては大ピンチです。ではどうして，まず気から回復させるのかというと「有形のものである血を，すぐに補強することはできない。ただし無形の気なら，すぐに補強することができる」という考えによるものです。そしてここには，前にお話した益気摂血の意味も含まれます。

> ### 例　大量出血によるショック
>
> 　北京市にある東直門病院の救急外来には，中医学の方法によって患者に対処するためのマニュアルがありました。
> 　例えば大量出血とともに，大量の発汗があり，手足は冷え，顔面は蒼白といった状態は，典型的な「血脱＋気脱」（気随血脱といいます）です。マニュアルにはいくつかの方法が載っ

ていますが，そのなかに「人参注射液を点滴する」という方法があります。人参は，代表的な補気薬です。さらに２つの方法がありますが，どちらも人参を使っています。
このマニュアルの方法からも，「血脱＋気脱」を治療する場合，まずは気を回復させようとしていることがわかると思います。

② 気と津液の関係

①気は津液を生む（気の生津作用）

津液は，腸から水液を吸収することで得られます。ただし津液生成の，カギを握っているのは「中気＝脾胃の気」です。津液を得るためには，まず脾胃が，飲食物を消化しなければなりません。そして小腸・大腸からの水液の吸収も，大きな意味では脾の運化の働きによるものです。こうしたことから，気には津液を生む働きがあるとされています。

つまり気と津液には，「気が旺盛なら津液も十分に作られ，気が不足すると（気虚），津液は十分に作られない」関係があるといえます。そこで中医学では，気虚のみられる津液不足を治療する場合，津液だけではなく，気を補うことも重視します。

例 慢性胃炎

元々は腹部の不快感，食欲不振，大便がゆるいなど，気虚のタイプに属する慢性胃炎でも，何年もするうちに津液の不足（この場合は胃の津液の不足）を招くことがあります。すると，例えば口のなかが乾燥して飲み物を欲しがるようになる，腹部に空腹感に似た感じをもつ，などの症状が現われたりします。

こうした状況を治療する場合，ただ津液だけを補ったのでは足りません。そもそも津液が不足するようになったのも，気が弱っていたからです。そこで治療では，気と津液の両方を補うことになります。

②気は津液を通す（気の行津作用）

気には，血だけでなく津液を通す働きもあります。津液のところでお話したように，様々な臓腑の気に支えられることで，津液は流れているのです。

そこで気の不足（気虚）や気の滞り（気滞）は，津液の停滞を起こす原因となります。また津液が停滞してしまうと，気は体のなかをスムーズに通れません。すると津液がさらに停滞するという，悪循環が生まれます。こうして津液の停滞が進むと，体には「水気，痰飲」などと呼ばれる，不要な水が溜まることになります。

この不要な水を除くには，「利水」だけでは足りません。そもそもの原因である気の問題を解決

しなければ，水はまた停滞するからです。そこで中医学では多くの場合，「利水＋行気」という方法で治療を行います。

> ### 例　肝硬変による腹水
>
> 　蔵象学説「肺と肝」でお話したように，慢性肝炎や初期の肝硬変では，肝性腹脹と呼ばれる「お腹のはり」が顕著なことがあります。これを中医学では「気と血の滞り（気滞血瘀）」と捉えるとお話しました。
> 　そして気が滞れば，津液も滞り，水が停滞します。これが肝硬変による腹水の，主な原因です。治療は「利水（水をさばく）」や「活血化瘀（血を通し，血の滞りを解消する）」だけでは足りません。そもそもの原因は気の滞りなので，必ず「行気」を行うことになります。

③気は津液の漏れを防ぐ（気の摂津作用）

　気の摂津作用とは，「体のなかの液体が，決まった場所から漏れないように，または勝手に流れないようにする働き」のことです。例えば血液・唾液・胃液・腸液・精液などは，それぞれ自分の居場所が決まっています。また汗（液）や尿（液）が，いつでも勝手に外に出てしまうことはありません。このようにそれぞれの液を，自分の持ち場にとどめているのは，気の働きによるものです。

　そこで気が弱ると，摂津作用も弱り，津液は自分勝手に流れ始めます。具体的には，汗が止まらない，尿量が急激に増える，または尿失禁などとして現れます。こうした液体をせき止められない症状の多くを，中医学は気の弱りによるものだと考えるのです。そこで治療をする際にも，気の力を回復させることが大切となります。

> ### 例　小児の多汗
>
> 　生まれつき体の弱い子どもや，または少し重い病気をした後の子どもには，気温や運動などと関係なく，いつも汗をかいているという症状が見られることがあります。これは気が不足して，津液（ここでは汗）に対する摂津作用が弱った現れです。気虚なので，多くの場合，同時にだるい，食欲がないなどの症状も見られます。
> 　そしてこの状態が長びくと，汗として津液が奪われてしまい，気だけでなく津液まで不足することになります（気津両傷）。すると例えば，のどが乾いていつも水を欲しがる，尿量が少ないなどの症状が現れてきます。
> 　こうした状態を治療するには，津液を補充するだけでは足りません。そもそもの原因で

ある気虚を，解決する必要があるのです。具体的には「補気＋生津（津液を生み出す）」という方法が中心となることが多いです。

④津液は気の拠り所

　津液は，血と同じように気の拠り所でもあります。目に見えない気は，目に見える血や津液などに宿ることで，体のなかにとどまっているのです。

　そこで中医学は，例えば発汗を通して津液が外に出るときには，気も一緒に失われていると考えます。汗をたくさんかいた後で，少しバテた感じになるのは，気が失われたことにもよるのです。

　もちろん正常な範囲の発汗であれば，失われた気も大量ではないので，自然と回復していきます。ただし例えば糖尿病や尿崩症などによる多汗・多尿，そのほか激しい嘔吐や下痢などで大量の津液が失われると，気もたくさん奪われることになります。こうした状態を治療する際には，津液だけでなく気のことを考えなくてはなりません。気の力を回復させなければ「津液がもれる→気が弱る→津液がもれる→さらに気が弱る」という悪循環を，断ち切ることができないからです。

例　慢性の下痢

　慢性の下痢を訴える人のなかには，例えば常に大便がゆるく，1日に少なくとも2〜3回，多いと4〜5回は排便する，いつもお腹がゴロゴロ鳴り，温めたりさすったりすると心地よく感じる，手足が冷える，体に力がみなぎらないなどの症状が見られることがあります。こうした状態は，気が不足し，大腸での固摂作用が弱ったことによるものです。

　そしてこの状態が続くと，津液や気がどんどん失われて，体力が衰えてしまいます。こうした下痢を治療する際には，やはり気を補い，正常な固摂の働きを回復させることが大切となります。

　もし下痢が激しい場合には，とりあえず大便をとめるための「渋薬」と呼ばれる薬を使うこともあります。ただしそれは，あくまでも急場をしのぐための方便です。急場をしのいだ後は，原則にたちかえり，気を補う治療を行います。

3　血と津液の関係

　津液は血の原料でした。また「津液鏈」（津液連鎖）でお話したように，血は津液の一部ともいえるものです。そこで血と津液の関係は，「津血同源」と呼ばれています。簡単に言えば「津液が脈に入れば血になり，血が脈の外に出れば津液に戻る」という関係です。

　そしてこの「津血同源」という捉え方は，中医学の治療法に大きな影響を与えています。例えば血が足りない人や大量の出血をした人は，血だけが不足しているわけではありません。同時に津液

も不足していると考えます。そこで中医学には，「血の足りない人に，汗（＝津液）を出させてはいけない」という原則があります。中医学には「汗法」と呼ばれる，汗をかかせる治療法があるからです。

また反対に津液が足りない人では，血も不足していると考えます。そこで今度は「津液の足りない人には，血に強く作用する治療をしてはいけない」という原則が生まれます。中医学には血の通りをよくする治療法がありますが，それは血や津液が不足している人には向かないということです。

例　産後の浮腫（むくみ）

浮腫というのは，津液の停滞です。「気の行津作用」でお話したように，津液の停滞を治療する場合，「利水＋行気」という方法が基本の1つとなります。

ただしこの方法は，産後の女性には使えません。分娩では大量の気血を失いますが，血が不足するということは，津液も不足するということだからです。

そこで産後の女性では，「利水」や「汗法」など，津液をさらに失わせる治療は基本的に禁止となります。

ではどうするのかというと，とりあえず停滞しているものは放置して，足りないものを補うことに専念します。具体的には「補気＋補血」を行うことが多いです。こうして気の力が回復すれば，体は自分で水をさばき，むくみを解消していくことができるようになります。

実際には，利水薬を控え目に使うこともありますが，治療の中心は「補気＋補血」であるということに，変わりはありません。

第3章
健康とは

　前章までに,「生命」や「人間のしくみ」についての話は終わりました。本章では「健康とは何か」について,簡単にまとめておきます。

1　健康とは

　健康とはどういう状態かについては，すでに本書の色々な場所で，その時々の言い方でお話してきました。その要点をまとめると，「経絡・臓腑・器官など個々の働きが正常で，システム全体のバランスも取れている状態」ということができます。そして大切なことは，このバランスには「外の世界」とのバランスも含まれること，そして体だけでなく「こころ」も含まれること，さらにバランスとは「常に変化している動態バランス」であることです。

　健康とは何かを，いままでお話した学説に沿ってまとめると，それぞれ次のようになります。

> **健康とは？**
> ①陰陽学説
> 　　陰と陽のバランスが取れている状態。
> 　　陰と陽には「物質と機能」「臓と腑」「気と血」など，色々なものをあてはめることができる。
> ②五行学説
> 　　人間のなかの五行（五臓を中心とした5つの機能系統）が，「互いに依存する関係」（相生関係）と「互いに抑える関係」（相克関係）を通して，バランスを取っている状態。
> ③精気神学説
> 　　人間を成り立たせている「精」「気」「神」が融合して1つになり，全体として調和している状態。
> ④運気学説
> 　　大宇宙である自然界の運気の流れに，小宇宙である人間もとけこみ，全体が調和している状態。
> ⑤経絡学説
> 　　経絡・経別・経筋・皮部など，個々の働きが正常で，経絡ネットワーク全体も，正常に機能している状態。
> ⑥蔵象学説
> 　　臓腑とそれに対応する感情・器官など，個々の働きが正常で，さらに全体としてのバランスも取れている状態。
> ⑦命門元気三焦系統理論
> 　　命門からは止むことなく元気が生まれ続け，元気は三焦を通ってスムーズに全身へ行き渡り，臓腑・経絡・器官などが正常に働いている状態。

2 大切な視点のまとめ

1 すべては1つのまとまり（整体観念）

　整体観念とは，「ものを1つのまとまりとしてみる視点」のことです。

　まず，人間の内部を見てみましょう。人間を作っている要素には，経絡・臓腑・器官，または精・気・神などいろいろなものがあります。そしてそれらは，バラバラに存在している訳ではありません。すべてが密接につながって，または融合して，1つの複雑なシステムを作っています。

　そこで中医学は，必ずシステム全体を視野に入れて，人間の状態を見ていきます。例えば健康とは，1つ1つの経絡・臓腑・器官などが正常に働き，さらにお互いの関係もうまくいくことで，システム全体としてのバランスが取れている状態です。

　また臓腑や経絡などが互いに影響し合っているのは，健康なときだけではありません。病気になったときも，同じように影響します。そこで中医学が病気をみるときには，「どこにどんな問題があり，それが他の部分にどう影響しているのか」を知ることで，システム全体の状態をつかもうとします。そして中心となっている問題を解決することで，システムの状態を元に戻そうというのが，中医学の治療の目的です。

　さて，次は人間の外に目を向けてみましょう。第2篇・第1章「生命とは」でお話したように，人間は自然界の一部です（天人合一）。そこで人間が健康でいるためには，外の世界ともバランスを取らなくてはなりません。

　例えば北国の人と，南国の人とでは，体格や体質に違いがあります。北国の人は，寒い気候に適応するために，体も「北国仕様」になっているのです。そこで中医学では，同じようにカゼを引いて熱が出ても，北国の人と南国の人とでは，薬の種類や量を変えることがあります。

　そして人間に影響を与えるのは，地域の違いだけではありません。気候の変化や，1日の昼夜の変化，さらに月の満ち欠けなど，様々なものが影響します。そこで中医学が人間を見るときには，体内のバランスだけではなく，自然界の影響とのバランスも視野に入れることになります。

2 すべては常に変化している（動態平衡＝動態バランス）

　上述のように，人間は内外で起こる様々な変化に応じて，常に状況に合わせたバランスを取っています。

　例えば夏は暑いので，汗をたくさん出すことで体の熱を外へ逃がします。反対に冬は寒いので，汗はあまりかきません。これは外の世界の変化に合わせて，体がバランスを取っているということです。

　また「汗を出す」という変化が起こると，体のなかでも，それに合わせたバランスを取ろうとし

ます。まず汗が出ると体内の水が減るので，それ以上減らさないために尿の量が少なくなります。ただし汗がたくさん出てしまうと，そんなことでバランスは取りきれません。すると今度は外から水を補給して（水を飲んで），バランスを取ろうとするのです。

　そして人間にはさらに，年齢という変化もあります。歳を取ると，若いときに比べて，体の働きは衰えます。ただしそれは，生理的な変化であって病気ではありません。働きが弱ったなら弱ったなりに，若いときとは違ったバランスの取り方をしていくのです。

　また女性には，さらに初潮や閉経，人によっては妊娠・出産といった変化も起こります。そこで女性の体は，こうした変化に応じてもその時々でバランスを取っていきます。

　このように，人間は体の内でも外でも，常にバランスを取って生きています。ただしそのバランスは，固定されたものではありません。いつも変化しながら，その時々の状況に合わせてバランスを取っているのです。

参考文献

1．経典・運気関係
『黄帝内経素問』　人民衛生出版社
『霊枢経』　人民衛生出版社
『類経』　張景岳編著　人民衛生出版社
『「内経」十講』　任応秋著　北京中医学院資料
『運気学説』（増訂版）　任応秋著　上海科学技術出版社
『五運六気』　任応秋著　上海科学技術出版社
『内経理論体系綱要』　程士徳著　人民衛生出版社
『素問注釈匯粋』　程士徳主編　人民衛生出版社
『黄帝内経素問運気七篇講解』　方薬中・許家松著　人民衛生出版社
『素問今釈』　王琦・李炳文・邱徳文・王慶其・彭栄琛編著　貴州人民出版社
『黄帝医術臨証切要』　王洪図・詹海洪編著　華夏出版社
『黄帝内経臨証指要』　劉炳凡編著　湖南科学技術出版社
『黄帝内経研究大成』　王洪図総主編　北京出版社
『黄帝内経詞典』　郭靄春主編　天津科学技術出版社
『難経講義』　煙建華編著　国家中医薬管理局内経重点学科印
『中医運気学』　楊力著　北京科学技術出版社

2．中医基礎理論
『中医基礎理論』　印会河主編　上海科学技術出版社
『中医基礎理論』　李徳新主編　湖南科学技術出版社
『中医基礎理論学習指導』　呉敦序主編　上海科学技術出版社
『中医基礎理論難点解析』　孫広仁等編著　中国中医薬出版社
『中医精髄図解』　湯泰元主編　科学出版社
『中医学問答』　楊医亜主編　人民衛生出版社

3．臨床各科
『子午流注針法快速査表』　張国瑞・朴聯友著　人民衛生出版社
『時間医学与針灸万年暦』　方云鵬・方本正編著　陝西科学技術出版社
『100種病証針灸治療験方精粋』　呉緒平主編　中国医薬科技出版社
『針灸意外案例選析』　倫新・栄莉編著　人民衛生出版社
『針灸学』　楊甲三主編　人民衛生出版社
『針灸学釈難』　李鼎著　上海中医薬大学出版社
『針灸甲乙経全譯』　賈成文主編　三秦出版社
『針灸大成校釈』　黒龍江省祖国医薬研究所校釈　人民衛生出版社

『経絡学図説』　陸瘦燕・朱汝功主編　上海科学技術出版社
『腧穴学』　楊甲三主編　上海科学技術出版社
『中医眼科学』　祁宝玉主編　人民衛生出版社
『肝炎肝硬化専輯』　史宇広・単書健主編　中医古籍出版社
『中国伝統精神病理学』　何裕民著　上海科学普及出版社
『精神病的中医治療』　李其禄編著　中国中医薬出版社
『七情病弁治』　譚開清編著　中国医薬科技出版社
『中医臨証備要』　秦伯未・李岩・張田仁・魏執真合著　人民衛生出版社

4．歴代名著
　『本草綱目』　李時珍著　人民衛生出版社
　『東医宝鑑』　許浚編著　中国中医薬出版社
　『審視揺籃』　傅仁宇著　遼寧科学技術出版社
　『医林改錯』　王清任著　中国中医薬出版社

5．医論・医話
　『近代名老中医臨床思維方法』　魯兆麟・楊蕙芝著　人民衛生出版社
　『古医籍各家証治抉微』　江一平・儲水鑫・沈桂祥主編　中医古籍出版社
　『読書析疑与臨証得失』　何紹奇著　人民衛生出版社

6．養生
　『古代養生術』　沈慶法・朱邦賢編著　上海古籍出版社
　『道儒百家話養生』　伍後勝・周金泉主編　人民軍医出版社
　『古今養生法500種』　馮世綸主編　中国中医薬出版社

7．その他
　『中医大辞典』　李経緯・鄧鉄涛等主編　人民衛生出版社
　『古漢語常用字字典』　古漢語常用字字典編写組編　南務印書館
　『新字源』　小川環樹・西田太一郎・赤塚忠編　角川書店
　『中国神秘数字』　葉舒憲・田大憲著　青土社
　『正常人体解剖学』　邱樹華主編　上海科学技術出版社

索　引

◆ 中医学の用語 ◆

あ行

足厥陰肝……………………… 143
足三陰経……………………… 115
足三陽経……………………… 115
足少陰腎……………………… 139
足少陽胆……………………… 142
足太陰脾……………………… 134
足太陽膀胱…………………… 137
足の三里……………………… 82
足竅陰………………………… 123
足臨泣………………………… 129
足陽明胃……………………… 133
汗……………………………… 181
阿是穴………………………… 130
意……………………………… 103
胃………………………… 234, 273
胃以降為和…………………… 236
胃為五臓六腑之海…………… 237
胃陰学説……………………… 67
胃陰虚証……………………… 271
胃気…………………………… 237
胃気の下降……… 206, 235, 274
胃主降濁……………………… 235
胃主受納水穀………………… 234
胃主腐熟水穀………………… 234
痿証…………………………… 202
胃熱証………………………… 271
陰維脈…………………… 129, 151
陰液…………………………… 264
陰気…………………………… 285
陰虚……………………… 18, 220
陰蹻脈…………………… 129, 150
陰虚火旺……………………… 259
陰経………………… 56, 115, 293
陰勝…………………………… 18
陰証…………………………… 19

隠白…………………………… 122
陰陽学説… 11, 28, 57, 67, 69, 307
陰陽水………………………… 276
陰陽の互根互用……………… 12
陰陽の消長平衡……………… 13
陰陽の相互転化……………… 13
陰陽の相対性………………… 13
陰陽の対立制約……………… 12
陰陽の偏勝…………………… 18
陰陽の偏衰…………………… 18
陰陽の無限可分性…………… 13
陰陽両虚……………………… 17
運化水液……………………… 198
運化水穀……………………… 198
運化水湿……………………… 198
運気…………………………… 70
運気学説……… 28, 69, 116, 307
運気同化……………………… 78
温病学派……………………… 185
営気…… 188, 191, 291, 292, 294
栄気…………………………… 291
会陰…………………………… 168
液……………………………… 295
衛気………………… 81, 129, 191,
　　　　　　　213, 218, 291, 294
益火補土法…………………… 55
益気生血……………………… 299
益気摂血……………………… 300
益気養陰……………………… 108
干支…………………………… 69
炎上…………………………… 26
乙癸同源………………… 266, 276
温煦作用……………………… 286

か行

外関…………………………… 129
華蓋…………………………… 185
客運…………………………… 73

客主加臨……………………… 78
我克…………………………… 31
火克金………………………… 30
火乗金………………………… 37
稼穡…………………………… 26
我生…………………………… 30
火生土………………………… 29
客気……………………… 76, 86
活血化瘀……………………… 303
刮痧…………………………… 155
滑肉門………………………… 155
化物…………………… 177, 238
下部の病気は上部から治す… 122
肝………………… 204, 256, 261,
　　　　　　264, 266, 274, 293
肝陰…………………… 266, 267
肝火………………… 45, 47, 51
肝開竅於目…………………… 216
肝火犯肺証…………………… 261
甘寒薬………………………… 108
肝気…………………………… 66
肝系統………………………… 39
肝血虚…………………… 266, 294
関元…………………………… 169
関闔枢………………………… 166
肝硬変………………………… 262
肝在液為泪…………………… 214
肝在志為怒…………………… 214
肝在体合筋，其華在爪…… 215
間使…………………………… 168
寒邪…………………………… 85
肝主疏泄……………………… 204
肝生於左……………………… 212
肝性腹脹………………… 262, 303
肝蔵血………………………… 208
肝蔵魂………………………… 209
肝体陰而用陽………………… 212
肝胆湿熱証…………………… 275

干得符	72	
肝熱	45	
肝脾不和（証）	265	
汗法	182, 305	
肝愈	123	
気	63, 253, 260, 261, 262, 274, 284, 299, 302	
気為血之帥	299	
気海	290	
気街	124	
気化作用	287	
気機	288	
気機失調	289	
気機調暢	289	
気機不暢	289	
気虚	299, 300, 302, 303	
気虚証	50	
奇経八脈	110, 126	
奇穴	130	
気血津液	284	
気血生化之源	198	
気血津液	105	
気血の量	119	
奇恒の腑	246	
気津両傷	303	
気随血脱	301	
気滞	302	
気滞血瘀	262, 303	
気脱	301	
肌肉	202	
気の行血作用	300	
気の行津作用	302	
気の生血作用	299	
気の生津作用	302	
気の摂血作用	300	
気の摂津作用	303	
久病入絡説	67	
吸門	231	
竅陰	122	
狭義の志	103	
狭義の神	63	
狭義の膀胱	242	
胸痺	168	
虚火	259, 272	
玉液	123	
曲池	123, 168	
曲直	26	
虚者補其母	50, 53
虚証	270
虚証と実証	50
虚則補之	20
巨陽	251
虚裏	290
筋	42, 215
金津	123
君火	73, 180
君火（心火）	213
君主の官	176
経	109
経筋	156
滎穴（栄穴）	56
経穴	56, 108, 130
形神統一	101
経別	152
経脈	109
経絡	81
経絡学説	67, 105, 107, 307
経絡系統	111
経絡の海	128
下焦	245
下焦如瀆	245
結	121
血	253, 255, 256, 259, 262, 265, 291, 297, 299, 304
血為気之母	299
厥陰	75
厥陰経	116
厥陰頭痛	120
厥陰風木	76, 80, 87
血瘀	294, 300
血海	128
血汗同源	182
血虚	294, 299
血室	252
血者，神気也	179
血臓	252
血滞	294
血脱	301
血脈	251
血絡	155
下利清穀	269
元陰	219
元気	279, 290
原気	290
原穴	280
元神	248, 249
肩井	168
玄府	181
元陽	219
後陰	227
睾丸	207
行気	305
広義の志	103
広義の神	63
広義の膀胱	241
後渓	129
合穴	56
叩歯反舌咽津法	225
交信	123
公孫	82, 129
降濁	235, 241
後天の神	94
後天の精	95, 128, 217
後天の本	197, 268
五運	70
五行学説	25, 57, 69, 307
五行の気	285
五行の相克関係	30
五行の相生関係	29
克我	31
五更泄	269
五更泄瀉	269
五志	103
固摂作用	287, 293
五臓	174
五臓六腑の海	128
骨	292
骨為幹	251
孤腑	243
戸門	231
五輪穴	56
五輪学説	216
根	121
魂	103, 210
根結	121, 293
金克木	30
金水相生法	54
金生水	29
渾天説	69
魂魄	210

さ行

歳会……………………………… 78
在泉……………………………… 77, 86
佐金平木法……………………… 54
三陰……………………………… 75
三陰交…………………………… 123
三陰三陽………………………… 75, 116
三焦……………………………… 242, 279
三焦弁証………………………… 244
攢竹……………………………… 123
三陽……………………………… 75
志………………………………… 103
至陰……………………………… 82, 122, 168
四街……………………………… 125
四間気…………………………… 77
四気五味………………………… 21
識神……………………………… 248, 249
子宮……………………………… 252
死血……………………………… 294
子処……………………………… 252
滋水涵木法……………………… 53
子臓……………………………… 252
絲竹空…………………………… 123
七情……………………………… 103
七衝門…………………………… 230
十干……………………………… 69
十干化運………………………… 71
実而不満………………………… 174
湿邪……………………………… 85
実者瀉其子……………………… 50, 53
実証……………………………… 270
実則瀉其子……………………… 51
実則瀉之………………………… 20
実則陽明，虚則太陰…………… 202
司天……………………………… 77, 86
司天在泉………………………… 77
子病犯母………………………… 45
邪気……………………………… 285
瀉血……………………………… 155
瀉而不蔵………………………… 174
瀉南方補北方…………………… 276
瀉南補北法……………………… 55
従革……………………………… 26
十五絡脈………………………… 110, 155
十四経脈流注…………………… 117
十二経筋………………………… 111

十二経の海……………………… 128
十二経別………………………… 110
十二経脈………………………… 114
十二経脈流注…………………… 117
十二支…………………………… 69, 74
十二正経………………………… 110, 114, 293
十二皮部………………………… 111, 165
十六絡…………………………… 155
主運……………………………… 72
主気……………………………… 76
粛降……………………………… 190, 240
受盛……………………………… 238
受盛・伝化水穀………………… 172
出気……………………………… 119
出血……………………………… 119
受納……………………………… 234
潤下……………………………… 26
少陰……………………………… 75
少陰君火………………………… 76
少陰経…………………………… 116
照海……………………………… 129
承筋……………………………… 155
将軍の官………………………… 204
少血多気………………………… 119
昇降浮沈………………………… 23
承山……………………………… 155
情志……………………………… 103
上焦……………………………… 245
上焦如霧………………………… 245
昇清……………………………… 235
小腸……………………………… 272
小腸実熱証……………………… 272
小腸主液………………………… 239, 296
小腸主受盛・化物……………… 238
小腸主泌別清濁………………… 238
上部の病気は下部から治す…… 122
衝脈……………………………… 128, 148, 207, 252
少陽……………………………… 75
少陽経…………………………… 116
少陽相火………………………… 76, 86
女子胞…………………………… 252
所勝……………………………… 31
諸痛痒瘡，皆属於心…………… 181
所不勝…………………………… 31
心……… 176, 253, 255, 256, 257, 272
津………………………………… 295
神……… 63, 94, 103, 256, 259, 275

腎……… 217, 257, 262, 266, 268, 275
心移熱於小腸…………………… 272
真陰……………………………… 219
腎陰……………………………… 219, 258, 266, 267
腎陰虚…………………………… 221, 264
腎陰陽両虚……………………… 221
津液……………………………… 292, 295, 302, 304
津液鏈（津液連鎖）…… 298, 304
心火……………………………… 51, 213, 292
腎開竅於耳……………………… 226
心開竅於舌……………………… 183
腎開竅於二陰…………………… 227
心火亢盛………………………… 259
辛甘寒剤………………………… 108
心肝血虚（証）………………… 256
腎間動気………………………… 229
辛寒薬…………………………… 22
真気……………………………… 290
人気……………………………… 285
腎気……………………………… 219, 252
辛苦寒薬………………………… 22
人迎……………………………… 123
心系統…………………………… 39
心血虚…………………………… 294
津血同源………………………… 304
心在液為汗……………………… 181
腎在液為唾……………………… 225
心在志為喜……………………… 181
腎在志為恐……………………… 224
腎在体為骨，其華在髪………… 225
心在体合脈，其華在面………… 182
心主……………………………… 184
心主血脈………………………… 176
心主神志………………………… 178
腎主水…………………………… 221
腎主水液………………………… 221
腎主納気………………………… 223
心腎陰虚………………………… 258
人身三宝………………………… 63
心腎相交………………………… 257
心腎不交………………………… 257
腎精……………………………… 97, 218, 227, 252, 259, 266, 268, 292
人生三宝………………………… 63
心蔵神…………………………… 178
腎蔵精…………………………… 217
心蔵脈，脈舎神………………… 179

腎中精気 ………… 97, 218
辛熱薬 ………… 22
腎の精気 ………… 104
心之包絡 ………… 184
心脾気血両虚証 ………… 255
心脾両虚証 ………… 255
心部於表 ………… 180
腎不納気 ………… 263
心包 ………… 184
心包絡 ………… 229
心包絡経 ………… 185
申脈 ………… 129
神門 ………… 123
心兪 ………… 123
腎兪 ………… 123
真陽 ………… 219
腎陽 ………… 219, 258
心陽虚 ………… 21
腎陽虚 ………… 21, 221
髄 ………… 250, 292
頭維 ………… 122, 123
水運不及 ………… 79
水液 ………… 260, 269
髄海 ………… 218, 226
水火既済 ………… 257
水火失済 ………… 257
水気凌心 ………… 258
水克火 ………… 30
水穀の海 ………… 234
水穀の精気 ………… 285, 291
水穀の精微 ………… 199, 218, 235, 238, 268
水瀉 ………… 239
水腫 ………… 205
水生木 ………… 29
推動作用 ………… 286, 293
寸口脈 ………… 280
精 ………… 62, 259
生我 ………… 30
正気 ………… 285
清気 ………… 285
精気 ………… 59, 93
精気学説 ………… 59, 69
精気神学説 ………… 62, 94, 105, 307
井穴 ………… 56
精血同源 ………… 266, 276
精室 ………… 207

生津 ………… 304
整体観念 ………… 308
清熱生津 ………… 108
清熱薬 ………… 108
睛明 ………… 123
疝 ………… 128
前陰 ………… 227
宣降 ………… 191
先天の神 ………… 94
先天の精 ………… 95, 128, 217
先天の精気 ………… 285
先天の本 ………… 217, 268
宣発 ………… 189
相火 ………… 74, 213
宗気 ………… 188, 191, 254, 260, 290
相克 ………… 43, 52
蔵而不瀉 ………… 174
相乗 ………… 35, 47, 52
蔵象学説 ………… 105, 107, 170, 307
相生 ………… 42, 49
蔵精気 ………… 172
相侮 ………… 36, 47, 52
孫絡 ………… 110, 155

た行

唾 ………… 201, 225
太乙 ………… 155
太乙天符 ………… 78
太陰 ………… 75
太陰湿土 ………… 76
太淵 ………… 123
太過 ………… 72
太谿 ………… 154
太倉 ………… 122, 234
大腸 ………… 273
大腸主津 ………… 296
大腸津虧証 ………… 271
大敦 ………… 122
帯脈 ………… 128, 149
太陽 ………… 75
泰陽 ………… 251
太陽寒水 ………… 76
太陽経 ………… 116
多気少血 ………… 119
多気多血 ………… 119
多血少気 ………… 119
兌端 ………… 168

胆 ………… 232, 274
胆主決断 ………… 233
男精 ………… 252
膻中 ………… 122, 184, 290
地支 ………… 70
地気 ………… 285
中運 ………… 71
中気 ………… 234, 274
中渚 ………… 123
中焦 ………… 245
中焦如漚 ………… 245
中府 ………… 109
中封 ………… 123
聴会 ………… 123
長強 ………… 168
通降 ………… 236
通調水道 ………… 192
涕 ………… 194
手厥陰心包 ………… 140
手少陰心 ………… 135
手少陽三焦 ………… 141
手太陰肺 ………… 131
手三陰経 ………… 115
手三陽経 ………… 115
手太陽小腸 ………… 136
手陽明大腸 ………… 132
伝化（糟粕） ………… 240
伝化水穀 ………… 269
天干 ………… 70
天気 ………… 285
天癸 ………… 98, 128, 218, 227, 252
天人合一 ………… 101, 308
天人相応 ………… 101
天井 ………… 168
天池 ………… 123
伝道 ………… 240
天符 ………… 78
天府 ………… 123
同歳会 ………… 78
動態平衡 ………… 308
同天符 ………… 78
督脈 ………… 127, 145
土克水 ………… 30
土生金 ………… 29
嫩臓 ………… 185

な行

内関 123, 129
内風 41
内浴法 225
南政 78
二陰 227
任脈 127, 147, 207, 252
熱陥心包 185
熱閉心包 185
脳 247
脳為元神之府 247

は行

肺 185, 253, 260, 261, 262, 273
肺陰虚 264
肺開竅於鼻 196
肺合皮毛 195
肺在液為涕 194
肺在志為憂（悲） 193
肺在体合皮毛 194
肺主呼気，腎主吸気 262
肺主声 196
肺主治節 193
肺主皮毛 194, 195
肺腎陰虚（証） 264
肺朝百脈 191
培土生金法 54
培土制水法 54
背兪穴 125
魄 103, 211
魄門 231
魄門亦為五臓使 231
八脈交会穴 129
八廓学説 216
半刺 167
反侮 36
脾 197, 255, 260, 264, 268, 273
脾胃学説 68
脾為生気之源，肺為主気之枢 260
脾為生痰之源，肺為貯痰之器 260
脾胃の気 234
脾胃不和 85
脾開竅於口，其華在唇 203
脾気 234
脾気虚 266
脾気主昇 199

脾気の上昇 206, 235, 274
脾在液為涎 201
脾在志為思 201
脾在体合肌肉 202
脾主運化 197
脾主四肢 202
脾主昇清 199
脾主統血 200
脾腎陽虚 21, 221, 269
脾の蔵意機能 103
脾の大絡 135
脾肺気虚証 260
皮部 165
飛門 231
脾兪 123
脾陽虚 21, 269
標本 122, 293
表裏の関係 118
風証 42
封臓 268
封蔵 223
封蔵之本 223
不及 72
復溜 123
扶弱 52, 53
腐熟 234
跗陽 123
浮絡 110, 155
噴門 231
平気 72
変化 240
胞 252
胞宮 252
胞臟 252
防御作用 286
膀胱 241, 275
膀胱気化不利 275
膀胱湿熱証 271
膀胱失約 275
胞臟 252
胞絡 184
補気 300, 304, 305
補気薬 301
北政 78
補血 305
募穴 125
牡臓 204
骨 251

母病及子 44

ま行

満而不実 174
慢性の下痢 81
水の精 248
脈 251
無営之血 294
命元三焦系統理論 105, 213, 278
命門 122, 279
命門陰虚 281
命門陰陽両虚 281
命門元気三焦系統理論 229, 245, 278, 307
命門陽虚 281
毛刺 167
木克土 30
木乗土 35
木生火 29
木侮金 36
木克土 30

や行

薬物帰経（理論） 120
湧泉 122, 154
幽門 231
腧穴 130
輸穴 56
兪募配穴法 125
陽維脈 129, 151
陽気 285
陽虚 18, 220
陽蹻脈 129, 150
陽経 56, 115, 293
陽勝 18
陽証 19
養生 4, 79, 238
陽中之太陽 180
陽の中の太陽 257
陽明 75
陽明経 116
陽明燥金 76
養老 123
抑強 52, 53
欲神 248
抑木扶土法 54

ら行

絡……………………………… 109
絡脈………………………… 109, 155
闌門………………………………… 231
利水………………………………… 305
六気……………………………… 70, 73
六経皮部………………………… 165
離・入・出・合……………… 152
龍穴……………………………… 107
龍脈……………………………… 107
輪廻水…………………………… 276
臨御之化………………………… 75
泪………………………………… 214
霊機記性在脳…………………… 248
厲兌…………………………… 122, 123
列缺……………………………… 129
廉泉………………………… 122, 123
六腑……………………………… 230
六腑皆以宜通為用…………… 270

わ行

和降……………………………… 236

◆ 西洋医学の用語 ◆

あ行

アトピー性皮膚炎………50, 190
胃下垂…………………………… 200
遺精……………………………… 227
イレウス………………………… 128
陰嚢水腫………………………… 128
陰嚢象皮病（フィラリア症）… 128
インフルエンザ………………… 185
インポテンツ……………… 207, 227
ウイルス性出血熱……………… 185
黄疸………… 206, 216, 233, 275

か行

潰瘍………………………… 120, 181
喀血……………………………… 205
肝硬変…………………………… 262
冠状動脈疾患…………………… 244
気管支喘息……………………… 263
逆行性射精……………………… 268
急性髄炎………………………… 202
急性乳腺炎……………………… 120
狭心症……………………… 168, 259
筋ジストロフィー……………… 202
血尿………… 200, 271, 272, 300
血便………………………… 200, 300
下痢………… 198, 199, 233, 239,
　　　　240, 241, 269, 270, 273, 304
健忘………………………… 168, 178, 259

さ行

さかご……………………… 82, 168
挫傷……………………………… 158
痔………………………… 128, 155

子宮脱…………………………… 200
湿疹……………………………… 181
射精不全………………………… 207
射精不能………………………… 268
周期性四肢麻痺………………… 202
重症筋無力症…………………… 202
十二指腸潰瘍……………………… 47
女性の不正性器出血…………… 200
ショック………… 169, 185, 301
腎結核…………………………… 272
進行性筋萎縮症………………… 202
腎性貧血………………………… 282
頭痛………… 154, 205, 214, 267, 275
生理痛……………… 127, 205, 207
生理不順………………………… 127
ぜんそく………………………… 45
前立腺炎………………………… 128
早漏……………………… 227, 268
鼠径ヘルニア…………………… 128

た行

脱臼……………………………… 158
脱肛……………………………… 200
多発性神経炎…………………… 202
男性不妊症……………………… 227
チアノーゼ……………………… 177
中耳炎…………………………… 227
てんかん………………………… 129
動悸…… 177, 180, 182, 258, 259
統合失調症……………………… 103
糖尿病…………………………… 304
吐血……………………… 205, 300
難聴……………………………… 189
尿崩症…………………………… 304

脳炎の後遺症…………………… 202

は行

肺炎……………………… 154, 185
皮下出血………………………… 200
鼻出血…………………… 205, 300
ヒステリー性麻痺……………… 202
ヒステリーによる失声 47, 49, 52
腹水………………… 205, 262, 303
腹痛…… 206, 235, 237, 239, 240
腹部の腫瘤……………………… 128
浮腫（むくみ）………… 180, 305
不正性器出血…………………… 207
不整脈…………………………… 177
不妊症……………… 128, 207, 268
不眠……………… 178, 181, 206,
　　　　　233, 234, 257, 259, 294
ヘルニア………………………… 158
便秘………… 154, 206, 237, 239,
　　　240, 241, 270, 271, 273, 298
膀胱炎…………………………… 128

ま行

慢性胃炎……………………… 47, 302
慢性肝炎……………………… 53, 262
慢性腎炎…………………… 85, 244, 282
慢性腎不全……………………… 282
耳鳴り…………………… 188, 205,
　　　　　220, 226, 267, 275
むくみ…… 198, 220, 223, 258
無月経……………… 168, 205, 207
メニエール病…………………… 200
めまい…………………… 188, 199,
　　　　　206, 220, 267, 275

や行

夜盲症……………… 209, 216

ら行

リンパ節結核……………… 120

裂離骨折……………… 158

◆ 書 名 ◆

『医林改錯』……………… 248
『眼科大全』……………… 217
『奇経八脈考』……………… 146
『金匱玉函経』……………… 247
『金匱要略』………………80
『黄帝三部針灸甲乙経』…… 102
『黄帝内経』……… 228, 243, 247, 251, 279
　――五臓別論……………… 246
『黄帝内経素問』経絡別論篇 191
　――五臓別論篇……………… 231
　――三部九候論篇………………20
　――刺禁論篇……… 180, 212
　――上古天真論篇………………98
　――蔵気法時論篇………………83

　――霊蘭秘典論篇……… 242
　――六節蔵象論篇……… 223
『黄帝内経霊枢』営衛生会篇 245
　――衛気篇……………… 122
　――根結篇……………… 122
　――経水篇……………… 179
　――大惑論篇……………… 217
　――本神篇…… 104, 179, 211
『左伝』……………… 211
『傷寒論』………… 88, 108, 196
『針灸甲乙経』……………… 101
『審視揺籃』……………… 217
『千金要方』……………… 168
『中医基礎理論』… 146, 187, 247
『中医大辞典』……… 130, 184

『中医臨証備要』……………… 189
『東医宝鑑』内景篇三・胆腑 232
『難経』………… 228, 230, 278
　――六十九難………………50
　――二十九難……………… 127
『本草綱目』……………… 248
『腧穴学』……………… 130
『養生論』………………80
『臨証指南医案』巻七・痢・血痢・範案　270
『類経』……………… 211
『類経』巻九・経絡類……… 128
『類証治裁』巻之二・喘症論治……………… 223

◆ 人 名 ◆

王宏翰……………… 229
王清任……………… 248
滑寿……………… 229
許俊……………… 232
虞博……………… 229
皇甫謐……………… 102
秦伯未……………… 189
鄒衍………………34
張景岳……… 128, 230

趙献可……… 229, 230
張錫純……………… 249
程士徳………………84
程知……………… 229
董仲舒………………34
唐容川……………… 248
任応秋………………84
方薬中………………84
蒲輔周………………84

楊甲三……… 122, 130
葉天士……… 67, 270
李時珍……… 146, 247
李梴……………… 229
李東垣………………68
劉渡舟……………… 298
林珮琴……………… 223

◆ 方剤名 ◆

葛根湯……………… 108
桂香散……………… 189
桂枝湯……………… 108
五積散………………86
四妙丸………………86

四物湯……………… 127
瀉黄散……… 103, 276
瀉青丸……………… 276
瀉白散……………… 276
正柴胡飲……………… 213

頭風摩散………………80
白虎加人参湯………………88
白虎湯……………… 108
麻黄湯……………… 108
麻黄附子細辛湯……… 108

【著者略歴】
小金井　信宏（こがねい・のぶひろ）
　1966年　東京生まれ。
　日本生体調準医学研究所　所長。
　日本で音楽大学（作曲専攻）を卒業し，その後，中国・北京市に約10年間留学。国立北京中医薬大学・同大学院を卒業して帰国。中医師・中医学修士。
　著書に『わかる・使える漢方方剤学』シリーズ（東洋学術出版社），翻訳書に『中薬の配合』（丁光迪著・東洋学術出版社）などがある。
　現在，北京中医薬大学日本校講師ほか，学校や企業を中心とした講義・講演活動や，中医カウンセリングなどを行っている。

中医学ってなんだろう　①人間のしくみ

2009年9月5日　　第1版　第1刷発行
2021年5月20日　　　　　第7刷発行

著　者　　小金井　信宏
発行者　　井ノ上　匠
発行所　　東洋学術出版社
　　　　〒272-0021　千葉県市川市八幡2-16-15-405
　　　　販売部：電話047（321）4428　FAX 047（321）4429
　　　　　　　　e-mail　hanbai@chuui.co.jp
　　　　編集部：電話047（335）6780　FAX 047（300）0565
　　　　　　　　e-mail　henshu@chuui.co.jp
　　　　ホームページ　http://www.chuui.co.jp/

印刷・製本──株式会社丸井工文社　　デザイン──市川寛志
◎落丁，乱丁本はお取り替えいたします

Ⓒ　2009　Printed in Japan　　　ISBN978-4-904224-08-3　C3047

中医学の魅力に触れ，実践する

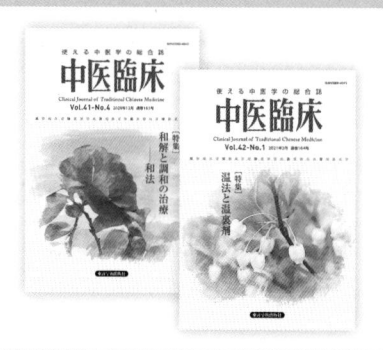

[季刊] 中医臨床

●――湯液とエキス製剤を両輪に

中医弁証の力を余すところなく発揮するには，湯液治療を身につけることが欠かせません。病因病機を審らかにして治法を導き，ポイントを押さえて処方を自由に構成します。一方エキス剤であっても限定付ながら，弁証能力を向上させることで臨機応変な運用が可能になります。各種入門講座や臨床報告の記事などから弁証論治を実践するコツを学べます。

●――中国の中医に学ぶ

現代中医学を形づくった老中医の経験を土台にして，中医学はいまも進化をつづけています。本場中国の経験豊富な中医師の臨床や研究から，最新の中国中医事情に至るまで，編集部独自の視点で情報をピックアップして紹介します。翻訳文献・インタビュー・取材記事・解説記事・ニュース……など，多彩な内容です。

●――薬と針灸の基礎理論は共通

中医学は薬も針も共通の生理観・病理観にもとづいている点が特徴です。針灸の記事だからといって医師や薬剤師の方にとって無関係なのではなく，逆に薬の記事のなかに鍼灸師に役立つ情報が詰まっています。好評の長期連載「弁証論治トレーニング」では，共通の症例を針と薬の双方からコメンテーターが易しく解説しています。

●――古典の世界へ誘う

『内経』以来2千年にわたって連綿と続いてきた古典医学を高度に概括したものが現代中医学です。古典のなかには，再編成する過程でこぼれ落ちた智慧がたくさん残されています。しかし古典の世界は果てしなく広く，つかみどころがありません。そこで本誌では古典の世界へ誘う記事を随時企画しています。

- ●定　　価 1,760円（本体1,600円＋税）（送料別）
- ●年間予約 1,760円（本体1,600円＋税） 4冊（送料共）
- ●3年予約 1,584円（本体1,440円＋税） 12冊（送料共）

フリーダイヤルFAX
0120-727-060

東洋学術出版社

〒272-0021 千葉県市川市八幡 2-16-15-405
電話：（047）321-4428
E-mail：hanbai@chuui.co.jp
URL：http://www.chuui.co.jp